临床护理操作规范

主编　司维美　庞流芳　武会琼　张　冉　刘　艳

中医古籍出版社
Publishing House of Ancient Chinese Medical Books

图书在版编目（CIP）数据

临床护理操作规范 / 司维美等主编 . -- 北京 : 中
医古籍出版社 , 2023.7

ISBN 978-7-5152-2702-3

Ⅰ . ①临… Ⅱ . ①司… Ⅲ . ①护理—技术操作规程
Ⅳ . ① R472-65

中国国家版本馆 CIP 数据核字（2023）第 121707 号

临床护理操作规范

司维美　庞流芳　武会琼　张　冉　刘　艳　主编

责任编辑　王　梅
出版发行　中医古籍出版社
社　　址　北京市东城区东直门内南小街 16 号（100700）
电　　话　010-64089446（总编室）010-64002949（发行部）
网　　址　www.zhongyiguji.com.cn
印　　刷　北京中献拓方科技发展有限公司
开　　本　787mm×1092mm　1/16
印　　张　13.5　　彩插 1
字　　数　300 千字
版　　次　2023 年 7 月第 1 版　　2023 年 7 月第 1 次印刷
书　　号　ISBN 978-7-5152-2702-3
定　　价　55.00 元

编 委 会

主　编：司维美（淄博市第一医院）

　　　　庞流芳［山东第一医科大学附属省立医院（山东省立医院）］

　　　　武会琼（眉山市中医医院）

　　　　张　冉（聊城市东阿县刘集中心卫生院）

　　　　刘　艳（咸宁麻塘中医医院）

副主编：洪　娟（茂名市电白区妇幼保健院）

　　　　陆　芸（泰州市第二人民医院）

　　　　黄　婉（射洪市人民医院）

　　　　武　玲（山东省临沂市沂水县沂城街道社区卫生服务中心）

　　　　仲海芹（泰州市第二人民医院）

　　　　武爱军（山西省人民医院）

　　　　崔晓梅（内蒙古科技大学包头医学院）

　　　　王桂凤（泰州市第二人民医院）

　　　　任风英（冠县清水镇中心卫生院）

　　　　毕义芳（东营市河口区马场社区卫生服务中心）

　　　　王秀慧（联勤保障部队第九八〇医院）

　　　　邹　蕾（雅安市中医医院）

　　　　郑雪莉（四川宝石花医院）

　　　　唐　燕（四川宝石花医院）

编　委：冉奉仙（宜宾市第六人民医院）

　　　　李立艳（长春市第六医院）

　　　　何　翠（潍坊医学院附属医院）

　　　　邱顶雪（诸城市中西医结合医院）

　　　　李　鑫（内蒙古医科大学附属医院）

　　　　程　丽（内蒙古医科大学附属医院）

　　　　岳婧婧（内蒙古医科大学附属医院）

主编简介

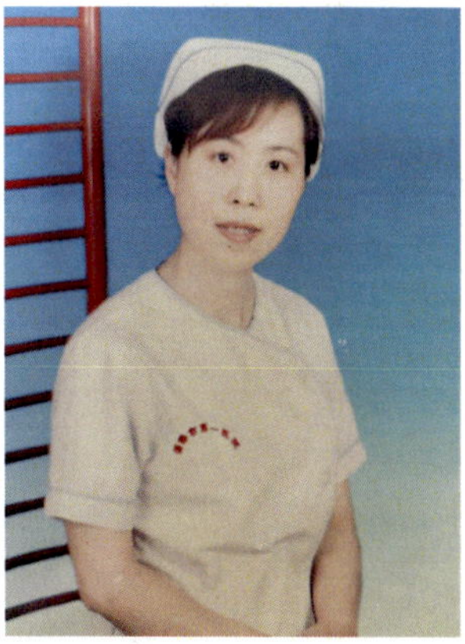

司维美，女，1971年8月出生，毕业于潍坊医学院，副主任护师，淄博市第一医院外科总护士长。从事临床护理工作30余年，曾先后在南京军区总院、北京肿瘤医院进修学习，专业能力及管理能力不断提升，曾获得“护理操作能手”“淄博市百佳护士”“优秀护士长”等荣誉称号，发表国家级论文5篇，出版著作2部，实用新型专利3项。

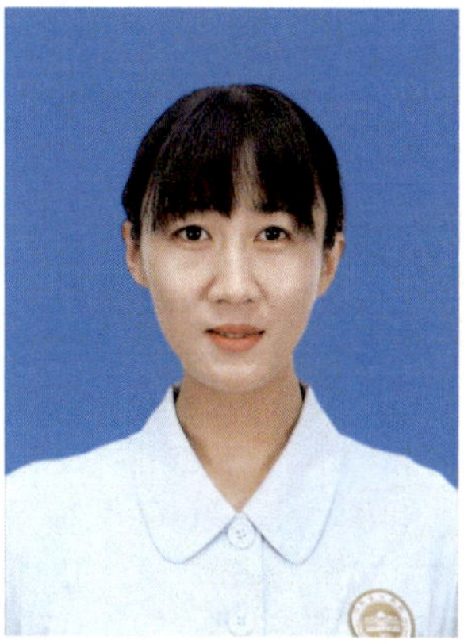

庞流芳，女，1984年2月出生于山东泰安，毕业于山东大学护理学院，硕士。2005年至今就职于山东第一医科大学附属省立医院，从事重症护理专业17年。

工作期间，曾作为ICU护理责任组组长工作10年，其中作为带教老师工作6年；后作为呼吸治疗护士工作4年；现负责科室一级质控的护理方面呼吸治疗相关内容。2019年参加中国重症超声研究组重症超声与重症呼吸班课程培训；2021年获得物理治疗技术师资资质；现为医院呼吸治疗护理亚专科一员及科室呼吸治疗亚专科组长，在医院及科室开展呼吸治疗相关工作。作为护理专家组成员，参与院内呼吸治疗护理会诊工作。此外，亦参与呼吸机调配与治疗中心相关工作，包括全院应急呼吸机和应急冰毯的调配、维护、登记等工作。

曾获技术“岗位能手”“十佳护士”等荣誉称号。完成国家专利5项，课题2项，论文数篇。

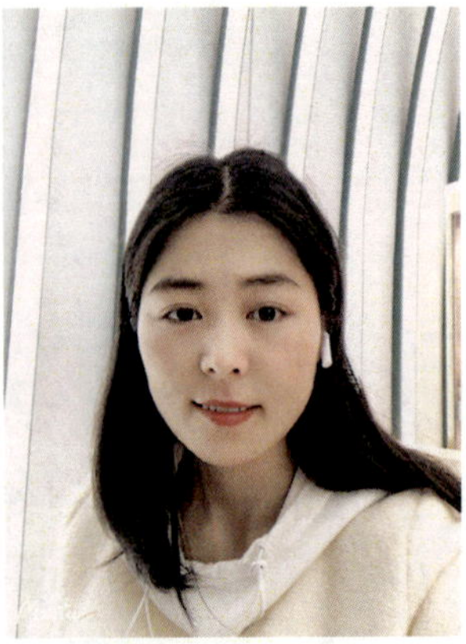

武会琼，女，汉族，四川省西昌市人，主管护师，本科学历，毕业于成都医学院。长期从事胃肠疾病、胆囊胰腺疾病、病毒性肝炎、酒精性肝病、药物性肝损伤、自身免疫性疾病、各种原因导致的肝硬化及其并发症、肝衰竭、肝癌、消化道大出血和肝性脑病等消化系统疾病临床护理，以及消化系统介入术后的临床护理，具有丰富的临床护理经验。多次到四川大学华西医院、四川省人民医院、成都中医药大学附属医院进修学习。目前主要研究方向为肝硬化导致肝性脑病患者的临床护理，发表论文数篇。

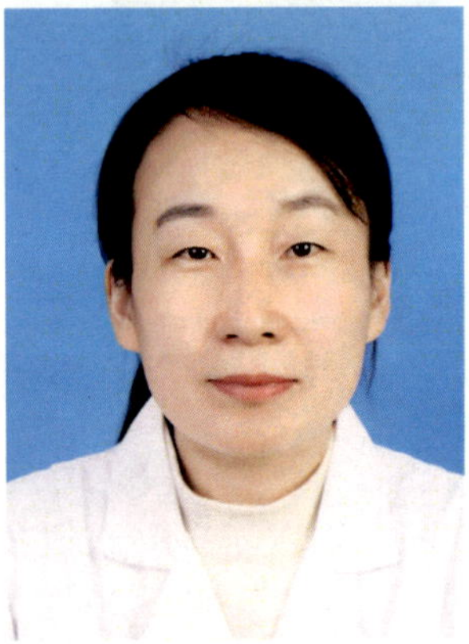

张冉，女，43岁，2000年6月毕业于山东省聊城卫生学校助产专业，2001年2月分配至聊城市东阿县刘集中心卫生院妇产科，负责护理工作，后担任科室主任，2012年1月取得泰山医学院护理学本科学历，2012年7月取得泰山医学院学士学位。从事妇产科护理20余年，专业知识掌握良好，护理操作技术熟练，具有扎实的基本功，掌握妇产科各项护理常规，擅长妇女保健、阴道助产、产前及产后护理，以及其他各项护理操作技能，已在国家级刊物发表学术论文2篇，2021年5月被聘为聊城市护理学会第二届护理管理专业委员会基层学组成员。

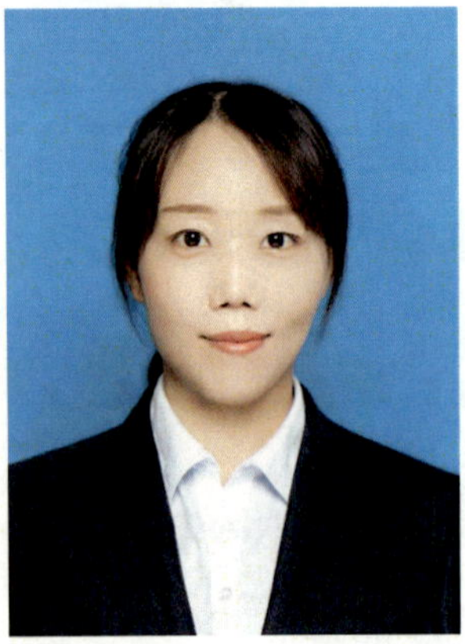

刘艳，女，1981年3月生人，中共党员，毕业于武汉大学护理专业，学士学位，中国人民大学社会医学与公共卫生管理专业在职研究生，主管护师，执业药师，中华护理学会会员，现任咸宁麻塘中医医院风湿病科护士长，曾在上海中医药大学附属龙华医院急诊科、呼吸内科、ICU工作，有丰富的临床护理实践经验。在咸宁麻塘风湿病医院工作13年，多次获得先进工作者、优秀共产党员的荣誉称号，先后发表《医院公共卫生管理中存在的问题及对策分析》《疼痛护理对类风湿关节炎患者生活质量的影响分析》2篇论文，参加《马钱子鳖甲丸、鳖甲风湿丸治疗类风湿关节炎的临床研究》《银质针联合风湿马钱子散对LDH患者血清疼痛介质水平、血液流变学的影响》2项省级课题。

前　言

在医疗护理工作中，护理操作规范极为重要，它不仅关系到患者的治疗效果和安全，也充分体现着医护人员的职业道德和职业素养。

临床护理操作规范是医护人员在临床实践中对患者进行护理时需要遵循的操作流程和标准，涵盖了各种常见的护理操作，如体温测量、饮食管理、口腔护理、注射操作等。正确地执行护理操作规范可以确保患者得到正确和安全的护理，避免操作过程中出现的风险和误操作。因此，掌握和遵守护理操作规范对于医护人员来说是至关重要的，也是提高医疗护理质量和效果的必要手段。

本书共十章。第一章为护士基本素质概述，对护士的仪态、仪容，护理服务的礼仪规范及良好护患关系的建立进行阐述；第二章为常用护理技术操作规范，介绍了铺床、感染的预防与控制、生命体征测量等常用护理技术操作规范；第三章为临床基础护理技术操作规范，主要阐述了注射、输血、鼻饲、给药等临床基础护理技术操作规范；第四章至第八章重点针对内科、外科、妇产科、儿科，以及眼、耳鼻喉科的疾病护理与操作规范进行详细论述；第九章与第十章分别阐述了重症监护室护理操作规范及急诊护理操作规范。

书稿内容丰富，重点突出，强调科学性和实用性，限于编者水平，难免存在不足之处，敬请广大读者和同道批评指正。

目　录

第一章　护士基本素质概述

第一节　护士的仪态、仪容

一、护士的仪容

（一）仪表、仪容的概念

仪表通常指的是一个人的外表和行为举止所展现出的形象和特点，是一个人在外部表现上的品质和形象。仪表可以包括一个人的衣着、言谈举止、姿态仪态、表情等方面，以及一个人所展现的自信、气质、风度等方面。

仪容则是指一个人的相貌和容貌特征。仪容的内容包括一个人的面部特征、身体特征、发型、皮肤、身材等方面。人们往往会通过对一个人的仪容来判断其外表形象的好坏、美丑程度及个人魅力的高低等方面。

虽然仪容和仪表是两个不同的概念，但它们之间有一定的关联性。如前所述，一个人的仪表不仅仅是指外表形象的好坏，还包括其言谈举止和内在的品质。而一个人的仪容虽是指相貌和容貌特征，但也会影响到其仪表的表现。因此，一个人的仪表和仪容都需得到注重，如此才能展现出一个完整的外部形象。

（二）注重护士仪表、仪容的意义

护士的仪表和仪容对于其职业形象、职业素养的塑造非常重要。以下是注重护士仪表、仪容的意义。

1. 提升职业形象　护士作为医疗团队中重要的一员，仪表、仪容的得体与否会直接影响到患者及其家属对其职业形象的评价。一个整洁、专业、自信的护士形象，能够让患者及其家属对其产生信任和尊重。

2. 增强患者信任感　护士的仪表、仪容也是患者评价医护人员素质的重要标准之一。一个整洁干净、衣着得体、面带微笑、表现得自信专业的护士，能够给患者留下良好的印象，增强患者对医院和医护人员的信任感。

3. 体现职业素养　护士是医护团队中与患者接触最为频繁的人员之一，仪表、仪容的得体与否也是衡量护士职业素养的重要标准。一个精神面貌积极向上、穿着整洁得体、言谈举止得体大方的护士，能够体现其职业素养，树立医护人员的良好形象。

4. 促进工作效率　护士工作中需要面对各种复杂的情况，整洁、得体的仪容和仪表可以帮助护士保持良好的心态和专业形象，提高工作效率和护理质量。

（三）仪表、仪容规范

为了提升护士的职业形象和职业素养，各医疗机构都会制订相应的护士仪表、仪容

规范，以下是一些常见的规范。

1. 穿着　护士应该穿着、干净、舒适、合适的工作服，并保持工作服的清洁和整洁；穿着应该符合工作要求，不应过于暴露或花哨。

2. 佩戴标识　护士应该佩戴医院或部门规定的工作牌和证件，方便患者识别和辨认。

3. 发型　护士应该保持发型整洁，不应遮挡面部，如有长发应绑起来或用发网罩住。

4. 化妆　化妆应以淡妆为主，不应太浓或过于鲜艳，不应过分追求时尚和个性。

5. 眼镜　如有近视，应选择合适的眼镜或隐形眼镜，并保持清洁。

6. 饰品　饰品应该简单，不应过于张扬或复杂，不应影响工作或令患者感到不适。

7. 卫生习惯　护士应该保持良好的卫生习惯，如洗手、洗脸等，保持口气清新，不应有吸烟、喝酒等不良习惯。

8. 仪态举止　护士应该保持自信、专业的仪态和举止，不应摆出不自然或夸张的姿态，注意礼仪和语言文明。

总的来说，护士仪表、仪容规范要求护士整洁、得体、专业，体现其职业素养和职业形象，以提升护士形象、增强患者信任感和促进工作效率。

二、护士的仪态

（一）仪态的概念

仪态是指一个人的姿态、动作和表情等方面所表现出的姿势、举止、态度和情绪。它反映了一个人的自我意识、自我控制和心理状态，也能反映一个人的文化素养、修养和职业素质。

仪态可以分为静态仪态和动态仪态两种。静态仪态是指一个人的站姿、坐姿、走姿等方面的表现，包括身体姿态、头部姿势、手臂姿态等。动态仪态则是指一个人的动作、行为等方面的表现，包括动作规范、步态平稳、手势得体等。

仪态是一个人形象的重要方面，它能够给人带来良好的视觉和感官体验，同时也能反映一个人的个性和性格特点。良好的仪态可以增强人的自信心和吸引力，建立自身的职业形象和信誉，有助于人与人之间的交流和沟通，更好地实现个人和职业目标。因此，每个人都应该注重自己的仪态，不断提升自己在姿态、举止和表情等方面的表现，以展现出更加自信、专业和优雅的形象。

（二）仪态规范

护士的仪态对于其职业形象和职业素养的塑造非常重要。以下是护士的仪态规范。

1. 护士的站姿　端正、挺直、气定神闲，双脚并拢，双臂自然下垂，不要交叉双臂或者将双手放在口袋里。

2. 护士的坐姿　端庄、舒适、稳定，双脚平放地面，腰背挺直，不要跷二郎腿或蜷缩着身体。

3. 护士的蹲姿　护士在蹲下时，应该双脚并拢，膝盖微屈，身体保持直立，不要弯腰驼背或者侧躺在地面上。

4. 护士的行姿　护士在行走时，应该保持平稳的步态，不要急躁、匆忙或者跑步。双手自然下垂，不要用手指敲打或者将手搭在口袋里。

5. 护士手的动作　护士在与患者交流时，应该采用温和、平稳、得体的手势，不要用力过猛或者过于夸张。

6. 护士的表情　护士应该保持微笑、自然、亲切的表情，体现其职业形象和亲和力，不要面无表情、咬牙切齿或者面露愁容。

7. 护士的眼神　自然、平和、温暖，注重与患者进行眼神交流，以建立良好的沟通和信任关系。

总的来说，护士的仪态应该体现出专业、自信、亲切的形象，同时也应该注意不作出过于夸张或不自然的姿态、动作。通过保持优秀的仪态，护士能够建立良好的职业形象和信誉，增强与患者的信任感和亲和力，提高工作效率和工作质量。

第二节　护理服务的礼仪规范

一、礼仪的概念和原则

礼仪是指社会人际交往中人们应该遵循的一定的行为准则、礼节和规范。它是文明礼貌、尊重他人、展示自我形象的重要方式。礼仪的存在可以帮助人们建立良好的人际关系和信任，增进人与人之间的和谐。

礼仪的原则包括如下六项。

第一，尊重他人。礼仪的核心原则是尊重他人，要尊重对方的权利和利益，不侵犯他人的尊严和权利。

第二，知晓场合。礼仪要求人们根据不同的场合、不同的人群和不同的环境选择相应的礼仪行为。

第三，注意细节。礼仪要求人们注重细节，要注意言谈举止、穿着、饮食、坐姿等方面的细节问题，以展示出优雅、自信、得体的形象。

第四，谦虚谨慎。礼仪强调人们应该保持谦虚、谨慎，不自大，不以自我为中心或傲慢自大。

第五，诚信正直。礼仪要求人们诚实守信、正直坦率，不虚伪、不欺瞒他人。

第六，重视文化传统。礼仪还要求人们重视文化传统、尊重习俗习惯，不攻击或侵犯他人的文化价值观。

综上所述，礼仪是社会生活中必不可少的一部分，通过遵循礼仪原则，人们可以建立良好的人际关系和信任，展示自己的文明和修养。

二、护理服务的礼仪规范

（一）行为文明规范

1. 护理操作中的礼仪规范

（1）询问患者的需求和意见：在护理操作前，护士应该向患者询问其需求和意见，并充分告知患者操作的目的和流程，以免造成患者的不适和误解。

（2）维护患者的隐私：在护理操作中，护士应该尽可能地保护患者隐私，如在更衣、洗澡、排泄等操作中要尽量避免患者的暴露。

（3）消毒操作：在消毒操作中，护士应该佩戴相应的防护装备，如手套、口罩、护目镜等，并采取正确的消毒方法和操作流程，以保证操作的安全和有效性。

（4）技术操作：在护理技术操作中，护士应该遵循相应的操作规范，如进行正确的插管、穿刺、注射等技术操作，避免操作不当而对患者造成损害。

（5）关注患者情绪：在护理操作中，护士应该根据患者的情绪变化及时给予安慰和支持，避免操作过程中患者出现情绪失控、焦虑等不良反应。

2. 举止文明规范

（1）语言文明：护士在与患者和同事交流时，应该使用文明、礼貌、适当的语言，不使用粗言秽语和恶劣的语言，不轻易批评和责备患者。

（2）身体卫生：护士应该注重自己的身体卫生和清洁，保持清新的口气、整洁的衣着和仪表，不要有异味和污渍。

（3）态度和蔼：护士在工作中应该表现出亲切、耐心、细心、关心患者的态度，对待患者要温和、友好、有礼貌。

（4）言行一致：护士应该言行一致，不说一套做一套，遵守职业道德和行为准则，不作出不当的行为。

（5）避免威胁：护士在与患者交流时，应该尽量避免使用威胁、挑衅、恐吓等言语，避免刺激患者的情绪。

（6）礼貌待人：护士应该礼貌待人，不可冷漠、无礼、鄙视患者，要尊重患者的人格和权利。

（7）保持专业：护士在工作中应该保持专业，不应与患者发生不必要的私人关系，不参与不道德的活动和行为。

3. 接打电话文明规范

（1）用礼貌的语言：接听电话时，应该用礼貌、温和的语言与对方交流，表达出自己的态度和愿意为对方服务的心态。

（2）迅速回应：接到电话后，应尽快回应对方的需求和问题，不要让对方等待过久。

（3）注重患者隐私：在接打电话过程中，应该注重患者的隐私保护，不泄露患者的信息和病情。

（4）专注聆听：在接听电话时，应该尽可能减少外界干扰，保持专注的心态聆听对方的需求和问题，并及时反馈回答。

（5）恰当应答：在接打电话的过程中，应该针对不同的问题类型恰当应答，如在紧急情况下要迅速反应，保持镇定并正确处理问题。

（6）确认信息：在接打电话的过程中，应该仔细核对信息，确认对方的需求和问题，并及时记录相关信息。

4. 输液巡视服务规范

（1）预防感染：护士应该在输液前进行手卫生，并戴手套、口罩等相应的防护装备，避免交叉感染。

（2）核对药品：在输液前，护士应该仔细核对药品名称、剂量、浓度和患者姓名等信息，确保输液无误。

（3）输液巡视：在输液过程中，护士应该每小时对患者巡视一次，观察患者的输液情况、药物反应和病情变化等，及时处理出现的异常情况。

（4）注重记录：在输液过程中，护士应该做好记录，包括输液时间、药物剂量和患者反应等信息，以备查证和监测。

（5）输液后处理：输液结束后，护士应该拆除输液器和针头，并清理输液瓶、注射器等，以保持输液环境的清洁卫生。

（6）患者安全：在输液过程中，护士应该注重患者的安全和舒适，保持患者的心理安慰和身体舒适。

5. 夜间巡视服务规范

（1）保持安全：护士在夜间巡视时应该保持警觉、注意安全，尤其是在孤独、陌生、复杂的环境中，应该特别注意自身安全和患者安全。

（2）观察病情：在夜间巡视中，护士应该仔细观察患者的病情变化、体征反应等，及时采取措施，防止意外事故的发生。

（3）注重隐私：在夜间巡视中，护士应该尊重患者的隐私，保护患者的人格尊严和隐私权利。

（4）及时响应：在夜间巡视中，护士应该及时响应患者的需求和呼叫，尽量减少患者的不安和痛苦。

（5）细心照顾：在夜间巡视中，护士应该细心照顾患者，如调整床位、拍背护理等，保持患者舒适。

（6）记录信息：在夜间巡视中，护士应该及时、准确记录患者的病情变化、处理情况等信息，以备查证和监测。

6. 交接班规范

（1）完整交接：护士在交接班时应该将与患者有关的信息、病情、治疗计划、用药记录等完整地进行交接，确保接班护士能够准确地了解患者的情况和需求。

（2）记录清晰：交接班时，护士应该记录清晰、准确，不遗漏任何重要信息，以便接班护士能够及时获取相关信息。

（3）注重保密：在交接班过程中，护士应该注重患者的隐私和保密，不泄露患者的个人信息和病情。

（4）时间准确：在交接班时，护士应该严格按照交接班的时间进行，不应过早或过晚进行交接班，以避免出现交接不全和信息遗漏的情况。

（5）传递负责：在交接班时，护士应该明确传递责任和职责，确保接班护士能够对患者的情况和需求负责。

（二）语言服务规范

（1）用简单易懂的语言：护士在与患者及其家属交流时，应该用简单、易懂、准确的语言，不使用医学术语和难以理解的词语，以便患者及其家属能够理解。

（2）避免负面语言：在与患者及其家属交流时，护士应该避免使用负面的语言和情绪，尽量用正面的语言和态度，增强患者及其家属的信任和信心。

（3）注重语音语调：在与患者及其家属交流时，护士应该注重语音语调的变化和适应，如在表达重点时加重语音、在表示同情时柔和语调等。

（4）避免用词错误：在与患者及其家属交流时，护士应该避免用词错误和语言不当，以免引起误解和不良影响。

（5）掌握沟通技巧：在与患者及其家属交流时，护士应该掌握良好的沟通技巧，如倾听、询问、解释、鼓励等，以促进交流和理解。

（6）注重文化差异：在与患者及其家属交流时，护士应该注重文化差异和语言习惯的差异，尊重患者及其家属的文化背景和信仰习惯，以避免误解和冲突。

第三节　建立良好护患关系

建立良好的护患关系是提高护理质量和满意度的重要前提，是护理工作中不可忽视的重要方面。在医院的日常工作中，护士要与患者及其家属进行密切的接触和交流，因此建立良好的护患关系是非常重要的。下面将详细阐述如何建立良好的护患关系。

一、建立信任

建立信任是良好的护患关系的建立基础。在与患者交往中，护士应该表现出真诚、友善、专业的形象，建立患者的信任感和依赖感，让患者相信自己是在一个安全、舒适的环境中得到护理。为了建立患者的信任感，护士应该充分听取患者的需求和建议，尊重患者的意见，给予其充分的关注和照顾。

另外，建立信任还要考虑到护士自身的形象和素质。护士应该穿着整洁、干净、规范，注意言谈举止，做到亲切、和蔼、文明，展现出自己的专业素质和职业道德，以增加患者对护士的信任感和依赖感。

二、倾听和关注

倾听和关注是建立良好的护患关系的重要手段。在与患者交往中，护士应该倾听和关注患者的情感和心理状态，关注患者的需求和健康状况，尽可能地满足患者的需求和要求，增加患者的满意度和信任感。

在倾听时，护士应该注重细节和细节感知，如观察患者的肢体语言、表情、声音的变化等，从中察觉患者的需要，以适当的方法表达对患者的关怀和支持。在关注患者时，护士应该关注患者的疼痛、不适、营养等方面的需求，并根据患者的具体情况，提供相应的帮助和支持。

三、尊重患者权利

尊重患者权利是建立良好的护患关系的基本原则。护士在与患者交往中，应该尊重患者的隐私和权利，保护患者的人格尊严和自尊心，避免对患者的身体和精神造成不良影响。在与患者交往时，护士应该遵守保护患者隐私的法律规定，不泄露患者的个人信息和病情，以保护患者的隐私和权利。同时，护士也应该充分尊重患者的个人选择和决定，不强迫患者作出自己不愿意的决定，给予患者充分的自主权和选择权。

四、提供专业服务

提供专业服务是建立良好的护患关系的关键。护士在与患者交往中，应该提供专业、有效、安全的护理服务，保证患者的健康和安全，同时也要在交往中传递专业的知识和技能，增加患者对护士的信任和尊重。

为了提供专业的护理服务，护士应该掌握专业的护理知识和技能，提高自己的护理水平和能力。护士还应该注重护理质量的监测和评价，及时发现和纠正护理中存在的问题，确保护理质量和安全性。

护士可以通过对患者进行护理教育，为患者提供相关的资料和指导，在交往中传递专业的知识和技能，让患者了解自己的疾病、治疗方案和护理要求，从而增加患者的自信心。同时，也可以通过与患者家属的交流和沟通，传递相关的护理知识和技能，增加家属的支持和协助力度。

五、热情关怀

热情关怀是建立良好护患关系的重要手段。在与患者交往中，护士应该表现出热情关怀和同情心，让患者感受到温暖和关爱，帮助患者克服痛苦和恐惧，提高患者的自信心和抗病能力。

在热情关怀中，护士应该注重细节和细节感知，如关注患者的情感变化、关怀患者的心理健康、提供患者的日常需求等，从中表现出自己的热情和关怀。在热情关怀中，护士应该注意自己的语言和表达方式，尽量使用简单、易懂的语言，让患者感受到自己的真诚和关心。

同时，在热情关怀中，护士也应该根据患者的个性和需求，提供个性化的服务和支持。比如，在与年老患者交往中，护士应该表现出尊重和耐心，关注老年患者的身心健康和日常生活的需求；在与患儿交往中，护士应该表现出亲切和耐心，提供具有趣味性和亲和力的护理服务，以减轻孩子的恐惧和痛苦。

六、与家属沟通

与家属沟通是建立良好护患关系的重要途径。在与患者交往中，护士应该积极与患者家属进行沟通和交流，建立良好的家庭关系，加强家庭支持和协助，为患者提供更好的护理服务。

在与家属沟通时，护士应该注重沟通的方式方法，以获得家属的理解和支持。护士应该尊重家属的意见和需求，及时反馈患者的情况和治疗方案，提供专业的建议和指导，让家属更好地理解患者的疾病和治疗方案，加强家庭支持和协助。

在与家属沟通中，护士还应该注重沟通的文化差异。在不同的文化背景下，人们对待疾病和健康的态度、方式也有所不同，因此护士需要了解和尊重患者及其家属的文化差异，以提供更加个性化的护理服务和支持。

总的来说，建立良好的护患关系需要护士具备一定的职业素养和沟通技巧，注重患者及其家属的个性和需求，尊重患者的权利和人格尊严，提供专业的护理服务和热情的关怀，与患者及其家属建立良好的沟通和关系。通过这些方法，护士能够建立良好的护患关系，提高护理质量和患者的满意度，促进患者康复和健康。

第二章　常用护理技术操作规范

第一节　铺床操作规范

一、铺备用床

铺备用床的操作规范如下。

1. 检查床铺　在铺备用床之前，应先检查床铺的卫生状况和床单、被罩等是否干净整洁。如有脏污应及时更换。

2. 准备床单被罩　准备清洁的床单被罩，铺好床垫和枕头，并将床单边角折叠整齐。

3. 安放床垫　将床垫放置在床架上，并确保床垫与床架的边缘紧密贴合，避免床垫移动。

4. 确认床铺高度　在床垫上铺好被罩之后，应检查床铺高度是否与患者已经住的床铺高度一致，方便患者转移。

5. 整理床单被罩　将床单被罩整齐地盖在床垫上，床单边角折叠整齐，被罩顶端向床头方向。

6. 放置枕头　将枕头放在床铺上，枕头位置应与床垫边缘平行，避免患者头部下滑。

7. 整理床铺边角　整理床铺四个角，将床单被罩床铺四个角整齐地拉紧，并折叠成三角形，避免患者在使用时床单滑动。

8. 标记床铺　在床铺旁边放置标记牌，标明床铺编号，以便医护人员使用。

9. 进行消毒　操作人员应保持手部卫生，避免交叉感染。同时，床铺铺好后要进行消毒处理，确保患者的卫生安全。

二、铺麻醉床

铺麻醉床是一项非常重要的工作，需要严格按照操作规范来进行，以确保手术的安全、顺利进行。其操作规范如下。

1. 准备麻醉床　在使用前，要先检查麻醉床的状态，确保麻醉床的各部位齐全、干净整洁，没有松动、破损、锈蚀等情况。

2. 选择合适位置　将麻醉床移动到手术室内合适的位置，并锁定床轮，以保证麻醉床的稳定。

3. 调整床位高度　根据患者的身高、手术类型等因素，调整麻醉床的高度，使手术部位处于医师合适的操作高度。

4. 调整床位角度　根据手术需要，调整麻醉床的角度，以便医师操作和确保患者舒适。

5. 安放床垫和麻醉器具　将麻醉床垫铺在麻醉床上，然后安放好各种麻醉器具和监测设备，确保器具放置稳妥、易于操作。

6. 确认器械状态　在手术前，医护人员应检查麻醉器械的状态，确认其安装正确、功能正常、标识清晰等。

7. 安装安全带和侧护栏　在手术前，医护人员需要安装好安全带和侧护栏，以保证患者的安全和稳定。

8. 进行消毒　在麻醉床铺好之后，需要进行消毒处理，以确保手术环境的卫生安全。

三、卧有患者床更换床单

更换卧有患者的床单是医护人员日常工作之一，有关操作规范如下。

1. 手部消毒　医护人员在更换床单前应先洗手，并进行手部消毒，避免交叉感染。

2. 移动患者　先将患者移到床的一侧，然后再将床单从床的另一侧慢慢往外拉。

3. 清洁床铺　将床垫上的毛毯、枕头、枕套等全部取下，进行清洁。

4. 整理床垫　将床垫上的护栏放下，对床垫拍打数下，使其变得平整。

5. 铺床单　将床单平放在床垫上，并注意床单的方向，使其最后能够完全覆盖整个床垫。

6. 整理床单边角　将床单的边角向下翻折，然后将床单另一侧放下，使其紧贴床垫。

7. 安放毛毯和枕头　将床单铺好之后，再将毛毯、枕头等物品放置在床上。

8. 整理床铺四角　将床单的四角向下拉紧，并整理成三角形，以免患者使用时床单滑动。

9. 边角收尾　将床单的边角收拢好，使其整齐无皱。

10. 整理护栏　将护栏提起，并将床单从下方拉紧，使其完全包裹床垫。

11. 帮助翻身　将患者翻到床单另一侧，并整理好床单和毛毯等物品。

更换床单时，医护人员应避免将患者弄脏或者碰到患者的创口，同时要确保操作过程中的卫生和安全，避免交叉感染和意外事故的发生。

第二节　生活护理与清洁操作规范

一、床上擦浴

床上擦浴是一种给卧床的患者进行身体清洁和保健的方法，其操作规范如下。

1. 准备工具　准备好洗脸盆、毛巾、肥皂、洗发水、水杯等擦浴工具，并将其摆放在患者床边。

2. 提供隐私保护　在开始擦浴前，先告知患者擦浴的具体内容，以及在过程中需要做的事情，并确保提供足够的隐私保护，使患者感到舒适。

3. 脱下衣物　将患者的衣服换成浴巾或者其他易于擦浴的衣物。

4. 安排姿势　根据患者的身体情况，安排患者的卧姿或坐姿，使其方便清洁。

5. 清洁身体　将肥皂涂在毛巾上，轻轻擦洗患者身体的各个部位，包括头部、面部、颈部、胸部、腹部、四肢和私处等。

6. 洗头发　使用洗头器等工具，将患者头发淋湿，然后将洗发水涂在头发上，慢慢按摩清洗，最后用清水冲洗干净。

7. 擦干身体　使用毛巾或吸水海绵等工具，将患者身体上的水分擦干。

8. 穿干净衣物　将浴巾或者其他易于擦浴的衣物取下，为患者换上干净的衣服。

9. 改变姿势　为患者换位，避免长时间保持同一姿势。

10 清理床铺　完成擦浴后，要清理床铺，更换床单、被罩等物品。

床上擦浴时，医护人员应根据患者的身体情况和清洁需要，进行相应的擦浴操作，保证擦浴过程的安全、卫生和舒适。同时，操作人员应避免过度摩擦或刺激患者皮肤，以免对患者造成不适。

二、口腔护理

口腔护理是保障卧床患者口腔卫生的重要工作之一，其操作规范如下。

1. 洗手　医护人员在进行口腔护理前应洗手并进行手部消毒，以避免交叉感染。

2. 患者卧位　协助患者采取合适的卧位，保证患者的口腔清洁和保护气道畅通。

3. 准备工具　准备好洗脸盆、温开水、纱布、牙刷、漱口杯、口腔清洁剂等工具。

4. 清洁口腔　使用温开水和纱布清洁患者的口腔和舌面，以去除口腔中的食物残渣。

5. 刷牙　为患者刷牙，选择柔软的牙刷，涂少量口腔清洁剂或直接用清水，轻柔刷牙，避免刺激口腔黏膜。

6. 清洗漱口杯　用清水或消毒水清洗漱口杯，以避免细菌感染。

7. 帮助漱口　帮助患者用清水漱口，以去除口腔中的残留物。

8. 帮助擦干口腔　患者的口腔护理后，用纱布擦干口腔，以避免口腔潮湿引起口腔炎。

9. 记录情况　记录口腔护理的过程和患者的口腔清洁情况，以便对患者的口腔护理进行跟踪和评估。

在进行口腔护理时，医护人员应避免刺激口腔黏膜、牙龈等部位，同时要确保工具的卫生和安全，避免交叉感染和口腔损伤。

三、床上洗头

床上洗头是一种给卧床的患者进行清洁和保健的方法，其操作规范如下。

1. 准备工具　准备好洗头器、洗发水、水杯、浴巾、干毛巾等工具，并将其摆放在患者床边。

2. 提供隐私保护　在开始洗头前，先告知患者洗头的具体内容，以及在过程中需要做的事情，并确保提供足够的隐私保护，使患者感到舒适。

3. 安排姿势　根据患者的身体情况，安排患者的卧姿或坐姿，使其方便清洁。

4. 使用洗头器洗头　将洗头器放在洗发水瓶口，将洗发水抹在患者头发上轻轻按摩，使头发充分沾上洗发水，然后用温水冲洗干净。

5. 擦干头发　用干毛巾擦干患者头发。

6. 更换干浴巾　将浴巾取下，为患者换上干净的浴巾，以保持患者的卫生。

7. 更换衣物　为患者换上干净的衣服，避免感冒等情况发生。

8. 改变姿势　为患者更换舒适体征，避免长时间保持同一姿势。

9. 清理床铺　完成洗头后，要清理床铺、更换床单、被罩等物品。

床上洗头时，医护人员应根据患者的身体情况和清洁需要，进行相应的洗头操作，保证洗头过程的安全、卫生和舒适。同时，操作人员应避免过度摩擦或刺激患者头皮，以免对患者造成不良影响。

第三节　感染的预防与控制操作规范

一、洗手

（一）操作规范

医护人员洗手是预防和控制感染的重要措施之一，其操作规范如下。

1. 使用流动水　用流动水冲洗双手，以充分冲洗掉手上的污垢和细菌。

2. 使用肥皂　在手背、指缝、指尖、指甲间等部位涂上适量肥皂。

3. 七步洗手法　将双手掌心相对，手指并拢相互搓擦；掌心相对，双手沿指缝相互搓擦；一只手握另一只手大拇指旋转搓擦，交换进行；弯曲各手指关节，双手相扣进行搓擦；手心对手背沿指缝相互搓擦，交换进行；一手指尖在另一掌心旋转搓擦，交换进行；一手握另一只手腕部旋转搓擦，交换进行。

4. 冲洗双手　用流动水彻底冲洗双手，同时用手指打开指缝，确保泡沫和污垢都被清洗掉。

5. 用干净毛巾擦干　使用干净毛巾或吸水纸巾将双手擦干，避免交叉感染。

6. 使用乙醇消毒　如果需要进一步消毒双手，可使用 75% 乙醇消毒液进行消毒。

（二）注意事项

医护人员在洗手时应注意以下五点。

1. 洗手时间　在接触患者及患者周围环境后、协助患者如厕后，以及进食前后等情况下，都应洗手。

2. 洗手方法　正确使用肥皂和水，揉搓双手、指甲及指尖，确保所有部位都得到清洗。

3. 洗手频率　频繁洗手并不会损害皮肤，医护人员应随时洗手，避免交叉感染的发生。

4. 手部消毒　如前所述，如需要进一步消毒双手，可使用 75% 乙醇消毒液，但不应过度使用，避免对皮肤造成损伤。

5. 手部护理　医护人员应注意保护双手的皮肤，如经常使用肥皂洗手，可适当涂抹保湿霜等。

正确洗手是预防和控制感染的重要措施之一，医护人员应在工作中重视洗手的操作规范，以避免交叉感染的发生和传播。此外，医护人员在接触患者时，应遵守相应的感染预防措施，包括佩戴口罩、手套、防护衣等，以保护自身和患者的健康安全。

医护人员在洗手时也应注意手部卫生的常规操作，避免不必要的行为干扰，如咳嗽、打喷嚏、擤鼻涕等动作。在洗手后，应及时更换干净的工作服、手套、口罩等防护装备，以防止细菌的传播。

总之，正确洗手是预防和控制感染的重要措施之一，医护人员应在工作中时刻关注自己的手卫生，遵循操作规范和感染预防措施，以保障自己和患者的健康安全。

二、卫生手消毒

（一）操作规范

1. 准备工具　准备 75% 乙醇消毒液、洗手液、干净的毛巾或纸巾等，并将其摆放在易于取用的位置。

2. 洗手　首先用流动水和肥皂洗手，彻底清洗掉手上的污垢和细菌，并用毛巾或纸巾擦干。

3. 涂抹消毒液　将消毒液涂抹于双手的手背、手掌、指缝、指甲及指尖处，覆盖全手，以充分消毒。

4. 摩擦双手　双手掌心相对，揉搓双手掌，并在手背和指缝处彼此交错搓揉。

5. 消毒指甲和指尖　将手指交叉搭在一起搓揉，使消毒液进入指尖和指甲缝中，再用手指甲刷刷洗指甲缝，同时去除指甲上的污垢。

6. 晾干双手　将手自然晾干，避免用毛巾擦干。

正确的卫生手消毒规范能够有效杀灭手上的细菌和病毒，预防交叉感染的发生。

（二）注意事项

医护人员应遵守以下注意事项。

1. 遵循操作规范　正确执行操作规范，确保手消毒的质量。

2. 避免过度消毒　过度使用 75% 乙醇消毒液会对皮肤造成伤害，应避免过度使用。

3. 时刻保持清洁　医护人员应时刻保持双手清洁，并在必要的时候进行卫生手消毒。

4. 手部护理　医护人员应注意保护双手的皮肤，若经常使用 75% 乙醇消毒液，可适当涂抹保湿霜等。

正确的卫生手消毒规范能够有效预防、控制感染的发生和传播。医护人员应时刻重视手部卫生，遵循操作规范和感染预防措施，以保障自身和患者的健康安全。此外，卫生手消毒应成为医护人员工作中的常规操作，如遇接触患者、接触患者周围环境、用完厕所、进食前后等情况下，都应进行卫生手消毒。

需要注意的是，卫生手消毒不是替代洗手的方法，医护人员在进行卫生手消毒之前，应首先洗手。另外，当手部受到污染或沾上污垢时，也应及时洗手或进行卫生手消毒。

三、外科手消毒

外科手消毒是外科手术过程中预防感染的重要措施之一，其操作规范如下。

（一）操作流程

1. 手部清洁　在进行外科手消毒前，医护人员应先用肥皂和流动水彻底清洗双手，并用毛巾擦干。

2. 取消毒液　取适量含氯消毒液，如氯己定液、0.5%次氯酸钠液等。

3. 涂抹消毒液　将消毒液涂抹于双手的手背、手掌、指缝、指甲及指尖处，涂抹均匀，以充分消毒。

4. 摩擦双手　双手掌心相对，揉搓双手掌，并在手背和指缝处彼此交错搓揉。

5. 消毒指甲和指尖　将手指交叉搭在一起搓揉，使消毒液进入指尖和指甲缝中，再用手指甲刷刷洗指甲缝，同时去除指甲上的污垢。

6. 晾干双手　将手自然晾干，避免用毛巾擦干。

（二）注意事项

外科手消毒时，医护人员应注意以下四点。

1. 遵循操作规范　正确执行操作规范，确保外科手消毒的质量。

2. 注意消毒液的浓度和有效期　消毒液的浓度应符合标准，且在有效期限内，以确保消毒效果。

3. 避免过度消毒　过度使用含氯消毒液会对皮肤造成伤害，应避免过度使用。

4. 时刻保持清洁　医护人员应时刻保持双手清洁，并在必要的时候进行外科手消毒。

四、无菌持物钳的使用

无菌持物钳是外科手术中常用的器械，遵守正确的使用规范能够有效保证手术的安全和成功。无菌持物钳使用的操作规范如下。

（一）操作流程

1. 准备工具　准备好所需的无菌持物钳、无菌手套、外科手术器械等工具，并将其摆放在易于取用的位置。

2. 手套穿戴　应先穿戴干净的手术手套，并在无菌持物钳放置的台上穿戴无菌手套。

3. 打开包装 打开无菌持物钳的包装，注意手术手套不要碰到非无菌物品。

4. 取出持物钳 取出无菌持物钳，并在无菌手套的保护下使用。

5. 使用持物钳 将无菌持物钳用于手术器械或物品的夹取，夹取物品时应保证钳口完全闭合。

6. 清洗和消毒 手术结束后，对无菌持物钳进行清洗和消毒，准备下一次手术使用。

（二）注意事项

无菌持物钳使用时，需要注意以下三点。

1. 注意无菌保护 无菌持物钳应在无菌保护下使用，避免碰到非无菌物品或器械。

2. 规范操作 应正确使用无菌持物钳，避免过度使用或强行打开钳口，以免损坏器械或造成手术失败。

3. 清洗和消毒 手术结束后，应对无菌持物钳进行清洗和消毒，以保障下一次手术的卫生和安全。

无菌持物钳的正确使用能够有效保证手术的安全和成功，医护人员应遵循操作规范，正确使用无菌持物钳，并注意保障手术器械和物品的卫生和安全。

五、无菌包的使用

无菌包是医疗器械无菌包装中的一种，能够有效保障手术器械的无菌状态。无菌包的使用操作规范如下。

（一）操作流程

1. 准备工作 准备好需要包装的器械、无菌包、标签贴、无菌指示条、封口机等工具。

2. 清洗和消毒 对需要包装的器械进行清洗和消毒，确保器械的无菌状态。

3. 包装器械 将已清洗和消毒的器械按照一定的规定进行包装，注意保证器械的无菌状态不受破坏。

4. 贴标签 在无菌包上贴上相应的标签，包括器械名称、数量、包装日期等信息。

5. 无菌指示条 在无菌包内放入无菌指示条，以确认包装的无菌效果。

6. 封口 使用封口机对无菌包进行密封封口，确保无菌状态的持久性。

（二）注意事项

无菌包使用时，需要注意以下四点。

1. 选择正确的无菌包 根据所包装的器械的种类和数量选择适当的无菌包，以确保无菌效果。

2. 严格执行操作规范 在包装器械时应遵循操作规范，注意保证操作环境和操作者的无菌状态。

3. 注意贴标签和无菌指示条 在无菌包上贴上正确的标签和放置无菌指示条，以便于使用时确认无菌效果。

4. 注意封口 使用封口机对无菌包进行密封封口，确保无菌状态的持久性。

无菌包的正确使用能够有效保障手术器械的无菌状态，避免手术感染的发生和传播。医护人员应严格遵循操作规范，正确使用无菌包，并注意保障手术器械的无菌状态和手术的卫生、安全。

六、无菌容器的使用

无菌容器是一种常见的医疗器械无菌包装，常用于手术过程中储存和运输无菌器械，无菌容器的使用规范如下。

（一）操作流程

1. 准备工作　准备好需要存储或运输的无菌器械和无菌容器，同时检查无菌容器是否存在损坏或破损。

2. 清洗和消毒　对需要存储或运输的无菌器械进行清洗和消毒，并在消毒后进行干燥处理。

3. 将无菌器械放入无菌容器中　将消毒干燥后的无菌器械放入无菌容器中，注意不要碰触容器内表面，以免污染无菌状态。

4. 密封无菌容器　将无菌容器的盖子放置在容器上，注意盖子与容器的接口要密封严实，确保无菌状态。

5. 标记无菌容器　在无菌容器上标注器械名称、数量、使用日期等信息，并在无菌容器上贴上无菌指示条，以确认无菌状态。

（二）注意事项

无菌容器使用时，需要注意以下四点。

1. 选择正确的无菌容器　根据所存储或运输的无菌器械的种类、数量选择适当的无菌容器，以确保无菌效果。

2. 严格执行操作规范　在放置器械时应遵循操作规范，注意保证操作环境和操作者的无菌状态。

3. 注意无菌状态　在使用和运输无菌容器时，要注意避免容器受到污染，保证容器的无菌状态。

4. 注意标记无菌容器　在无菌容器上标注器械名称、数量、使用日期等信息，并在无菌容器上贴上无菌指示条，以确认无菌状态。

无菌容器的正确使用能够有效保障无菌器械的无菌状态，避免手术感染的发生和传播。医护人员应严格遵循操作规范，正确使用无菌容器，并注意保障无菌器械的无菌状态和手术的卫生、安全。

第四节　生命体征测量操作规范

生命指征是体温、脉搏、呼吸和血压，是评价生命活动质量的重要征象。正常人的生命指征相对稳定，有一定范围，相互之间也有内在联系。当人患病时，生命指征会随之发生不同程度的变化，因此掌握生命指征的测量操作规范非常重要。

一、工作目标

安全、准确、及时测量患者的体温、脉搏、呼吸、血压，为疾病诊疗和制订护理措施提供依据。

二、工作规范要点

1. 告知患者，做好准备，在测量生命体征前30分钟避免进食、冷热饮、冷热敷、洗澡、运动、灌肠、坐浴等。

2. 对婴幼儿、患阿尔茨海默病、精神异常、意识不清、烦躁和不合作者，护士应采取恰当的体温测量方法，或在床旁协助患者测量体温。

3. 测腋温时应擦干腋下，将体温计放于患者腋窝深处并贴紧皮肤，防止脱落。测量5～10分钟后取出。

4. 测口温时应将体温计斜放于患者舌下，嘱其用鼻呼吸，闭口3分钟后取出。

5. 测肛温时应先在肛表前端涂润滑剂，将肛温计轻轻插入肛门3～4cm，3分钟后取出。读取数值后用消毒纱布擦拭体温计。

6. 发现体温和病情不相符时，应复测体温。

7. 体温计消毒方法应符合要求。

8. 评估测量脉搏部位的皮肤情况，避免在偏瘫侧、形成动静脉瘘侧肢体等部位测量脉搏。

9. 测脉搏时协助患者采取舒适的姿势，以示指、中指、环指的指腹按压桡动脉或其他浅表大动脉处，注意力度适中，以能触及脉搏搏动为宜。

10. 一般患者可以测量30秒，脉搏异常的患者应测量1分钟。

11. 如发现患者有脉搏短绌，应两人同时测量患者的心率和脉搏。

12. 测量呼吸时，患者取自然体位，护士保持诊脉手势，观察患者胸部或腹部起伏，测量30秒。对危重患者、呼吸困难、婴幼儿、呼吸不规则者应测量1分钟。

13. 观察患者呼吸频率、节律、幅度和类型等情况。

14. 危重患者呼吸微弱不易观察时，可用棉花少许置鼻孔前，观察棉絮吹动情况，并计数。

15. 测量血压时，协助患者采取坐位或者卧位，保持血压计零点、肱动脉与心脏处于同一水平。

16. 选择宽窄度适宜的袖带，驱尽袖带内空气，平整地缠于患者上臂中部，松紧以能放入一指为宜，下缘距肘窝2～3cm。

17. 正确判断收缩压与舒张压。如血压听不清或有异常时，应间隔1～2分钟后重新测量。

18. 测量完毕后，排尽袖带余气，关闭血压计。

19. 对长期观察血压的患者，做到“四定”，即定时间、定部位、定体位、定血压计。

20. 将结果准确记录在护理记录单或绘制在体温单上。

21. 将测量结果告知患者及其家属。如果测量结果异常，观察伴随的症状和体征，及时与医师沟通并处理。

第五节 热疗、冷疗操作规范

一、热疗操作规范

（一）操作流程

热疗是一种常见的物理治疗方法，适用于缓解肌肉疼痛、增加关节活动度等。热疗的操作规范如下。

1. 检查设备　使用前要检查热疗设备的运行状态和电气安全性，确保设备符合安全标准。

2. 准备热敷物品　准备热毛巾、热水袋等，注意热敷物品温度要适宜，以免烫伤皮肤。

3. 准备工具　准备好热疗的工具，如保温毯、纱布、电子温度计等。

4. 检查皮肤　在进行热疗前，要先检查患者的皮肤是否有伤口、烧伤等损伤，如有则禁止进行热疗。

5. 进行热敷　将热敷物品放在患者疼痛或不适的部位，保持 15 ～ 20 分钟。

6. 检测温度　使用电子温度计等工具检测热敷部位的温度，避免烫伤皮肤。

7. 结束热敷　在热敷结束后，使用纱布或保温毯等进行包裹，以保持热敷部位的温度。

（二）注意事项

热疗操作时，需要注意如下五点。

1. 热敷物品的温度应适宜，以避免烫伤皮肤。

2. 使用热疗设备时，需要注意电气安全和设备的运行状态，确保安全使用。

3. 对于心血管、肾病等患者，要谨慎使用热疗，以免加重病情。对于儿童和老年人，热敷物品的温度应适宜，以避免对其皮肤造成损伤。

4. 在热疗的过程中，医护人员应留意患者的疼痛程度和热敷部位的温度变化，及时进行调整，以保证疗效。

5. 对于长期需要热疗的患者，应进行定期的皮肤检查，以避免热疗导致皮肤损伤或感染等并发症的发生。

总的来说，规范的热疗操作能够有效缓解患者疼痛和增加其关节活动度。医护人员应遵循操作规范，注意热敷物品的温度、设备的安全性和操作者的安全，以确保热疗的安全和效果。

二、冷疗操作规范

（一）操作流程

冷疗是一种常见的物理治疗方法，适用于缓解肌肉疼痛、肿胀、炎症等，冷疗的操作规范如下。

1. 准备用物　冷敷物品，如冰袋、冰毛巾等，注意冷敷物品温度要适宜，以免冻伤皮肤。

2. 准备工具　如保温毯、纱布等。

3. 检查皮肤　在进行冷疗前，要先检查患者的皮肤是否有伤口、过敏等，如有则禁止进行冷疗。

4. 进行冷敷　将冷敷物品放置在患者疼痛或不适的部位，保持 15 ～ 20 分钟。

5. 检测温度　使用温度计等工具检测冷敷部位的温度，避免冻伤皮肤。

6. 保持温度　在冷敷结束后，使用纱布或保温毯等进行包裹，以保持冷敷部位的温度。

（二）注意事项

冷疗的操作时，需要注意如下两点。

1. 冷敷物品的温度应适宜，避免冻伤皮肤。

2. 使用冷疗设备时，需要注意电气安全和设备的运行状态，确保安全使用。

总的来说，医护人员应遵循操作规范，注意冷敷物品的温度、设备的安全性和操作者的安全，以确保冷疗的安全和效果。在进行冷疗时，医护人员还需要根据患者的病情和疼痛部位，选择适宜的冷敷物品和温度，并严格控制冷敷部位的温度，避免冻伤皮肤。

第三章　临床基础护理技术操作规范

第一节　注射、输血操作规范

一、注射

注射是一种常见的医疗操作，注射的操作规范如下。

（一）操作流程

1. 准备工具　准备好需要使用的注射器、针头、消毒液、棉球等工具。

2. 洗手　进行注射前需要先洗手，保持手部清洁卫生。

3. 消毒　对注射部位进行消毒，避免细菌感染。

4. 注射　在进行注射时，要保证针头进入皮肤的正确深度，注射速度要适当，避免快速注射造成疼痛或损伤。

5. 拔针　在注射完成后，需要缓慢拔出针头，并用棉球压住注射部位，避免药液外溢。

6. 处理废弃物　将废弃的注射器、针头等材料放入专门的医疗废弃物容器中。

（二）注意事项

注射的操作需要注意以下五点。

1. 注意针头的使用　每次注射都要更换新的针头，避免交叉感染。

2. 注意注射部位的选择　根据药物性质和疾病部位选择注射部位，避免对身体造成损伤。皮内注射常选用手臂、腹部、大腿外侧等部位；皮下注射常选用腹部、大腿外侧等部位；肌内注射常选用臀部上外侧、股四头肌中央部等部位；静脉注射常选用手腕、前臂、肘部等部位。

3. 注意注射的角度和深度　皮内注射的针头应以 15° 的角度插入皮下 2 ～ 3mm，避免深度过浅或过深；皮下注射的针头应以 45° 的角度插入皮下组织，避免深度过浅或过深；肌内注射的针头应以 90° 的角度插入肌肉中，避免深度过浅或过深；静脉注射的针头应以较小的角度插入静脉内，避免深度过浅或过深。

4. 注意注射速度　注射速度过快会导致疼痛和药液外溢，注射速度过慢则会延长注射时间。

5. 注意药物的剂量和频次　根据医嘱和患者的病情，准确掌握药物的剂量和频次，避免过量或不足。

正确的注射操作规范能够有效避免感染和其他并发症的发生。医护人员应遵循操作规范，注意消毒，准确选择注射部位，熟练掌握注射技巧，注意药物的剂量和频次等，以确保注射的安全和效果。同时，在进行注射时，医护人员需要保持专注和耐心，注重与患者的沟通和配合，以增加患者的安全感和舒适感。

二、输血

输血是一种常见的治疗方法，输血的操作规范如下。

（一）操作流程

1. 准备工具　准备好需要使用的输血管、输液器、输血袋、消毒液、棉球等工具。

2. 核对输血信息　核对患者的基本信息、输血单、输血袋的标签等信息，确保输血的准确性和安全性。

3. 选择输血部位　选择合适的输血部位，通常是手臂或手背部位。对输血部位进行消毒，避免感染。

4. 选择输血管　选择合适的输血管，根据患者的状况和输液量进行选择。

5. 插入输血管　将输血管缓慢插入静脉内，然后将输液器与输血管连接，开启输液器，开始输血。

6. 监测输血情况　在输血过程中，需要不断观察患者的病情和输血情况，注意观察输血速度和输血量，避免出现输血反应等。

7. 结束输血　在输血完成后，关闭输液器，缓慢拔出输血管，并用棉球轻轻按压输血部位，避免出血和感染。

8. 处理废弃物　将废弃的输血管、输液器等材料放入专门的医疗废弃物容器中。

（二）注意事项

输血的操作需要注意以下三点。

1. 注意输血的速度　根据患者的病情和输液量，控制输血速度，避免输血过快或过慢造成并发症。

2. 注意输血的量　根据医嘱和患者的病情，掌握输血的量和频次，避免过量或不足。

3. 注意输血的质量　对输血袋和输血管进行检查，确保输血的质量和安全性。

坚持规范的输血操作能够有效避免感染和其他并发症的发生。医护人员应遵循操作规范，注意消毒，恰当选择输血管，控制输血速度，观察输血情况等，以确保输血的安全和效果。同时，在进行输血时，医护人员需要与患者充分沟通和配合，注重患者的情绪和体验，以提高患者的安全感和舒适感。在输血过程中，还需要定时记录患者的体温、脉搏、血压等生命体征，并随时观察输血部位有无出血、皮肤发红等异常情况。

第二节　鼻饲操作规范

鼻饲是一种通过鼻腔向胃部输入营养液的治疗方法，鼻饲的操作规范如下。

（一）操作流程

1. 准备工具　准备好需要使用的鼻饲管、营养液、注射器、消毒液、棉球等工具。

2. 洗手　进行鼻饲操作前需要先洗手，保持手部清洁卫生。

3. 准备营养液　按照医嘱或营养师的指示，准备好合适的营养液，然后注入注射器中。

4. 插入鼻饲管　将鼻饲管缓慢插入鼻腔内，向下延伸至咽喉，然后将注射器连接到鼻饲管上，慢慢注入营养液。

5. 监测饲入情况　在饲入过程中需要不断观察患者的反应和饲入情况，避免出现误吸或窒息等问题。

6. 结束饲入　饲入完成后，拔出鼻饲管，然后用棉球轻轻按压鼻腔，避免饲入液体外溢。

7. 处理废弃物　将废弃的鼻饲管、注射器等材料放入专门的医疗废弃物容器中。

（二）注意事项

在进行鼻饲操作时，还需要注意如下七点。

1. 根据患者的状况选择合适的鼻腔进行饲入。

2. 注意饲入液体的温度和速度，饲入液体的温度应适中，饲入速度应慢而稳定，避免造成患者不适。

3. 注意饲入液体的质量，准确掌握营养液的配比和用量，避免过量或不足，确保饲入液体的质量和安全性。

4. 注意定时记录患者的饮食情况，包括饮食量、消化吸收情况、出现的不适症状等，以便及时调整饮食方案。

5. 注意饲入液体的成分，根据患者的病情和饮食需要，选择合适的饲入液体成分，保证营养均衡。

6. 在插入鼻饲管和饲入过程中需要注意观察患者是否出现鼻腔出血和窒息等情况，一旦出现应及时处理。

7. 定期更换鼻饲管，避免使用时间过长而导致感染和不适。

总之，鼻饲是一种常见的治疗手段，在操作时需要严格遵循操作规范，注重细节和综合护理，以确保饲入的安全性和有效性。

第三节　超声雾化吸入操作规范

超声雾化吸入是一种将药物转化为细小雾滴，通过吸入进入呼吸道进行治疗的方法，超声雾化吸入的操作规范如下。

（一）操作流程

1. 准备工具　准备好需要使用的超声雾化吸入器、药物、生理盐水、口罩等工具。

2. 洗手　进行超声雾化吸入操作前需要先洗手，保持手部清洁卫生。

3. 准备药物　按照医嘱或医师的指示，准备好需要使用的药物，通常是将药物混合生理盐水后使用。

4. 设置吸入器　将超声雾化吸入器按照说明书的要求设置好，插入适当的管道和连接适当的口罩。

5. 吸入药物　将准备好的药物放入超声雾化吸入器中，按照说明书的要求进行吸入，通常需要吸入 10 ～ 20 分钟。

6. 观察患者反应　在吸入药物的过程中需要不断观察患者的反应和吸入情况，避免出现不适或误吸等问题。

7. 清洗吸入器　在使用完毕后，将超声雾化吸入器拆开，清洗干净并放置在干燥通风的地方，以便下一次使用。

（二）注意事项

在进行超声雾化吸入操作时，还需要注意以下三点。

1. 注意药物的使用量　药物的使用量应根据医嘱或医师的指示，避免过量或不足。

2. 注意药物的选择　根据患者的病情和需要，选择合适的药物进行吸入。

3. 注意超声雾化吸入器的清洁和消毒　在使用完毕后，需要及时清洗和消毒超声雾化吸入器，以保证下一次使用的安全性和有效性。

总之，超声雾化吸入是一种安全、有效的治疗方法，在操作时需要严格遵循操作规范，注意药物的使用量，注意保持超声雾化吸入器的清洁和按时消毒。同时，在进行超声雾化吸入时，还需要注意观察患者的反应和吸入情况，确保治疗的安全性和有效性。

第四节　给药操作规范

给药是指将药物经口、注射、贴皮等方式输入患者体内的过程，给药的操作规范如下。

（一）操作流程

1. 洗手　进行给药操作前需要先洗手，保持手部清洁卫生。

2. 准备药物　按照医嘱或医师的指示，准备好需要使用的药物，如注射液、口服药、贴皮药等。

3. 验证患者身份　在给药前需要先核实患者的身份，以确保给药的准确性和安全性。

4. 选择合适的给药方式　根据药物的性质和患者的状况，选择合适的给药方式，如口服、注射、贴皮等。

5. 给药部位消毒　对于需要注射或皮下注射等方式的给药的患者，需要对给药部位进行消毒，避免感染。

6. 给药时注重细节　在给药时需要注重细节，如注意药物的使用量、注射的角度和深度、口服药的时间等，确保给药的安全性和有效性。

7. 监测患者反应　在给药过程中需要不断观察患者的反应，如出现过敏反应、药物反应等异常情况时需要及时处理。

8. 处理废弃物　将废弃的药物包装、注射器、针头等材料放入专门的医疗废弃物容器中。

（二）注意事项

在进行给药操作时，还需要注意以下三个方面。

1. 注意给药的时间　根据医嘱或医师的指示，注意给药的时间和间隔时间，避免过量或不足。

2. 注意给药的部位　根据药物的性质和需要，选择合适的给药部位进行给药，如口服药需要保证患者的饮食状态，注射药需要注意给药部位和深度等。

3. 注意药物的储存和保管　药物的储存和保管需要按照规定进行，避免受潮、污染等问题。

总之，给药是一项常见的治疗手段，在操作时需要严格遵循操作规范，注意细节和综合护理，以确保给药的安全性和有效性。同时，医护人员还需要密切与患者沟通和配合，提高患者的满意度和治疗效果。

第五节　灌肠操作规范

灌肠是一种将液体经肛门灌入直肠和结肠的治疗方法，其操作规范如下。

（一）操作流程

1. 准备工具　准备好需要使用的灌肠器、润滑剂、生理盐水、毛巾等工具。

2. 洗手　进行灌肠操作前需要先洗手，保持手部清洁卫生。

3. 准备液体　将准备好的生理盐水加热至适当温度，通常为 37 ～ 40℃，避免过热或过凉。

4. 准备灌肠器　将灌肠器的管子涂上润滑剂，注意涂抹均匀，插入患者肛门，注意不要过深。

5. 进行灌肠　将准备好的液体放入灌肠器中，缓慢地进行灌肠，同时注意观察患者的反应和情况，避免出现不适或疼痛等问题。

6. 排放液体　待液体进入直肠和结肠后，患者需要排放液体，通常需要在卫生间等合适的场所完成。

7. 清洗灌肠器　在使用完毕后，将灌肠器的软管拆下，清洗干净并放置在干燥通风的地方，以便下一次使用。

（二）注意要点

在进行灌肠操作时，还需要注意以下三个方面。

1. 注意液体的使用量和温度　液体的使用量应根据医嘱或医师的指示而定，避免过量或不足；液体的温度需要适当，避免过热或过凉。

2. 注意灌肠器的清洁和消毒　在使用完毕后，需要及时清洗和消毒灌肠器，以保证下一次使用的安全性和有效性。

3. 注意患者的反应和情况　在灌肠过程中需要不断观察患者的反应和情况，如出现不适或异常情况时需要及时处理。

总之，灌肠是一项较为安全、有效的治疗方法，在操作时需要严格遵循操作规范，注意液体的使用量和温度，以及灌肠器的清洁和消毒。同时，在进行灌肠时，还需要注意观察患者的反应和情况，确保治疗的安全性和有效性。

第六节　导尿操作规范

导尿是一种将导尿管插入患者膀胱内以辅助患者排放尿液的过程。导尿的操作规范如下。

（一）操作流程

1. 洗手　进行导尿操作前需要先洗手，保持手部清洁卫生。

2. 准备工具　准备好需要使用的导尿管、生理盐水、消毒棉球、手套、毛巾等工具。

3. 验证患者身份　在进行导尿前需要先核实患者的身份，以确保操作的准确性和安全性。

4. 为患者做好准备　告知患者导尿的操作步骤和注意事项，帮助患者脱去下装，侧卧或仰卧。

5. 准备导尿管　将导尿管插入生理盐水中浸泡并消毒，涂上润滑剂，注意不要过多。

6. 插入导尿管　用消毒棉球消毒患者的外阴部，插入导尿管，插入深度为20～25cm，同时注入生理盐水。

7. 排放尿液　待导尿管插入膀胱后，将尿液排放出来，直至尿液排尽。

8. 拔出导尿管　在排放尿液结束后，慢慢拔出导尿管，并帮助患者穿上下装。

9. 清洗消毒　对使用过的导尿管进行清洗和消毒，以便下一次使用。

（二）注意事项

在进行导尿操作时，还需要注意以下三个方面。

1. 注意消毒　在操作过程中需要严格遵守消毒规范，对导尿管、消毒棉球等物品进行消毒处理。

2. 注意润滑剂的使用　在使用润滑剂时需要注意涂抹均匀，不要过多，避免损伤患者的尿道黏膜。

3. 注意插入深度　插入导尿管时需要注意插入深度，一般为20～25cm，避免插入过深或过浅。

总之，导尿是一项常见的护理操作，医护人员需要严格遵守操作规范，注意消毒、润滑剂的使用、插入深度等问题，确保导尿的安全性和有效性。同时，医护人员还需要与患者进行良好的沟通和配合，提高患者的满意度和治疗效果。

第七节　标本采集操作规范

一、尿、粪、痰标本采集

尿、粪、痰标本采集是临床诊断和治疗中常见的检查方法，以下是标本采集的操作规范。

（一）操作流程

1. 尿液标本采集操作流程

（1）首先让患者用清水洗净外阴，用纸巾擦干外阴及阴囊等部位，避免污染。

（2）用消毒药水消毒一次性尿杯，打开尿杯盖，让患者取中段尿，一般要求取清晨第一次排尿的尿液。

（3）要求患者尽量将尿液排入尿杯中，避免外溢，最好采集 20mL 左右尿液。

（4）用清洁盖将尿杯盖紧，并在尿杯上标明患者姓名、采样时间等信息，以免混淆。

2. 粪标本采集操作流程

（1）让患者用清水洗净肛门和周围皮肤，并用纸巾擦干。

（2）用一次性纸质容器或塑料容器收集新鲜粪便样本。

（3）要求患者取粪便的中间部分，避免采集粪便表面的污物。

（4）采集完成后，用清洁盖将容器盖紧，并在容器上标明患者姓名、采样时间等信息。

3. 痰标本采集操作流程

（1）提醒患者先用温水漱口，以清除口腔内的食物残渣。

（2）告诉患者深呼吸数次，然后深吸一口气，尽量将痰液从气管和支气管中咳出来。

（3）将痰液采集到干净的一次性痰杯中，最好采集 2 ～ 3mL 的痰液。

（4）用清洁盖将痰杯盖紧，并在痰杯上标明患者姓名、采样时间等信息。

（二）注意事项

在进行标本采集时，还需要注意以下五个方面。

1. 规范操作　操作过程中需要严格遵守规范，保证标本的准确性和有效性。

2. 保持清洁　在采集过程中需要注意保持清洁，避免污染和交叉感染。

3. 遵守安全措施　在采集粪便和痰液样本时，需要遵守安全措施，如戴手套、口罩等，避免被传染病菌感染。

4. 采样量的控制　在采集样本时，需要控制采样量，避免过多或过少的采样量影响后续的检测结果。

5. 样本保存　采集完成后，需要将样本保存在适当的条件下，避免样本的变质和污染。

总之，尿、粪、痰标本采集是临床诊断和治疗中常见的检查方法，医护人员需要严格遵守操作规范，保持清洁、标注信息、遵守安全措施、控制采样量等，以确保样本的准确性和有效性。

二、血液标本采集

血液标本采集是临床诊断和治疗中常见的检查方法，血液标本采集的操作规范如下。

（一）操作流程

1. 预备工具　准备好需要使用的一次性注射器、采血针、试管、消毒棉球、手套等工具，并确认患者的身份信息。

2. 选择采血部位　通常选择手臂上方内侧的静脉作为采血部位，但如静脉不明显或者有其他原因需要改变采血部位，则应选择其他静脉。

3. 消毒　用消毒棉球涂抹采血部位，保持皮肤表面干燥。

4. 松紧带　让患者握拳，将松紧带缠在上臂 3 ～ 4cm 处，使静脉充盈。

5. 采血　插入针头后，拉起活塞，使血液进入采血器内。采血过程中要注意采血器的位置，以避免出现气泡和液体进入其他位置。

6. 收集血液　用无菌的试管收集血液，一般约 5mL，收集血液过程中注意不要摇晃试管，避免血凝块和血液的氧化。成功穿刺后松开松紧带。

7. 拔针　采血完成后，将针头从静脉中拔出，并用消毒棉球轻轻按压采血部位，避免出血和血肿。

8. 丢弃废弃物　将使用过的注射器、采血针、消毒棉球等废弃物丢进医疗垃圾桶内，避免污染和交叉感染。

9. 包装标注　将采集好的血液标本装入标本袋，标明患者的姓名、性别、年龄、采样时间等信息，并送往实验室进行检测。

（二）注意事项

在进行血液标本采集时，还需要注意以下七个方面。

1. 规范操作　操作过程中需要严格遵守规范，保证标本的准确性和有效性。

2. 保持清洁　在采集过程中需要注意保持清洁，避免污染和交叉感染。

3. 遵守安全措施　在采集血液样本时，需要遵守安全措施，如戴手套、口罩、护目镜等。

4. 采血量的控制　在采集血液样本时，需要控制采血量，避免过多或过少的采样量影响后续的检测结果。

5. 血管压迫　在拔针后需要及时进行血管压迫，避免出血和血肿，同时告知患者需继续压迫采血部位至少 5 分钟。

6. 采血间隔　避免短时间内重复采血，造成患者身体不适。

7. 病情观察　采血后需要对患者进行观察，如患者出现头晕、恶心、呕吐等症状，应及时处理。

总之，血液标本采集是临床诊断和治疗中常见的检查方法，医护人员需要严格遵守操作规范，保持清洁、遵守安全措施、控制采样量等，以确保标本的准确性和有效性。同时，还需要对患者进行病情观察和指导，以保证患者的安全和舒适。

第八节　药物配置操作规范

药物配置是指根据医嘱，按照一定比例和方法将药品配制成规定的剂量或体积，药物配置的操作规范如下。

（一）操作流程

1. 预备工具　准备好需要使用的药品、药材、溶剂、注射器、针头、药品盘等工具，并确认医嘱和药品的准确性。

2. 操作环境　在干净、整洁、通风的操作台上进行药物配置，避免药品受到污染。

3. 消毒　在操作前需要对配制器具进行消毒处理，避免交叉感染。

4. 药品配比　按照医嘱中所规定的配比，将需要的药品、药材、溶剂等配制到注射器、药品盘等器具中。

5. 药品混合　将各种药品和溶剂按照医嘱中的要求进行混合，注意药品混合的顺序和比例，避免出现不必要的反应。

6. 药品存储　配制好的药品需要在规定的时间内使用，并在使用前妥善保存，避免药品的变质和污染。

7. 清洁工具　在完成药物配置后，需要对使用的器具进行清洁和消毒处理，以备下次使用。

（二）注意事项

在进行药物配置时，还需要注意以下四个方面。

1. 操作规范　在操作过程中需要严格遵守规范，保证药品的准确性和有效性。

2. 遵守医嘱　在配制药品时，需要按照医嘱中的要求进行操作，避免错误或过量。

3. 药品标识　在药品配制完成后，需要在药品包装上标明药品名称、配制时间、使用期限等信息，避免混淆和错误使用。

4. 遵守安全措施　在药物配置过程中，需要遵守安全措施，如戴手套、口罩等，避免对身体造成危害。

总之，药物配置是医疗工作中不可或缺的环节，医护人员需要严格遵守操作规范，遵守医嘱、保持清洁、遵守安全措施等，以确保药品的准确性和有效性。同时，还需要对药品进行妥善的保存和管理，避免药品的变质和污染，加强对患者的药品宣教和管理，以保证患者的安全和舒适。除此之外，还需要对配制过程中出现的问题进行及时处理，如配制错误、药品反应等，以确保药品配制的质量和安全性。

第四章　内科护理及操作规范

第一节　呼吸系统疾病护理

一、急性呼吸道感染

急性呼吸道感染是指由各种病原体引起的呼吸道感染，包括鼻腔、咽喉、气管、支气管和肺部的感染。其常见的病原体包括病毒、细菌和真菌。

急性呼吸道感染的症状通常包括咳嗽、流涕、咽痛、头痛、发热和乏力等。大多数急性呼吸道感染是自限性的，即症状会在 1 周到 10 日内自行缓解。然而，有些感染可能会引起严重的并发症，如肺炎、支气管炎、中耳炎和鼻窦炎等。

（一）护理评估

1. 病史询问　了解患者的病史，包括近期是否有接触过感染者、有无旅行史、有无过敏史等。

2. 症状评估　询问患者的主要症状，如咳嗽、咽痛、流涕、发热、乏力等，并记录症状的程度、持续时间和变化情况等。

3. 生命体征监测　包括测量患者的体温、脉搏、呼吸和血压等生命体征，并记录变化情况。

4. 肺部听诊　通过听诊患者的肺部呼吸音，了解肺部是否有异常，如干湿啰音、哮鸣音等。

5. 血液检查　根据患者的情况，进行血常规、C 反应蛋白等检查，以帮助诊断病因和了解病情。

6. 氧饱和度检测　使用脉搏血氧仪等设备检测患者的氧饱和度，以评估患者的呼吸状况和氧合情况。

7. 并发症评估　对于高风险人群，如老年人、婴儿、免疫系统受损者和患有慢性疾病的人，需要密切观察其病情，观察可能出现的并发症，如肺炎、支气管炎等。

8. 治疗效果评估　对治疗后的患者进行观察和评估，了解症状是否有改善，病情是否得到控制，并根据需要调整治疗方案。

以上是急性呼吸道感染的护理评估的一般流程，具体评估内容和方法应根据患者的情况进行调整和细化。

（二）护理措施

1. 一般护理

（1）密切观察患者的病情变化，记录生命体征、症状、体重等指标，及时发现异常情况。

（2）保持患者室内空气的流通，避免空气污染。

（3）嘱患者保持安静，避免剧烈活动和体力消耗过度。

（4）给予患者充足的休息和睡眠时间，以帮助其恢复体力和免疫力。

（5）患者饮食应以易于消化、营养丰富、温热软和的食物为主，尤其要注意水分摄入，避免脱水。

2. 症状护理

（1）针对不同症状采取相应的对症护理措施。

（2）对发热患者进行降温处理，可使用物理降温方法，如冷敷、换热贴等。

（3）对咳嗽、咽喉疼痛等症状，可使用具有免疫调节和抗炎作用的药物进行治疗。

3. 药物护理

根据患者的病情和病因，给予相应的药物护理。

（1）对于病毒性感染，可给予抗病毒药物进行治疗。目前常用的药物有奥司他韦、利巴韦林等。

（2）对于存在氧合障碍的患者，可给予氧疗，增加体内氧含量，改善呼吸道症状。

（3）对于存在支气管痉挛等症状的患者，可使用支气管扩张药物，如沙丁胺醇等，以舒张呼吸道，缓解症状。

（三）健康教育

1. 疾病知识指导

（1）让患者了解疾病的传播途径。急性呼吸道感染主要通过飞沫传播，如咳嗽、打喷嚏、说话等，也可以通过接触感染源后再摸口鼻等方式传播。

（2）嘱患者加强个人防护措施，保持良好的卫生习惯，如勤洗手、戴口罩、避免接触感染者等，可以有效预防疾病的传播。

（3）嘱患者注意饮食卫生。饮食应以清淡易消化、富含维生素和蛋白质的食物为主，避免生冷和油腻食品，尤其要注意饮食卫生，避免食用有毒或变质的食物。

（4）指导患者及时就医。一旦出现呼吸道感染的症状，应及时就医，遵医嘱进行治疗，以防病情加重或引发并发症。

2. 生活指导

（1）嘱患者保持充足的睡眠、合理的饮食、适当的运动等生活习惯，可以增强身体免疫力，预防疾病的发生。

（2）嘱患者避免疲劳和过度劳累。过度劳累会降低身体的免疫力，增加感染的风险，患者应适当调整工作和生活节奏，避免疲劳和过度劳累。

（3）嘱患者加强锻炼和体育活动。适量的锻炼和体育活动可以增强身体的免疫力和抵抗力，预防疾病的发生。

（4）嘱患者注意保暖和通风。保持室内适宜的温度和通风条件，避免受寒或过度受热，预防感染。

二、慢性阻塞性肺疾病

慢性阻塞性肺疾病（COPD）是一种慢性进行性肺部疾病，其主要特征为气流受限，伴有慢性咳嗽、咳痰等症状。COPD 是全球范围内常见的疾病，主要由吸烟、室内空气污染、工作环境污染等因素引起，且病情会随着年龄增长逐渐加重。COPD 主要包括慢性支气管炎和肺气肿两个互相重叠的疾病，其中慢性支气管炎主要表现为咳嗽、咳痰和气促等症状，而肺气肿则是肺功能减退的表现，主要表现为气流受限。

COPD 的主要病理生理特征是气道阻塞、肺组织弹性降低、肺容积增大等，这些变化会导致呼吸困难、活动受限、体力下降等症状。严重的 COPD 患者还可能出现肺衰竭、心肺功能失调等严重并发症，严重影响生活质量和预后。

（一）护理评估

1. 病史评估　了解患者的病史，包括患病时间、发作频率、病情变化、疾病诱因等。特别是询问是否存在吸烟、污染等危险因素的暴露史，以及是否遵医嘱进行治疗和控制。

2. 体征评估

（1）通过肺部听诊检测患者的呼吸音，观察是否存在啰音、呼吸困难等症状。

（2）心率、呼吸频率、体温等生命体征的监测，包括动脉血氧饱和度等指标的测定。

（3）测量患者的身高、体重、呼气峰流速（PEF）、肺活量等生理指标，以评估肺功能的状态。

3. 症状评估

（1）患者是否出现呼吸困难、咳嗽、咳痰、胸闷等症状，以及症状的频率和程度。

（2）观察患者的体力活动能力、睡眠质量、饮食情况等，以评估患者的日常生活能力和生活质量。

（3）对于重度患者，需要关注是否存在急性加重的症状和体征，如发热、咳大量脓痰、气促加重等。

4. 并发症评估

（1）观察患者是否存在肺部感染、肺心病、呼吸衰竭等并发症，并及时处理。

（2）评估患者的营养状态、贫血、骨质疏松等情况，为日后预防并发症提供依据。

（二）护理措施

1. 一般护理

（1）保持室内空气清新：避免患者吸入污染物，如烟雾、燃气等，保持室内通风，定期清洁空气滤清器。

（2）给予营养支持：鼓励患者多食用新鲜蔬菜、水果、瘦肉和鱼类等富含营养的食物，避免过量饮酒和摄入咖啡因。

（3）定期运动：运动可以提高患者的肺功能和身体抵抗力，有助于减轻症状，建议患者进行适当的体育运动。

（4）避免冷空气、雾霾天气：注意保暖，尽量避免在空气污染较为严重的环境中活动。

（5）戒烟：COPD 最重要的预防和治疗措施之一是戒烟，包括避免被动吸烟。患者应该戒烟，并避免接触二手烟。

2. 症状护理

（1）控制呼吸道感染：预防感染的发生，注意口腔卫生，及时治疗呼吸道感染。

（2）缓解呼吸困难：使用支气管扩张药物、口腔护理器等辅助治疗，如需要可使用吸氧治疗。

（3）减轻咳嗽、咳痰等症状：建议患者多饮水，使用对症治疗药物等缓解症状。

（4）管理气促：注意控制情绪波动，缓解焦虑、紧张情绪等，减轻气促症状。

（5）保持饮食平衡：适当增加蛋白质和热量的摄入，保持良好的营养状况，增强身体抵抗力。

3. 药物护理

（1）定期给予支气管扩张剂：支气管扩张剂是 COPD 治疗的基础药物，包括 β_2 肾上腺素受体激动剂和抗胆碱能药物等，能够扩张支气管，改善通气功能，减少症状和急性发作的发生。

（2）应用糖皮质激素：糖皮质激素具有抗炎作用，可用于缓解急性加重期的症状和炎症反应。然而，长期使用糖皮质激素会增加不良反应的风险，应在医师指导下使用。

（3）使用抗生素：对于伴有感染的 COPD 患者，应给予适当的抗生素治疗。抗生素的选择应根据药敏试验结果进行。

（4）吸入治疗：吸入治疗是 COPD 治疗的重要方式，包括吸入短效或长效支气管扩张剂、吸入糖皮质激素等。吸入治疗能够有效地改善通气功能和症状，减少系统性不良反应。

（三）健康教育

1. 疾病知识指导　指导患者了解 COPD 的发病的原因和发病机制；疾病的症状和表现；疾病的诊断和治疗；疾病的并发症和预防等知识。

2. 用药指导　应指导患者了解如下内容。

（1）正确使用吸入器、口腔护理器等治疗器具：患者需要掌握吸入器、口腔护理器等治疗器具的正确使用方法，遵循医师或护士的指导，定期检查器具的使用效果。

（2）正确用药：患者需要了解各种药物的作用、使用方法和不良反应，按医师或护士的建议正确用药，不要擅自停药或调整剂量。

（3）避免药物滥用：患者需要注意避免药物滥用和过量使用，特别是止咳药和镇静剂等药物，其容易导致呼吸衰竭和意识丧失等严重后果。

三、慢性肺源性心脏病

慢性肺源性心脏病是一种由慢性肺部疾病引起的右心衰竭，是肺血管疾病的一种。

慢性肺源性心脏病常常发生在慢性阻塞性肺疾病、肺纤维化、肺血栓栓塞等肺部疾病中。

慢性肺源性心脏病的主要病理生理改变是肺血管阻力的持续性升高和右心室负荷的持续性增加，导致右心室肥大、扩张、收缩功能减退，造成右心衰竭。患者主要表现为气促、咳嗽、咳痰、胸闷、心悸、下肢水肿等症状，严重者可出现晕厥、心律失常和呼吸衰竭等并发症。

（一）护理评估

1. 评估病情严重程度　需要对患者的肺部疾病、肺血管压力、右心室负荷等进行评估，以确定病情严重程度和治疗方案。

2. 评估病史和临床表现　了解患者的病史和主要症状，包括气促、咳嗽、咳痰、胸闷、心悸、下肢水肿等，以及有无并发症（如呼吸衰竭、肺动脉高压、心律失常等）。

3. 评估肺功能和血气分析　通过肺功能测试和血气分析等检查，了解患者肺部功能和氧气供应情况。

4. 评估治疗效果　通过观察患者症状改善情况、肺部功能测试结果、血气分析结果等，评估治疗效果，并根据实际情况调整治疗方案。

5. 评估营养状况　慢性肺源性心脏病患者常常伴随有营养不良和体重下降等问题，需要对患者的营养状况进行评估，及时采取营养支持和干预措施。

6. 评估心理状况　患者长期患病可能会对心理健康产生影响，需要对患者的心理状况进行评估，提供心理支持和帮助。

（二）护理措施

1. 一般护理

（1）保持通气道畅通：患者需要进行体位转换和呼吸锻炼，避免长时间卧床和过度劳累，保持呼吸道通畅。

（2）合理营养：患者需要均衡饮食，避免过度饮食和暴饮暴食，控制盐分摄入，增加高蛋白、高维生素食物的摄入，提高营养水平。

（3）避免诱发因素：患者需要避免感冒、烟雾、灰尘等有害因素的刺激，避免过度劳累和情绪波动，保持良好的生活习惯和心态。

2. 症状护理

（1）缓解气促：采用姿势调整、吸氧、支气管扩张剂等方法缓解气促症状，减轻患者的不适感。

（2）缓解咳嗽、咳痰：采用吸入药物、口腔护理器等方法缓解咳嗽、咳痰症状，避免感染并减轻患者不适感。

（3）减轻水肿：采用局部热敷等方法缓解下肢水肿，从而减轻患者不适感。

3. 药物护理

（1）药物治疗：根据患者病情和症状，采用氧疗、支气管扩张剂、利尿剂、血管紧张素转化酶抑制剂、β 受体拮抗剂等药物治疗，减轻症状并改善病情。

（2）注意药物不良反应：监测患者用药过程中的不良反应，及时调整剂量或更换药物。

（3）药物管理：合理规划用药时间和用药间隔，保证药物的正常使用，防止漏服或误服。

（三）健康教育

1. 疾病知识指导　指导患者了解慢性肺源性心脏病的病因和病理生理、症状和并发症、诊断和治疗等知识。

2. 生活指导　嘱患者适当进行运动锻炼，因为适量的运动锻炼可以提高患者的心肺功能，减轻症状，但需要根据患者的身体状况选择适合的锻炼方式和强度。

3. 定期随访　督促患者定期进行随访，包括进行肺功能和血气分析等检查，及时调整治疗方案。同时，也要监测患者的营养状况、心理状态和生活质量，及时采取干预措施，保持良好的治疗效果和生活质量。

4. 注意药物使用　嘱患者注意药物的使用，包括正确的用药方法、药物剂量和用药时间等。同时，还需要了解药物的不良反应和注意事项，如有不良反应及时联系医师。

5. 心理支持　嘱慢性肺源性心脏病患者的家庭成员为其提供关心和支持，与其共同应对疾病挑战，帮助其避免过度焦虑和压力，保持良好的心态。

四、支气管哮喘

支气管哮喘是一种慢性气道炎症性疾病，主要特征是气道高反应性和可逆性气流受限，常表现为发作性呼吸困难、胸闷、喘鸣和咳嗽等症状。

支气管哮喘是一种常见的疾病，影响着世界范围内 3% ～ 10% 的人口。支气管哮喘主要有两种类型，分别是过敏性哮喘和非过敏性哮喘。过敏性哮喘是指在过敏原刺激下发生的哮喘；非过敏性哮喘则是指除了过敏原以外的其他因素引起的哮喘。除此之外，还有儿童哮喘、成人哮喘、季节性哮喘、运动性哮喘等多种类型。

支气管哮喘的发病机制复杂，主要与气道炎症和气道高反应性有关。气道炎症会导致气道收缩和痉挛，进而引起气道高反应性和气流受限。而过敏原、空气污染、气象变化、运动等刺激因素也可能引起哮喘发作。

支气管哮喘是一种慢性疾病，需要长期治疗和管理。及时诊断和治疗，可以有效地控制病情，提高患者的生活质量。

（一）护理评估

1. 症状评估　通过询问患者病史和症状、观察患者的病情变化和检查呼吸功能等方法，评估患者的症状和病情严重程度，包括气促、咳嗽、咳痰、胸闷、喘鸣等症状。

2. 呼吸功能评估　通过呼吸道阻力、肺功能等测试方法，评估患者的呼吸功能和肺部状况，确定治疗方案和监测治疗效果。

3. 过敏原评估　通过了解患者过敏原接触史和过敏测试等方法，评估患者过敏原的类型和程度，制订相应的预防措施和治疗方案。

4. 治疗方案评估　评估患者的治疗方案，包括药物治疗、支持性治疗、预防治疗等，确定是否需要调整治疗方案和药物剂量。

5. 生活方式评估　通过了解患者的生活方式和日常活动，评估其是否存在影响病情的因素，制订相应的生活方式干预和调整方案。

6. 心理－社会评估　通过与患者沟通和观察，评估其心理和社会状况，了解患者的心理状态和生活质量，提供必要的心理和社会支持。

（二）护理措施

1. 一般护理

（1）建立健康档案：建立详细的健康档案，记录患者的病史、症状、治疗方案和检查结果等信息，方便医护人员随时查看和调整治疗方案。

（2）定期随访：定期随访患者，评估病情变化和治疗效果，及时调整治疗方案。

（3）保持空气清新：保持室内空气清新，避免患者吸入刺激性气体和粉尘，如禁烟、避免使用芳香剂和化学清洁剂等。

（4）保持室内湿度：保持室内湿度适宜，避免患者气道过度干燥引发哮喘。

（5）避免过度劳累：患者需要适当控制体力活动和精神压力，避免诱发哮喘发作。

2. 症状护理

（1）缓解气道痉挛：哮喘发作时，应采取措施缓解气道痉挛，如采用紧急雾化吸入、使用哮喘喷雾剂等。

（2）咳痰排出：患者常常伴有咳痰现象，应引导患者适当咳嗽，协助咳痰排出。

（3）减轻胸闷感：哮喘发作时患者常感到胸闷，可采用松紧带减轻胸闷感。

（4）口腔保健：长期使用哮喘药物易引起口干、口臭等口腔问题，应及时进行口腔保健，避免口腔病变。

3. 药物护理

（1）正确用药：使用哮喘药物时应遵医嘱，正确使用吸入器或雾化器等器具。

（2）监测药物不良反应：使用哮喘药物时应及时监测药物的不良反应，如有心动过速、心悸、头痛、口干等不良反应，及时向医师汇报。

（3）注意药物的配合使用：有些患者需要同时使用多种哮喘药物，应遵医嘱正确配合使用，以达到最佳治疗效果。例如，可通过联合应用糖皮质激素和长效 β_2 受体激动剂来增强治疗效果，或者联合使用抗过敏药和 β_2 受体激动剂来控制哮喘症状。

在用药护理中，还需要注意哮喘药物的正确储存和使用，如将药品保存在干燥、阴凉处，避免阳光直射和高温环境。同时，还应定期更换吸入器或雾化器等器具，保持清洁卫生，以避免交叉感染和药物污染。

（三）健康教育

1. 疾病知识教育　教育患者了解哮喘的发病机制、症状表现、影响因素、预防和治疗等方面的知识，帮助患者正确认识和理解疾病，减少疑虑和恐惧感，有助于患者积极治疗和控制病情。

2. 合理用药教育　教育患者正确使用哮喘药物，包括吸入器、雾化器等使用方法，告知患者药物的作用、不良反应和注意事项等。同时，应提醒患者按时、按量用药，避免过度用药或中断治疗，防止药物滥用或误用，增强治疗效果。

3. 环境卫生教育　教育患者注意室内外环境卫生，避免吸入过敏原和刺激性气体，如定期清洁房间、避免烟雾污染。此外，还可以为患者提供空气净化器等辅助设备，降低其接触过敏原和刺激物的可能性。

4. 饮食调理教育　教育患者根据自身情况，合理安排饮食，如增加富含维生素C和维生素E、β-胡萝卜素等的食物，避免食用过冷、过热或过辣食物，以及改正饮酒等有害健康的习惯。

5. 运动锻炼教育　教育患者选择适宜的体育锻炼方式和强度，如长时间低强度的有氧运动，可以帮助增强肺功能和体质，减少哮喘发作的风险。同时，应避免高强度运动和过度劳累等，以免加重哮喘症状。

6. 哮喘急救教育　教育患者及其家属掌握哮喘急救知识，能够在患者哮喘发作时及时采取正确措施，减轻症状，甚至挽救患者生命。例如，教育患者及其家属掌握急救措施，如在哮喘发作时，应坐直、保持呼吸顺畅，放松紧张情绪，使用吸入器或雾化器等治疗设备。同时，应根据哮喘发作的程度，正确使用β_2受体激动剂、糖皮质激素等药物，以缓解气道痉挛和减轻症状。又如，教育患者及家属在紧急情况下的处理方法，如在哮喘发作无法控制时，应立即寻求医疗救助，并配合医师进行治疗。

五、支气管扩张

支气管扩张，又称支气管扩张症，是一种慢性气道疾病，其特征是气道壁的弹性减弱和扩张，导致气道阻力增加，影响患者呼吸功能。该疾病多见于中年人和老年人，男性患病率高于女性。

支气管扩张症的病因不完全明确，可能与长期吸烟、慢性支气管炎、肺结核、遗传等因素有关。本病主要症状包括咳嗽、咳痰、气短、胸闷、喘息等，病情轻重不一，严重时可影响患者的日常生活和工作。

（一）护理评估

1. 病情评估　评估患者的病情和症状，包括咳嗽、咳痰、气短、胸闷、喘息等，以及病情的严重程度、发作频率等。

2 肺功能评估　通过肺功能检查等方法评估患者的呼吸功能和肺活量，了解肺部病变的程度和类型，指导制订个性化的治疗方案。

3. 心理-社会评估　评估患者的心理状态和社会支持情况，了解患者对疾病的认知和态度，有助于为其提供精神支持和心理疏导。

4. 营养评估　评估患者的营养状况，了解患者的饮食习惯和营养需求，制订适合患者的膳食方案，促进患者的康复和恢复。

5. 家庭环境评估　评估患者的家庭环境和生活方式，包括家庭住房条件、室内空气质量、生活习惯等，有助于发现和纠正有害因素，减轻患者病情和预防复发。

（二）护理措施

1. 一般护理

（1）呼吸道保健：注意保持室内空气流通，保持空气湿度适宜，避免吸入有害气体和烟尘等刺激物质。

（2）营养支持：保持适宜的饮食和饮水量，改正过度饮酒、吸烟等不良习惯，增加蛋白质和维生素的摄入，有助于提高机体免疫力和抵抗力。

（3）心理支持：针对患者的不同心理状态，给予相应的心理支持和疏导，增强患者的自我调节能力和信心，减轻病情对患者心理的影响。

2. 症状护理

（1）顽固性咳嗽者

1）保持湿润环境：可采用湿毛巾、加湿器等方式增加室内湿度，缓解干咳、咽喉干燥等症状。

2）适当运动：可通过适当的运动，增加呼吸深度和肺活量，促进痰液排出，缓解咳嗽等症状。

3）药物治疗：如止咳药、支气管扩张剂等，可通过减轻咳嗽反应和扩张气道，缓解咳嗽症状。

（2）咳大量脓痰者

1）定期进行气道清洁：可通过呼吸康复训练、气道吸引等方式，清除呼吸道分泌物，缓解咳痰等症状。

2）口腔护理：口腔卫生清洁，有助于减少口咽部细菌和病毒感染，减轻痰液量和黏稠度。

3）支气管扩张剂：可通过扩张气道，促进痰液排出，减轻咳痰等症状。

（3）咯血者

1）保持卧床休息：尽可能地减少活动，保持休息，避免进一步加重病情。

2）呼吸保护：避免深呼吸或强力咳嗽，以免加重咯血症状。

3）药物治疗：如止血药、抗生素等，可通过止血和抗感染，减轻咯血症状和防止感染扩散。

（4）大咯血者

1）紧急处理：立即呼叫急救车或前往医院，进行紧急处理，以防止病情恶化。

2）气道保护：采取头低脚高、侧卧位等姿势，避免大咯血引起窒息等危险情况。

3）输血治疗：对于大量失血的患者，可以通过输血的方式，补充血容量和维持生命体征。

4）药物治疗：如止血药、抗生素等，可通过止血和抗感染，减轻咯血症状和防止感染扩散。

（5）大咯血窒息者

1）紧急处理：同大咯血者护理。

2）气道保护：采取头低脚高、侧卧位等姿势，协助患者保持呼吸道通畅，避免窒息。

3）急救治疗：采取口对口人工呼吸、心肺复苏等急救措施，维持患者的生命体征。

3. 药物护理

（1）支气管扩张剂：可通过扩张气道，减轻气道阻力，缓解呼吸困难和咳嗽等症状。常用的支气管扩张剂包括 β_2 受体激动剂和抗胆碱能药物等。

（2）糖皮质激素：可减轻气道炎症和肿胀，缓解咳嗽、气短等症状。糖皮质激素有口服、吸入、注射等多种给药途径。

（3）抗生素：对于细菌感染引起的支气管炎、肺炎等并发症，应及时应用有效的抗生素治疗，避免病情恶化。

（4）其他药物：如黏稠剂、黏膜剥脱剂、止咳药等，可改善症状和气道通畅度，缓解病情和提高生活质量。

（三）健康教育

1. 疾病知识指导　指导患者及其家属了解支气管扩张的病因、症状、诊断、治疗等方面的知识。

2. 生活指导　指导患者及其家属注意生活方式和环境因素，以便控制支气管扩张的发作，防止症状加重。

（1）戒烟：吸烟是支气管扩张的主要诱因之一，患者需要戒烟以避免病情恶化。

（2）保持室内空气清新：室内空气污染可能导致支气管扩张的发作和加重，需要保持室内空气清新。

（3）避免过度劳累：过度劳累可能导致呼吸急促和胸闷等症状加重，故患者需要适当休息和锻炼。

（4）注意饮食：患者需要注意饮食营养均衡，多吃蔬菜水果，避免过度饮酒和过饱过饥。

3. 急救知识指导　指导患者及其家属了解支气管扩张的急救知识，以便在紧急情况下采取正确的措施。

（1）使用支气管扩张剂：紧急情况下，患者可以使用口服或吸入支气管扩张剂，以减轻气道痉挛和呼吸困难。

（2）采取呼吸训练：患者可以进行呼吸训练，以改善呼吸功能和减轻呼吸困难。

（3）采取紧急呼吸急救措施：如使用人工呼吸器和采取胸外心脏按压等措施，以维持呼吸和心跳。

4. 定期随访　督促患者定期进行随访和复查，以便掌握其病情的变化，及时调整治疗方案。定期随访可以及时发现和处理病情恶化的情况，避免病情加重。

六、肺炎

肺炎是指肺部感染性疾病的总称，通常是由细菌、病毒、真菌等病原体引起的，也有些是由化学物质和其他物质引起的。肺炎是全球范围内的常见疾病，尤其在老年人和免疫功能低下的人群中更加普遍。

肺炎的症状包括咳嗽、咳痰、发热、气促、胸痛等，严重的病例可能导致呼吸衰竭和死亡。肺炎的诊断需要通过体格检查、影像学检查和实验室检查来确定病因和严重程度。

（一）护理评估

1. 体格检查　对患者的呼吸状况、体温、心率、血压、皮肤黏膜、肺部听诊、心脏听诊等进行全面检查，以确定患者的病情和病变部位。

2. 病史采集　详细了解患者的病史，包括疾病的起始时间、病因、诊疗经过、药物使用情况等，以确定病情严重程度和制订合适的治疗方案。

3. 实验室检查　通过血常规、血生化、痰常规、痰培养、血气分析等实验室检查，以确定病因和评估患者的生命体征、病情变化。

4. 影像学检查　通过胸部X线、CT、MRI等影像学检查，以确定病变部位、病变程度和病情变化。

5. 疼痛评估　对患者的疼痛程度和类型进行评估，以制订有针对性的疼痛治疗方案。

6. 休息和睡眠评估　对患者的休息和睡眠情况进行评估，以保证患者得到足够的休息和睡眠，加快康复进程。

7. 饮食评估　对患者的饮食状况进行评估，以制订合适的营养支持方案，帮助患者加快恢复。

（二）护理措施

1. 一般护理

（1）呼吸道保护：保持患者呼吸道通畅，尤其是对于重症患者，需要注意使用氧气疗法，定期清理呼吸道分泌物。

（2）营养支持：饮食要清淡、易于消化，以含高蛋白、高热量、易于吸收的食物为主，以保证患者摄入充足的营养。

（3）休息和睡眠：保证患者的休息和睡眠，减少体力消耗，有利于病情的恢复。

（4）环境卫生：保持患者周围环境的卫生，加强消毒，避免交叉感染。

（5）心理疏导：对患者进行心理疏导和安慰，帮助患者缓解焦虑和紧张情绪。

2. 症状护理

（1）咳嗽、咳痰的护理

1）气道湿化治疗：使用雾化吸入等治疗方法，使痰液松软易咳。

2）使用药物：使用对症药物减少咳嗽和痰液产生。

（2）胸痛的护理

1）休息：患者需要保持充足的休息，减少体力消耗，缓解胸痛。

2）疼痛治疗：可以使用镇痛药物，减轻疼痛症状。

（3）高热的护理

1）退热药物：如布洛芬、对乙酰氨基酚等退热药物，可以控制高热。

2）物理降温：可以采取物理降温方法，如冰敷等。

（4）感染性休克的护理

1）补液：通过输液等方式，补充体液，维持血容量和血压。

2）使用药物：如肾上腺素、多巴胺等药物，可以提高心脏收缩力和血管收缩力，维持血压和血液循环。

3. 药物护理

（1）抗生素：针对感染的病因，使用适当的抗生素进行治疗，如青霉素、头孢菌素等。

（2）消炎药：对于轻度和中度的病情，可以使用非甾体抗炎药或糖皮质激素进行治疗，如布洛芬、对乙酰氨基酚、地塞米松等。

（3）支气管扩张剂：对于肺炎合并哮喘或支气管痉挛的患者，可以使用支气管扩张剂，如沙丁胺醇、丙卡特罗等。

（4）黏液溶解剂：对于痰液黏稠难咳的患者，可以使用黏液溶解剂，如溴己新等。

（5）抗病毒药物：对于病毒感染引起的肺炎，可以使用抗病毒药物，如奥司他韦、达菲韦等。

（三）健康教育

1. 疾病知识　指导患者了解肺炎的病因病机、主要症状、治疗方法等知识。

2. 预防措施

（1）高危人群，如老年人、幼儿、患有慢性病的人和免疫系统受损的人等，应该接种肺炎球菌疫苗和流感疫苗，以预防肺炎和流感。

（2）嘱患者勤洗手，可以有效地预防病菌的传播和感染，特别是在接触咳嗽、打喷嚏或患有肺炎的患者后。

（3）嘱患者注意保暖，避免受寒，特别是在寒冷的天气中应该注意穿着保暖的衣物，以免引起肺部感染。

（4）嘱患者避免吸烟和污染，吸烟会损害肺部健康，容易引起肺炎，因此应该尽量避免吸烟和被动吸烟；此外，还应该避免接触化学品等有害物质，防范空气污染以保护肺部健康。

七、肺结核

肺结核是由结核分枝杆菌引起的一种慢性传染病，主要累及肺部，但也可能侵犯其他器官和组织。肺结核的传播途径主要是空气飞沫传播，患者咳嗽、打喷嚏、说话等时会将病菌释放到空气中，被健康人吸入后易对其造成感染。

肺结核的主要症状包括咳嗽、咳痰、发热、乏力、体重下降等。及时的治疗和预防措施对于控制肺结核具有重要的意义。

（一）护理评估

1. 病史评估　了解患者的病史，包括疾病的起始时间、发病情况、治疗史等方面。

2. 症状评估　了解患者的症状，包括咳嗽、咳痰、发热、胸痛、体重下降等方面的情况。对痰液的颜色、黏稠度、嗜酸性等也要进行评估。

3. 体征评估　对患者进行全面的体征评估，包括体温、呼吸频率、心率、血压、肺部听诊等方面。特别是要注意肺部听诊的情况，包括是否有干啰音、湿性啰音、胸膜摩擦音等。

4. 化验检查评估　对患者的痰液进行涂片、培养和结核菌素试验等方面的检查，了解结核菌的感染情况和感染程度。

5. 影像学检查评估　对患者进行胸部 X 线、CT 等影像学检查，以评估肺部病变情况，确定病变部位和程度。

6. 治疗方案评估　评估患者的治疗方案，包括对症治疗和抗结核治疗等方面的评估，确定治疗方案的合理性和可行性。

7. 病情观察评估　对患者的病情进行观察和评估，包括对治疗效果的评估、对不良反应的观察和处理等方面。

8. 个人护理评估　对患者的日常护理进行评估，包括卧床休息、饮食营养、心理护理等方面。

（二）护理措施

1. 一般护理

（1）隔离措施：肺结核是一种传染病，护理人员应该采取有效的隔离措施，避免病菌的传播。患者应该住在单间或者隔离病房，保持室内通风。

（2）安静休息：肺结核患者需要充分休息，以促进身体康复。患者需要保持充足的睡眠和休息时间。

（3）饮食营养：患者需要均衡饮食，以补充身体所需的营养物质。特别是要多食用富含维生素和蛋白质的食物，如鱼、肉、豆类、蔬菜、水果等。

（4）定期检查：患者需要定期接受医师的检查，以评估病情和治疗效果。同时也要定期进行病原菌检测，以及其他相关检查。

2. 症状护理

（1）咳嗽、咳痰：应该鼓励患者多饮水，以增加痰液的分泌。同时可以为患者采取俯卧位或者侧卧位等姿势，以利于痰液的排出。如果痰液过于黏稠，可以给予痰液稀释剂。

（2）发热：应该给予患者药物降温，同时也要注意保暖，避免体温过低。

（3）乏力、体重下降：应该加强营养支持，给予患者高蛋白、高热量的食物，同时也要嘱患者加强锻炼，提高身体免疫力。

3. 药物护理

（1）抗结核药物：肺结核患者需要长期使用抗结核药物，通常需要持续 6 个月以上。护理人员应该加强对患者的用药监护，确保患者按时按量服药。

（2）维生素补充：肺结核患者也需要补充适量的维生素，以增强身体免疫力。特别是要补充维生素 D 和维生素 B_6，以提高抗结核药物的疗效。

（3）对症治疗：针对肺结核患者的不同症状，可以采取相应的对症治疗措施。

1）咳嗽、咳痰：可以给患者使用镇咳剂，以减轻咳嗽和痰液排出的不适感。

2）发热：可以使用退烧药物，以降低患者体温。

3）胸痛：可以给患者使用止痛药物，以减轻胸痛的不适感。

4）压力、焦虑：肺结核患者通常会因为疾病带来的不适感和心理压力而出现焦虑、抑郁等情绪问题。可以给予患者心理疏导和支持，同时也可以考虑使用抗抑郁药物和镇静剂等药物，以缓解患者焦虑和抑郁症状。

（三）健康教育

1. 指导患者掌握肺炎的症状、预防措施等知识。

2. 告知患者就医注意事项，如果出现呼吸急促、咳嗽、咳痰、胸痛、发热等症状，应该及时就医。在就医过程中，患者应告诉医师自己的病史和用药情况。

3. 教育患者按照医嘱进行治疗，并且注意药物的使用剂量和用药时间，避免自行停药或者过度用药。

4. 告知患者及其家属，患者需要充足的休息和营养，注意保暖、避免受凉；同时家属也需要注意卫生，避免感染传播。

八、肺间质纤维化

肺间质纤维化是一种慢性进展性的肺部疾病，主要特征是肺部组织纤维化和瘢痕化，导致肺部功能逐渐恶化。它通常是不可逆的疾病，会影响呼吸功能和生命质量。该疾病的病因不明，因此称为特发性肺间质纤维化。

肺间质纤维化的症状包括气急、干咳、胸部不适等，随着疾病的进展，患者呼吸困难，严重时需要依赖氧气治疗。目前尚无特效药物治疗该疾病，治疗方法主要是通过支持性治疗和药物控制症状。

该病通常发生于中老年人，男性患病率高于女性，常见的危险因素包括吸烟、家族遗传、环境污染、病毒感染等。

（一）护理评估

1. 呼吸状况　包括呼吸频率、呼吸深度、呼吸节律、呼吸音等方面的评估，以及评估患者的氧饱和度和二氧化碳分压。

2. 疾病症状　评估患者的病情症状，如咳嗽、气急、胸部不适、乏力等，以及症状的严重程度和对患者的影响。

3. 营养状况　评估患者的体重、身高、BMI、腰围等指标，以及评估患者的饮食情况、营养摄入量等。

4. 心理状态　评估患者的心理状态，如焦虑、抑郁等情绪问题，以及评估患者对疾病和治疗的态度、理解程度。

5. 活动能力　评估患者的身体状况和活动能力，以制订合理的康复计划和锻炼方案。

6. 药物治疗　评估患者的用药情况，包括药物名称、剂量、用药时间等，监测患者的不良反应和药物相互作用。

7. 家庭支持　评估患者的家庭支持情况，包括家庭成员的协助和支持，家庭环境对患者康复的影响。

（二）护理措施

1. 一般护理

（1）向患者提供清洁、安静、舒适的环境，减少刺激和不必要的活动。

（2）保证患者的充足营养和水分摄入，鼓励患者多喝水和进食高蛋白、低脂、低糖、富含维生素的食物。

（3）帮助患者进行合理的体育锻炼和康复训练，提高肺部功能和身体状况。

（4）提供情感支持和心理疏导，减少患者的焦虑和抑郁，使之保持乐观的心态。

2. 症状护理

（1）氧疗：是治疗肺间质纤维化最基本的措施，通过氧气输送缓解患者呼吸困难和缺氧情况。

（2）止咳和祛痰：采用止咳和祛痰药物治疗，以减轻患者咳嗽、咳痰等症状。

（3）对症支持：对于出现胸部不适、乏力等症状的患者，可以使用对症支持治疗，如镇痛、止痒等药物。

3. 药物护理

（1）糖皮质激素：是肺间质纤维化的常用药物之一，可以缓解患者炎症反应和纤维化程度，但可能存在一些不良反应。

（2）免疫抑制剂：可用于控制肺部炎症和纤维化，但也可能导致不良反应，如免疫抑制等。

（3）抗氧化剂：可以减轻氧化应激引起的肺部炎症反应，对肺间质纤维化的治疗具有一定的帮助。

（三）健康教育

1. 疾病知识　指导患者及其家属了解肺间质纤维化的病因、症状、诊断和治疗等方面的知识，以及预防疾病的方法和注意事项。

2. 药物治疗　指导患者及其家属了解使用药物的方法和剂量，以及药物的不良反应和相互作用等信息，以确保药物的正确使用和安全。

3. 合理饮食　嘱患者控制饮食，选择高蛋白、低脂、低糖、富含维生素和矿物质的食物，以提高身体免疫力和促进康复。

4. 适度运动　嘱患者进行适度的体育锻炼和康复训练，以提高肺部功能和改善身体状况，但要避免过度劳累和剧烈运动。

5. 安全防范　嘱患者及其家属注意居住环境和个人卫生，避免感染和接触有害物质，以保护肺部健康。

6. 情感支持　告知患者家属肺间质纤维化对患者身心健康的影响，嘱其向患者提供情感支持和心理疏导，缓解患者的焦虑和抑郁。

九、呼吸衰竭

呼吸衰竭是指人体无法满足氧的需求或排出足够的二氧化碳，导致呼吸系统功能失常的一种病理状态。根据发生机制不同，呼吸衰竭可以分为两种类型：低氧血症型呼吸衰竭和高碳酸血症型呼吸衰竭。

低氧血症型呼吸衰竭是由肺泡和毛细血管的气体交换功能障碍或外部环境氧气不足引起的。患者常常表现出呼吸急促、发绀、意识障碍、心率增快等症状。

高碳酸血症型呼吸衰竭是由呼吸道功能障碍或肺部疾病导致二氧化碳排出不足引起的。患者常常表现出呼吸困难、喉部紧缩感、乏力、头晕等症状。

（一）护理评估

1. 呼吸状况　观察患者的呼吸频率、节律、深度、呼吸音等情况，以及有无口唇发绀等低氧血症表现，或口唇皮肤干燥、气促等高碳酸血症表现。

2. 循环状况　观察患者的心率、心律、血压、脉搏等指标，以及有无心率过快、心律不齐、心音减弱等循环系统表现。

3. 意识状态　观察患者的神志清晰度、反应能力、意识水平等指标，以及有无烦躁不安、昏迷等意识障碍表现。

4. 氧合指数和二氧化碳分压　通过动脉血气分析等检查，确定患者的氧合指数和二氧化碳分压水平，以指导氧疗和通气治疗。

5. 其他相关指标　包括电解质、血糖、肝肾功能等指标的监测和评估。

（二）护理措施

1. 一般护理

（1）氧疗：针对低氧血症型呼吸衰竭患者，氧疗是必不可少的治疗手段。护理人员应监测患者的氧饱和度、呼吸频率、心率等指标，适时调整氧疗浓度和流量。

（2）呼吸机辅助通气：对于高碳酸血症型呼吸衰竭患者，呼吸机辅助通气是一种有效的治疗手段。护理人员需要监测患者的气道压力、呼吸频率、潮气量等指标，确保呼吸机的使用安全和有效。

（3）液体管理：对于呼吸衰竭患者，保持体液平衡和避免脱水也是非常重要的。护理人员需要密切监测患者的液体摄入和排出情况，适时调整液体管理方案。

（4）体位翻转和康复训练：针对卧床不起的呼吸衰竭患者，体位翻转和康复训练可以帮助预防肺部感染和促进恢复。护理人员需要根据患者的病情和医嘱，制订体位翻转和康复训练方案。

（5）心理支持：呼吸衰竭患者往往伴随焦虑、恐惧、抑郁等心理问题，护理人员需要及时发现和解决，给予情感支持和心理疏导。

（6）营养支持：呼吸衰竭患者需要充足的营养和能量支持，以维持机体正常代谢和免疫功能。护理人员需要监测患者的营养状况，合理安排饮食和营养支持方案。

2. 症状护理

（1）咳嗽、咳痰的护理

1）为保持呼吸道畅通，应经常协助患者翻身、拍打背部，并鼓励他们咳出痰液。若患者无法自主咳痰，可以提供吸痰服务。

2）在建立人工气道时，务必加强湿化处理，严格遵照医嘱进行气道内滴药，并防止感染。滴药后要及时进行吸痰操作。

（2）肺性脑病的护理

1）密切观察患者的生命体征，包括意识、血压、脉搏、呼吸、皮肤黏膜、结膜及尿量的变化。

2）保持患者皮肤和口腔的清洁，以预防感染。

3）让患者采取半卧姿势，定时协助他们翻身、拍背，以帮助排出痰液。

4）为患者提供恰当的氧疗。

（3）安全护理：对于烦躁不安、睡眠昼夜颠倒的患者，应格外关注他们的安全问题。

（4）观察用药后反应

1）过量或过快使用呼吸兴奋剂可能导致呼吸急促、面色潮红、出汗、呕吐、烦躁不安、肌肉颤抖、抽搐及呼吸中枢过度兴奋。如有以上症状，应考虑减量或停止使用该药物。

2）在使用 5% 碳酸氢钠纠正酸中毒时，要密切关注患者是否存在二氧化碳潴留的情况。

3）在使用脱水利尿剂时，需要注意观察疗效，防止出现电解质紊乱。

3. 药物护理

（1）支气管扩张剂：对于慢性阻塞性肺疾病和哮喘等疾病引起的呼吸衰竭患者，支气管扩张剂是一种有效的治疗药物。护理人员需要指导患者正确使用吸入器，监测患者的病情变化和不良反应。

（2）祛痰药：对于有痰或痰较黏稠的呼吸衰竭患者，使用祛痰药可以帮助其排出痰液，减轻呼吸道阻塞。护理人员需要指导患者正确使用祛痰药，监测痰液的排出情况。

（3）抗生素：对于细菌感染引起的呼吸衰竭患者，抗生素是必不可少的治疗药物。护理人员需要监测患者的病情变化和不良反应，及时调整抗生素种类和剂量。

（三）健康教育

1. 指导患者了解呼吸衰竭的相关疾病知识。

2. 督促患者定期复诊和监测病情，遵守医嘱，合理用药，避免疲劳和过度活动，保持充足的睡眠和营养，防止感染和诱因的刺激等，以减缓疾病进展，促进康复。

3. 康复指导

（1）指导患者进行呼吸训练，包括腹式呼吸、吸氧训练、气道清洁等，以增强肺功能和氧合水平，减轻呼吸困难和咳嗽等症状。

（2）指导患者进行康复治疗，包括体位翻转、康复训练、物理治疗、中医调理等，以促进机体的恢复和功能的重建。

4. 急救指导　教育患者及其家属呼吸衰竭的急救知识，如使用呼吸机、进行心肺复苏等，以便在紧急情况下及时应对。

5. 心理支持　为呼吸衰竭患者及其家属提供心理支持和疏导，减轻焦虑、恐惧和抑郁等心理问题，以提高患者的治疗信心和生活质量。

第二节　消化系统疾病护理

一、急（慢）性胃炎

急性胃炎和慢性胃炎都是常见的胃部疾病。急性胃炎是指胃黏膜急性炎症，通常由感染、食物中毒、药物刺激、饮酒等引起。慢性胃炎则是指胃黏膜长期受到炎症刺激，导致胃壁变薄、结缔组织增生，甚至形成溃疡和癌变等。

急性胃炎和慢性胃炎的主要症状包括腹部不适、恶心、呕吐、胃痛、食欲下降、消化不良等。慢性胃炎还可能伴随胃部胀气、嗳气、便秘等症状。在严重的情况下，这些症状可能会影响患者的日常生活质量，甚至会引发其他并发症，如胃溃疡、胃出血等。

（一）护理评估

1. 病情观察　包括对患者的病情进行观察和记录，如腹痛程度、恶心、呕吐的次数和量、食欲状况等。

2. 生命体征监测　包括对患者的体温、脉搏、呼吸等生命体征进行监测。

3. 饮食护理　根据患者的情况制订合理的饮食计划，避免进食过于油腻、辛辣、刺激性的食物，建议多食蔬菜、水果等，同时适当控制进食量。

4. 休息护理　鼓励患者保持充足休息，避免过度劳累、紧张等，同时保持情绪稳定。

5. 药物治疗　根据医师的处方，给予患者相应的药物治疗，如抗生素、抗酸药物、胃黏膜保护剂等。

6. 病情观察和护理记录　对患者的护理过程进行记录，包括用药记录、病情观察记录、护理措施记录等，及时发现问题并及时处理。

（二）护理措施

1. 一般护理

（1）休息：给患者足够的休息时间，避免过度劳累。

（2）饮食调理：建议患者饮食清淡，多食蔬菜、水果等富含纤维素的食品，少食辛辣、油腻、刺激性食物，适量补充蛋白质和维生素。

（3）饮食管理：控制患者进食量和频率，少食多餐，避免进食过多。

（4）喝水：让患者多饮白开水或淡盐水，保持水分平衡。

（5）环境卫生：保持环境卫生，避免交叉感染。

2. 症状护理

（1）腹痛护理：可以将热水袋或暖水袋敷在患者的腹部缓解疼痛，同时也可以给患者口服止痛药。

（2）恶心、呕吐护理：嘱患者少量多次进食，避免暴饮暴食，同时可以让患者口服止吐药。

（3）食欲下降护理：建议患者以摄入易消化、营养丰富的食品为主，如流质饮食、蒸蛋、豆腐等。

（4）胃酸过多护理：建议患者避免进食过多刺激性食物，同时给患者口服抗酸药物，如铝碳酸镁、奥美拉唑等。

3. 潜在并发症护理　上消化道大出血是急（慢）性胃炎的一种潜在并发症，应对出血患者采取如下护理措施。

（1）维持患者生命体征：密切观察患者的生命体征，包括血压、心率、呼吸等，及时采取有效措施维持生命体征的稳定。

（2）控制出血：采取止血措施，包括药物止血、内镜止血等。同时，避免给患者使用肠道刺激性药物等，以减少出血风险。

（3）补充液体：出血过多会导致体液和电解质的严重失衡，需要给予适当的液体补充，如静脉输液等。

（4）给予输血：对于严重失血的患者，需要给予血液成分的输血治疗，以补充失血量，维持血容量。

（5）防止感染：出血后的胃肠道黏膜遭破坏，容易感染，需要注意消毒和隔离措施，避免交叉感染。

（6）加强护理：出血后患者的身体处于虚弱状态，需要加强护理，保持患者的心理稳定，及时帮助患者转移体位、翻身，协助患者进食、喝水等。

（三）健康教育

向患者详细讲解药物知识，包括药物的作用机制、可能出现的不良反应等方面。例如，建议患者在饭前 30 分钟服用胃肠促动药，以增强胃肠动力，而保护胃黏膜类药物则应在饭后 30 分钟服用。

指导患者了解和避免各种诱发因素，注意饮食卫生，并养成规律的饮食习惯。

要求患者戒除烟酒，保持规律的生活作息，实现劳逸结合。

当胃炎症状缓解时，指导患者进行适当的锻炼，以增强身体抵抗力。同时，要求患者保持良好的心理状态，并定期进行门诊复查。

二、消化性溃疡

消化性溃疡是一种胃及十二指肠黏膜发生溃疡的疾病，常表现为上腹部疼痛、恶心、呕吐、胃肠道出血等症状。消化性溃疡可分为胃溃疡和十二指肠溃疡两种类型，常见于中老年人，常因生活习惯和环境因素导致胃黏膜受损引起。

消化性溃疡的发生与多种因素有关，如感染幽门螺杆菌、使用非甾体抗炎药、吸烟、饮酒、精神紧张、饮食不规律等。

（一）护理评估

1. 疼痛评估　评估患者的疼痛程度、疼痛部位、疼痛的性质和影响程度等，以制订有针对性的疼痛管理方案。

2. 消化功能评估　评估患者的胃肠功能状态，如饮食、排便、腹胀等情况，及时发现并解决相关问题。

3. 并发症评估　如评估出血、穿孔等并发症的发生率、危险因素等，及时采取预防措施和治疗方案。

4. 药物治疗评估　监测患者使用的药物对症状的改善程度和不良反应情况，及时调整用药方案。

5. 营养状况评估　评估患者的营养状况，如体重、身体质量指数 BMI 等指标，以制订个性化的营养支持方案。

6. 心理状态评估　评估患者的心理状态和应对能力，采取相应的心理干预措施，减轻患者的精神负担。

（二）护理措施

1. 一般护理

（1）饮食调理：患者应注意饮食清淡，避免刺激性食物和饮料，如辛辣食品、油炸食品、浓茶、咖啡、酒精等，同时适当控制饮食量，不暴饮暴食。

（2）心理护理：消化性溃疡患者常伴有情绪波动，如焦虑、抑郁等，护理人员应给予心理支持和安抚，帮助患者缓解压力，保持良好的心态。

（3）休息调理：患者应注意充足的睡眠和适当的休息，避免过度疲劳和精神紧张。

2. 症状护理

（1）疼痛护理：消化性溃疡最常见的症状就是腹痛，护理人员应关注患者的疼痛程度和部位，根据医师的指示及时给予止痛药物，如阿司匹林、多潘立酮等。同时，应注意疼痛缓解后的饮食和活动安排，避免疼痛再次加重。

（2）消化不良护理：消化性溃疡患者常伴有食欲下降、恶心、呕吐、胃胀等消化不良症状，护理人员应关注患者的饮食状况和排便情况，保证营养均衡，避免患者进食过多或过少。如出现消化不良症状，可以给予促进胃肠动力药物，如甲氧氯普胺等。

（3）幽门螺杆菌感染护理：消化性溃疡的主要病因之一就是幽门螺杆菌感染，护理人员应关注患者的幽门螺杆菌感染情况，给予合理的抗生素治疗，并遵循医师的指导进行幽门螺杆菌根除治疗，减少复发的风险。

（4）出血护理：严重的消化性溃疡可导致消化道出血，护理人员应密切关注患者的出血情况，包括呕血、黑便等，及时采取止血措施，并给予输液和纠正贫血的治疗。

3. 药物护理

（1）抗酸药：常用的抗酸药有质子泵抑制剂、H_2 受体拮抗剂等，可减少胃酸分泌，缓解疼痛和炎症。

（2）胃黏膜保护剂：如铋剂、胃黏膜保护剂等，可以保护胃黏膜，减少溃疡面积和出血风险。

（3）幽门螺杆菌根除治疗：对于幽门螺杆菌感染导致的消化性溃疡，应采取根除治疗，常用的方案包括三联疗法和四联疗法等。

（4）其他药物：如抗生素、止痛药、抗抑郁药等，可根据具体情况进行选用。

（三）健康教育

1. 指导患者建立合理的作息时间安排，保持生活的规律性，实现工作与休息的平衡，并确保充足的睡眠。在季节转换时，特别要注意胃部的保暖。

2. 教会患者定时进餐，戒烟、戒酒，并避免食用粗糙、刺激性食物和饮料。同时，不宜过量进食，以免加重胃部负担。

3. 指导患者遵照医嘱按时服药，并教会他们观察药物的不良反应。嘱患者不要擅自停药，以防病情反复。谨慎使用或避免使用可能导致溃疡的药物，如阿司匹林等。

4. 督促患者定期进行复查，以监测病情变化并调整治疗方案，确保治疗的有效性。

5. 引导患者保持乐观的心态，避免精神过度紧张，告知患者良好的心理状态对胃炎的康复具有促进作用。

三、上消化道出血

上消化道出血是指消化道上端（即食管、胃及十二指肠）出现出血症状的疾病。其病因包括消化性溃疡、食管裂孔疝、食管静脉曲张、胃癌等，严重的上消化道出血可危及生命，需要尽早诊治。

（一）护理评估

1. 出血量评估　评估患者出血的程度、持续时间、出血量等指标，以制订相应的出血管理方案。

2. 血流动力学评估　评估患者的血压、心率、血红蛋白等指标，及时监测血流动力学变化，调整液体管理和血容量支持。

3. 心肺功能评估　评估患者的呼吸、氧合情况，及时发现并解决相关问题。

4. 营养状况评估　评估患者的营养状况，制订相应的营养支持方案，预防营养不良。

5. 并发症评估　如评估感染、再出血、血栓等并发症的发生率、危险因素等，及时采取预防措施和治疗方案。

6. 药物治疗评估　监测患者使用的药物对出血情况的改善程度和不良反应情况，及时调整用药方案。

（二）护理措施

1. 一般护理

（1）卧床休息：出血病情尚未稳定之前，应保持患者卧床休息，避免活动过度，减少血流量。

（2）观察生命体征：护理人员应密切监测患者血压、心率、呼吸等生命体征的变化，及时采取必要的抢救措施，确保生命体征的稳定。

（3）维护通畅的呼吸道：在患者失血过多、呕吐频繁时，有可能引起呼吸道阻塞或肺部感染，护理人员需要为患者定时翻身、吸痰，以保持患者呼吸道通畅。

（4）维持水、电解质平衡：上消化道出血后，患者易出现低血容量、低钾血症、低钠血症等电解质紊乱，护理人员应及时进行补液和调整电解质平衡。

2. 症状护理

（1）呕血护理

1）持续心电监护，密切观察患者生命体征和意识状态，准确记录出入量，关注尿量，及时发现血容量不足或肾功能不全的情况。为患者提供氧气吸入，以保证氧气供应。

2）当患者出现大量出血时，应使其平卧，抬高下肢，保持头部朝向一侧以防止误吸。准备负压吸引器，及时清除患者口鼻腔内的血块，以免堵塞呼吸道，造成窒息。

3）仔细观察患者出血情况，记录出血的颜色和量。正确估计出血量，以便采取相应的护理措施。

4）迅速建立两条静脉通路或中心静脉置管，根据医嘱进行输血、输液和止血治疗。

（2）便血护理：患者便后应擦净血迹，保持肛周皮肤清洁、干燥。患者排便后应缓慢站立，以防出现直立性低血压。记录排便时间、次数和量。

（3）双气囊三腔管护理

1）执行上述护理措施。

2）必要时进行双气囊三腔管压迫止血。选择合适的导管，检查气囊是否漏气，插入合适位置后分别向气囊内注入空气以达到一定压力。先向胃囊注入 150 ～ 200mL 空气，压力维持在 50 ～ 70mmHg；再向食管气囊注入 100mL 空气，压力维持在 35 ～ 50mmHg。管外端以绷带连接 0. 5kg 砂袋，经牵引架作持续牵引。

3）气囊压迫通常维持 3 ～ 4 日。留置管道期间保持口鼻腔清洁，告知患者不要吞下唾液等分泌物，以防误吸。定时测量气囊内压力，加压 12 ～ 24 小时后放松牵引，放气 15 ～ 30 分钟，以防食管和胃底黏膜长时间受压导致缺血性坏死。观察患者有无突然发生呼吸困难或窒息表现。

（4）监测体温：内镜直视下注硬化剂治疗后可有发热，遵医嘱给予输液及抗炎药物，观察体温变化情况。

3. 药物护理

（1）抑酸药：抑酸药可以减轻胃酸的刺激，降低胃肠道出血的风险。常用的抑酸药有质子泵抑制剂、H_2 受体拮抗剂等。

（2）保护胃黏膜药：保护胃黏膜药可以促进胃黏膜的修复，减少出血的发生。常用的保护胃黏膜药有胃黏膜保护剂、胃黏膜促进剂等。

（3）止血药：止血药可以促进血小板的聚集和凝血，缩小出血区域，减少出血程度。常用的止血药有止血纤维蛋白原激活剂、凝血酶原复合物等。

（4）抗生素：在某些情况下，上消化道出血可能由感染引起，抗生素可以治疗感染并预防并发症。常用的抗生素有阿莫西林克拉维酸钾、头孢呋辛等。

（5）其他药物：如果出血严重，可能需要输血来纠正贫血，也可以使用止血剂或介入手术等治疗方法来控制出血。在使用药物护理时，护理人员应密切监测患者的病情变化和有无出现药物不良反应，及时调整药物剂量或更换药物。

（三）健康教育

1. 生活指导　教会患者保持积极的心态和乐观情绪，正确面对疾病，以利于病情的康复。

2. 饮食指导　指导患者关注饮食卫生，养成良好的饮食习惯，避免过度饥饿或过度饱腹，远离粗糙、酸辣、刺激性食物，如醋、辣椒、蒜、浓茶等，同时避免进食过冷、过热的食物。嘱患者戒烟、戒酒。

3. 用药指导　提醒患者严格遵医嘱用药，避免使用某些可能加重病情的药物，如阿司匹林、吲哚美辛、激素类药物等。

4. 定期复查　指导患者积极治疗原发病，定期进行复查。若出现呕血、便血等严重症状，应立即就医。

四、肝硬化

肝硬化是一种慢性肝病，是指由于肝受到各种病因的持续性损伤和修复，导致肝细胞广泛坏死、纤维化和结构紊乱，形成肝实质结构的不可逆性病理性改变，最终导致肝衰竭的一种疾病。

肝硬化的病因很多，最常见的是肝炎病毒感染、酒精中毒和脂肪肝等。肝硬化的症状主要包括肝功能减退、腹水、脾大、黄疸、皮肤瘙痒、肝性脑病等。

肝硬化是一种不可逆转的疾病，但可以通过积极的治疗和护理措施来延缓疾病进展、缓解症状。

（一）护理评估

1. 肝功能评估　包括血清谷丙转氨酶、血清总胆红素、血浆凝血酶原时间等指标的检测，以评估肝的功能状态。

2. 腹水评估　包括腹部触诊、腹部B超等检查，以评估腹水的程度和变化情况。

3. 皮肤瘙痒评估　观察患者是否有皮肤瘙痒，评估其程度和影响。

4. 营养评估　评估患者的营养状况，包括体重、BMI、血清白蛋白等指标。

5. 心理评估　评估患者的心理状态，包括焦虑、抑郁、失眠等问题。

6. 并发症评估　评估患者是否存在并发症，如肝性脑病、肝肾综合征等。

7. 药物治疗评估　评估患者是否按时按量服药，药物治疗是否有效。

（二）护理措施

1. 一般护理

（1）饮食护理：患者应该遵循低盐、低脂、高蛋白的饮食原则，减轻肝的负担，促进营养吸收。同时，饮食应有规律，避免过量进食或饥饿过久。

（2）休息护理：肝硬化患者需要保证充足的睡眠时间，避免过度疲劳，从而减轻肝的负担。

（3）监测体征：每日记录患者的体温、脉搏、呼吸、血压等指标，以便及时发现异常情况。

（4）预防感染：肝硬化患者免疫力下降，容易感染，应保持良好卫生习惯，避免接触感染源。

（5）心理疏导：肝硬化患者常常伴有焦虑、抑郁等心理问题，需要对其进行心理疏导和支持。

2. 症状护理

（1）腹胀、腹泻、便秘：建议患者饮食清淡、少量多餐，避免暴饮暴食和过饱过餐；增加饮水量，促进排便；适当进行肠道按摩等。

（2）恶心、呕吐：建议患者进食细软、易消化、不含刺激性物质的食品；多次进食，少量多餐；保持良好的休息和睡眠。

（3）腹水：定期抽腹水，缓解腹胀、呼吸困难等症状；注意保持腹部清洁，预防感染。

（4）黄疸：定期监测黄疸指数，注意饮食营养均衡，避免过度劳累和情绪波动等。

（5）肝性脑病：对于已经发生肝性脑病的患者，需要进行全面护理，包括保持呼吸道通畅、保持体位、控制感染，以及维持水、电解质平衡等。

此外，对于肝硬化患者，护理人员还应定期进行肝功能、血红蛋白、凝血功能等检查，及时发现并处理并发症，避免病情进一步恶化。同时，还需要对患者进行心理护理，关注患者的情感变化，给予积极的心理支持和鼓励，帮助患者积极面对疾病。

3. 药物护理

（1）利尿剂：用于治疗肝硬化伴有腹水的患者等。

（2）保肝药物：如乙酰半胱氨酸、硫辛酸、谷胱甘肽等，可减轻肝的负担，促进肝细胞修复。

（3）抗病毒药物：用于治疗肝炎病毒感染引起的肝硬化，如干扰素、拉米夫定等。

（4）血管紧张素转换酶抑制剂：如依普利酮等，可降低血压、改善肝的血液循环，减轻肝的负担。

（5）血清白蛋白：用于治疗腹水和营养不良等情况。

（三）健康教育

1. 饮食调理　建议患者选择低蛋白、低盐、低脂的饮食，并且要注意充足的维生素和矿物质的摄入，避免进食过量或过于油腻的食物，同时也要避免饮酒和吸烟。

2. 定期检查　督促患者定期到医院进行检查，包括肝功能、血常规、B 超等检查，必要时进行肝穿刺活体组织检查等特殊检查，及早发现并治疗疾病。

3. 注意药物的使用　教育患者在使用药物时应遵医嘱，避免自行乱用药物，尤其是对肝有毒副作用的药物，必须在医师的指导下使用。

4. 科学锻炼　嘱患者适当进行锻炼，增强身体的免疫力和体质，但要注意避免过度劳累和剧烈运动，避免外伤和感染。

5. 心理疏导　肝硬化患者常常面临身体疼痛、生活质量下降等问题，需要家属和医护人员的关心和支持，同时也要进行积极的心理调适，避免抑郁和焦虑情绪的干扰，保持乐观的心态，积极面对疾病。

五、肝性脑病

肝性脑病是指由于肝部疾病导致的神经精神症状和体征的综合征，主要表现为意识障碍、精神异常、肌肉震颤、手指扑翼样震颤等症状。肝性脑病是肝硬化最常见的并发症之一，常常发生在肝功能损害比较严重的患者身上。

肝性脑病的病因比较复杂，主要包括以下三个方面：一是肝功能受损，无法及时清除血液中的毒素和代谢产物，导致脑内毒素堆积；二是肝合成脑内营养物质的能力下降，如血氨水平升高，血清铜和锰减少等；三是肝病所引起的代谢障碍和电解质紊乱，如低钠血症、低血糖、高钾血症等。

肝性脑病的临床表现轻重不一，轻者仅表现为智力、注意力、记忆力下降等，重者可能会出现昏迷、抽搐等严重症状，甚至危及生命。因此，肝性脑病的早期诊断和治疗非常重要。

（一）护理评估

1. 意识状态　对患者的意识状态进行观察和评估，包括清醒度、反应性等，及时发现意识障碍并采取措施。

2. 神经系统症状　注意观察患者的手指扑翼样震颤、肌肉震颤、肢体僵硬、步态不稳等神经系统症状的表现和变化。

3. 肝功能　定期监测患者的肝功能指标，如血清谷丙转氨酶（ALT）、血清胆红素、血清白蛋白等。

4. 电解质和代谢物质水平　检测血液中电解质和代谢物质的水平，如血钠、血糖、血氨等指标，及时纠正异常。

5. 营养状况　观察患者的营养状况，及时进行营养支持和干预，避免营养不良。

6. 并发症　注意观察患者是否合并其他疾病，如感染、出血、肾功能不全等，并及时采取措施。

7. 药物治疗　监测患者的药物治疗情况，注意剂量和给药途径的调整，以及药物不良反应的发生和处理。

（二）护理措施

1. 一般护理

（1）观察患者的神经系统症状，包括意识状态、反应能力、肢体运动、瞳孔大小等，并及时记录相关数据，及时报告医师。

（2）确保患者安全，采取措施防止患者在意识混乱时发生摔倒、撞伤等意外事故。

（3）维持患者的水、电解质平衡，保证患者的足够水分和营养，避免细菌感染和肠道出血等并发症的发生。

（4）定期更换床位，避免患者因长时间处于一个位置而产生压疮。

2. 症状护理

（1）意识障碍：肝性脑病的主要表现是意识障碍，护理人员需要密切观察患者的神志状态，及时记录病情变化。对于意识不清的患者，需要保持安静，避免过度刺激，维持室内环境的舒适和安静。如患者表现为昏迷，应采取必要的抢救措施，如氧气吸入、机械通气等。

（2）肌阵挛和震颤：肝性脑病患者常伴有肌阵挛和震颤，护理人员应注意保持患者的肌肉松弛状态，避免过度刺激。可适当给予镇静剂或肌肉松弛剂缓解症状。

（3）呕吐：肝性脑病患者常伴有恶心、呕吐等症状，护理人员应注意保持患者的口腔清洁，防止误吸，避免食物残渣刺激胃肠道，可采用轻度抗呕药物控制症状。

（4）脑水肿：肝性脑病患者中晚期常伴有脑水肿，护理人员应注意监测患者的体重、神志状态、尿量等指标，及时发现脑水肿的早期症状，并采取相应的治疗措施，如限制液体摄入、给予利尿剂等。

（5）消化道出血：肝性脑病患者常伴有消化道出血，护理人员应密切观察患者的呕血、黑便等症状，及时采取止血措施，如使用胃肠道黏膜保护剂、止血药物等。

（6）营养不良：肝性脑病患者常因食欲下降、腹泻等原因导致营养不良，护理人员应加强对患者的营养支持，根据患者的病情和营养状况，制订合理的饮食计划，确保患者的营养需求得到满足。同时，还应注意患者饮食的卫生安全，避免食物污染和交叉感染。

3. 药物护理

（1）给予肝保护药物，如谷胱甘肽等，以保护肝细胞，减轻肝功能损害。

（2）给予利尿剂，如呋塞米，可减轻腹水状况，减轻肝的负担，改善症状。

（3）给予镇静剂，如丙泊酚，可缓解患者的痉挛和焦虑，改善患者的睡眠情况。

（4）给予轻度镇痛药，如哌替啶，可缓解患者的头痛和身体不适症状，改善患者的生活质量。

（5）给予抗生素治疗，如甲硝唑、红霉素等，以预防和治疗肠道细菌感染。

（三）健康教育

1. 饮食营养　嘱患者遵循医师的建议，按时、按量进食，避免过量饮酒，避免进食辛辣、油腻等刺激性食物；可以适量摄入富含蛋白质的食物，如鸡肉、鱼肉、牛奶、豆类等，有助于肝的修复和代谢功能的恢复。

2. 病情观察　督促患者定期到医院进行检查，了解自己的病情变化。嘱患者如果出现头晕、乏力、注意力不集中、记忆力下降等症状，应及时告知医师。

3. 药物治疗　嘱患者严格按照医师的建议，按时按量服用药物，不得随意停药或更换药物。同时应该注意药物的不良反应，如恶心、呕吐、便秘、皮疹等，及时告知医师。

4. 生活方式　教育患者避免疲劳和过度劳累，保持良好的精神状态，避免情绪波动。可以适当进行一些轻松的运动，如散步、太极等，有助于提高身体的免疫力和心理健康水平。

5. 家庭护理　告知患者家属肝性脑病的相关知识，嘱其帮助患者按时、按量服药及按时进食，同时协助患者做好个人卫生，防止交叉感染。患者家属还应该及时发现患者的病情变化，协助患者就医。

六、溃疡性结肠炎

溃疡性结肠炎是一种慢性肠道疾病，属于炎症性肠病范畴，主要累及结肠黏膜层，表现为腹泻、腹痛、便血等症状。该病的发病机制目前尚不清楚，但与遗传、免疫调节失常、环境因素等多种因素有关。

该病的临床表现多样化，早期症状轻微，表现为间歇性腹泻、腹痛、里急后重等症状。随着病情加重，患者可能出现黏液便、脓血便、便秘等症状。部分患者可能出现全身症状，如发热、乏力、食欲下降等。在疾病长期存在的情况下，患者可能出现贫血、营养不良等并发症。

（一）护理评估

1. 病情评估　评估患者的症状、病情严重程度、疾病的持续时间、并发症等指标，以制订相应的治疗方案。

2. 营养状况评估　评估患者的营养状况，制订相应的营养支持方案，预防营养不良。

3. 药物治疗评估　监测患者使用的药物对病情的改善程度和不良反应情况，及时调整用药方案。

4. 并发症评估　如评估肠穿孔、出血、腹膜炎等并发症的发生率、危险因素等，及时采取预防措施和治疗方案。

5. 疾病预后评估　评估病情的预后情况，制订相应的康复计划，减轻病情的复发和恶化的风险。

（二）护理措施

1. 一般护理

（1）针对病情轻微的患者，应鼓励他们从事一般的轻体力工作；对于病情较重的患者，建议他们卧床休息，避免过多的体力消耗，并注意保持腹部温暖。

（2）为患者提供富含蛋白质和维生素的低纤维或无纤维易消化饮食，采取少量多餐的方式，避免生冷和刺激性食物。严重患者可以选择要素饮食或接受静脉营养治疗。患者应谨慎食用牛奶和乳制品。

（3）药物保留灌肠应在睡前进行，先让患者排空大便，然后进行低压保留灌肠。灌肠后，尽量让患者保留药液。

（4）监测患者的生命体征和体重，关注血生化指标，了解患者的营养状况。

（5）指导患者严格按照医嘱服药，不要擅自停药或减量。观察药物疗效及其不良反应，并在餐后服药以减轻胃肠道刺激。在服用柳氮磺吡啶（SASP）时，患者应多喝水，以防止出现管型尿或结晶尿。

（6）给予患者心理支持，帮助他们尽快康复。

（7）若患者出现并发症，经内科治疗效果不明显时，应积极进行手术准备。

2. 症状护理

（1）腹泻、便秘、腹痛护理：患者在腹泻期需要加强补水和补充电解质，避免脱水和电解质紊乱；在便秘期需要注意纤维素的摄入和增加运动量，以促进肠道蠕动，缓解便秘；对于腹痛患者，可以采用热敷或温水袋缓解疼痛。

（2）贫血护理：患者需要补充足够的铁剂和维生素 B_{12}，避免贫血加重；同时需要密切监测血红蛋白水平，必要时进行输血治疗。

3. 药物护理

（1）5-氨基水杨酸：是一种非甾体抗炎药物，可用于缓解炎症，减轻腹痛和腹泻等症状。

（2）糖皮质激素：可用于控制炎症，减轻肠道症状，但其不良反应较多，故需要在医师指导下使用。

（3）免疫抑制剂：如硫唑嘌呤、环孢素等，可用于控制炎症和减少免疫反应，但需要监测患者肝肾功能等指标，以避免不良反应。

（4）抗生素：可用于治疗并发症，如感染等。

（三）健康教育

1. 指导患者保持情绪稳定，积极面对病情，避免过度紧张和焦虑，以利于身体的康复。

2. 教会患者如何正确服药，学会识别药物可能产生的不良反应。例如，使用 SASP 可能会导致肾功能不全、胃肠道反应、白细胞计数降低、皮疹等不良反应。如果在用药期间出现疲乏、头痛、发热、手脚麻木、排尿不畅等症状，应立即寻求医师的帮助。

3. 指导患者合理安排饮食，均衡摄取营养，避免过度饥饿或过度饱腹，减少油腻、辛辣、刺激性食物的摄入，增加新鲜蔬果等健康食品的摄入。保持良好的饮食习惯有助于身体的康复。

4. 帮助患者坚定信心、坚持治疗，督促其定期进行复查。嘱患者在治疗过程中，密切关注病情变化，及时与医师沟通，以便及时调整治疗方案，根据医师的建议，科学地调整药物剂量，以确保治疗效果。

第三节　心血管系统疾病护理

一、原发性高血压

原发性高血压，是指没有明显原因引起的高血压病，亦是全球公认的最常见的慢性疾病之一。原发性高血压的发生机制复杂，可能与遗传、环境、生活习惯等因素有关。

它的发病率与年龄、性别、种族、家族遗传等因素有关，多见于中老年人，男性相较于女性更易患病。

原发性高血压在临床上常常无明显症状，但长期存在可以导致心脏、脑血管、肾等重要器官的损害，增加心脑血管事件的风险，如心肌梗死、脑卒中、肾功能不全等，严重影响患者的生活质量，甚至威胁其生命。因此，对于高血压患者，需要定期测量血压，及时调整治疗方案，控制血压，预防并发症的发生。

（一）护理评估

1. 生命体征　护理人员应该定期测量患者的血压、心率、呼吸率和体温等生命体征，并记录在护理记录中。

2. 症状　护理人员应该询问患者是否有头痛、眩晕、乏力、恶心、呕吐、心悸等症状，并对其进行评估和记录。

3. 体征　护理人员应该检查患者的眼底、颈部、心肺、腹部等体征，评估患者的病情和病情的变化。

4. 药物治疗　护理人员应该对患者的药物治疗进行评估，包括药物的种类、用法、剂量和不良反应等。

5. 饮食和运动　护理人员应该评估患者的饮食和运动情况，制订合理的饮食和运动计划，帮助患者改善生活方式，控制血压。

6. 心理健康　高血压患者常常伴有心理问题，护理人员应该关注患者的心理健康状况，为其提供心理支持和帮助。

7. 并发症　高血压患者容易出现并发症，如冠状动脉粥样硬化性心脏病、脑血管疾病等，护理人员应该对患者进行监测和评估，以及积极预防并处理并发症。

（二）护理措施

1. 生活方式改变　改变不良生活习惯，如戒烟、戒酒、控制体重、均衡饮食、适当运动等，可以降低高血压的发生率和程度。

2. 药物治疗　使用降压药物，包括利尿剂、血管紧张素转换酶抑制剂（ACEI）或血管紧张素Ⅱ受体拮抗剂（ARB）、钙通道阻滞药、β 受体拮抗剂等。药物治疗需要根据患者的具体情况和血压水平来确定。

3. 监测血压　定期对患者血压进行监测，记录血压值，根据血压水平调整治疗方案。

4. 预防并发症　高血压患者需要密切关注相关的并发症，如心脏病、脑血管疾病、肾病等。针对不同的并发症需要制订相应的预防措施。

5. 心理支持　高血压患者需要得到心理上的支持和关注，建立良好的医患关系，增强患者对治疗的信心和依从性。

（三）健康教育

对患者进行相关的健康教育，包括对疾病的认识、治疗方案、生活方式改变、药物治疗的合理使用等方面，提高患者的健康素养和自我管理能力。

二、冠状动脉粥样硬化性心脏病

冠状动脉粥样硬化性心脏病是指冠状动脉内膜下黏蛋白、胆固醇酯和钙盐等物质沉积，逐渐形成粥样硬化斑块，使血管腔狭窄、堵塞，从而影响心脏供血，引起心肌缺血、缺氧及损伤的一种疾病。该病是世界范围内心脏病死亡的主要原因之一，常见于中老年人，男性患病率明显高于女性。其主要病因包括高脂血症、高血压、吸烟、糖尿病、肥胖、缺乏运动、遗传因素等，多种因素共同作用导致疾病的发生发展。

早期冠状动脉粥样硬化性心脏病无症状，随着病情加重，可出现胸痛、心悸、气短等症状。严重的情况下可引起心肌梗死、心力衰竭等并发症。

早期发现和干预是预防、控制冠状动脉粥样硬化性心脏病的重要措施。该病治疗包括药物治疗、介入手术和冠状动脉搭桥手术等。同时，生活方式的改变也对预防和治疗该病具有重要作用，如适量运动、戒烟、戒酒、低盐低脂饮食等。

（一）护理评估

1. 心电图监测　患者需要定期进行心电图监测，以了解心脏的节律和异常情况。在急性心肌梗死和心绞痛发作时，心电图有明显的异常改变，护士需要及时进行监测和记录。

2. 生命体征监测　患者需要定期测量血压、心率、呼吸等生命体征，及时发现异常情况，采取相应的护理措施。

3. 病情观察　护士需要对患者的病情进行全面观察，包括心肺听诊、皮肤黏膜的颜色、水肿等情况，及时发现并处理出现的异常情况。

4. 疼痛评估　患者常伴有心绞痛等疼痛症状，护士需要定期进行疼痛评估，根据患者的疼痛程度和疼痛类型采取相应的护理措施。

5. 药物管理　患者常常需要长期用药，护士需要监测药物的使用情况和药效，及时记录和反馈给医师。

6. 精神状态评估　患者的心理状态往往会受到影响，护士需要关注患者的情绪和心理健康状况，及时进行心理疏导和支持。

7. 饮食评估　合理的饮食对于患者的康复和预防具有重要的作用，护士需要对患者的饮食情况进行评估，以制订适合患者的饮食计划。

（二）护理措施

1. 生活方式调整　饮食、运动、控制体重、戒烟、戒酒等生活方式的调整是预防和控制冠状动脉粥样硬化性心脏病的重要手段。护士需要指导患者进行科学的生活方式调整，如制订适当的饮食计划、鼓励适量运动等。

2. 药物治疗　患者需要长期用药，以控制血压、降低血脂、抗血小板聚集等。护士需要对药物的使用情况进行监测和记录，指导患者合理使用药物，并及时反馈药物效果和不良反应。

3. 疼痛管理　患者常伴有心绞痛等疼痛症状，护士需要及时进行疼痛评估，并采取相应的措施缓解疼痛，如吸氧、使用硝酸甘油等。

4. 康复护理 患者需要长期的康复护理，包括心理康复、体能康复等。护士需要根据患者的康复需求制订康复计划，指导患者进行相应的康复训练和活动。

5. 并发症的预防和治疗 患者常常伴有其他并发症，如心力衰竭、心律失常等。护士需要及时监测并发症的发生和发展情况，采取相应的预防和治疗措施。

6. 急诊处理 急性心肌梗死和心绞痛等急性发作时需要紧急处理，护士须掌握相应的急救措施，如应用血管扩张剂、血栓溶解剂等。

7. 心理支持 患者常伴有情绪和心理问题，护士需要进行心理评估和支持，缓解患者的焦虑和抑郁情绪，提高患者的生活质量。

（三）健康教育

1. 嘱患者在日常生活中注意控制饮食，限制高脂高糖食物的摄入，同时进行适当的体育锻炼，避免劳累过度。

2. 指导患者保持良好的心态，避免情绪激动和压力过大。

3. 督促患者定期到医院进行复查和治疗，以维持心血管健康。

第四节 泌尿系统疾病护理

一、急性肾小球肾炎

急性肾小球肾炎是一种以肾小球的急性炎症为主要表现的肾疾病。它通常是由感染或免疫系统异常导致，引起肾小球内毛细血管和基底膜的炎症和损害，从而导致肾小球的滤过功能下降，出现蛋白尿、血尿和水肿等症状。

急性肾小球肾炎主要分为原发性和继发性两种类型，原发性常见于儿童和青少年，继发性则常见于成人，常常与系统性红斑狼疮、类风湿关节炎、糖尿病等自身免疫性疾病相关。在治疗方面，早期发现和干预是关键，治疗方案包括抗炎、利尿、控制高血压和预防并发症等方面。

（一）护理评估

1. 肾功能评估 通过监测患者的尿量、尿液检查、血肌酐、尿素氮等指标来评估肾功能的受损程度。

2. 液体平衡评估 监测患者的体重、尿量、血压等指标，及时纠正液体过多或不足的情况，避免肾功能进一步受损。

3. 电解质平衡评估 通过监测患者的血钾、血钠、血氯等指标来评估电解质平衡的状况，及时纠正异常的电解质水平。

4. 营养状况评估 评估患者的营养状况，及时进行营养支持，提高患者的免疫力和自我修复能力。

5. 心血管系统评估 监测患者的心率、心律、心电图、血压等指标，及时纠正心血管系统的异常，防止心脏和肾相互作用，导致病情恶化。

6. 意识状态评估 注意观察患者的意识状态，特别是在应用镇静剂等药物时要格外注意。

7. 感染状况评估　注意观察患者是否有感染迹象，如发热、白细胞计数升高等，及时采取相应措施，避免感染加重病情。

（二）护理措施

1. 一般护理

（1）保持患者肾功能稳定，监测体重、血压、尿量、尿常规、血清肌酐等指标变化。

（2）限制患者蛋白质和钠的摄入，保证足够的热量和营养。

（3）令患者卧床休息，减轻肾负担，防止并发症。

（4）注意室内卫生和个人卫生，预防患者感染。

（5）密切观察患者的病情变化，及时处理并发症。

2. 症状护理

（1）腹胀、恶心、呕吐：患者可能会出现腹胀、恶心、呕吐等症状，需要注意患者的饮食控制，避免过度进食或食用刺激性食物，可适当给予抗恶心药物缓解症状。

（2）水肿：急性肾小球肾炎患者常出现水肿，特别是面部、眼睑、手脚等处，需要监测体重变化，控制水和钠的摄入，同时可以使用利尿剂缓解水肿。

（3）血尿：患者可能会出现血尿，需要监测尿液的颜色和量，并给予足够的饮水，促进尿液排出。

（4）高血压：急性肾小球肾炎常伴随高血压，需要密切监测血压，并采取药物治疗，以控制血压稳定在合理范围内。

（5）贫血：患者可能会出现贫血，需要监测血红蛋白和红细胞计数，并给予足够的营养支持和铁剂补充。

（6）疲乏无力：患者可能会感到疲乏无力，需要给予充足的休息和营养支持，并鼓励患者进行适当的运动，促进身体康复。

（7）神经系统症状：少数患者可能会出现神经系统症状，如头痛、痉挛等，需要及时进行观察并给予相应的治疗。

3. 药物护理

（1）抗生素治疗：对于细菌感染引起的急性肾小球肾炎，应根据细菌培养结果选用敏感的抗生素。

（2）利尿剂：通过促进尿液排出，减轻水肿和负荷。

（3）降压药物：针对高血压患者，应使用降压药物进行治疗，如ACEI、ARB、钙通道阻滞药等。

（4）皮质激素：对于严重的肾小球肾炎，应使用糖皮质激素进行治疗，如泼尼松等。

（5）免疫抑制剂：对于免疫性肾小球肾炎，应使用免疫抑制剂进行治疗，如环磷酰胺等。

（三）健康教育

1. 教会患者如何正确测量体重和记录尿量，以便更好地了解病情。

2. 提醒患者注意休息，避免过度劳累，以免加重病情。

3. 建议女性患者在短期内避免妊娠，以降低病情复发的风险。

4. 督促患者坚持治疗，定期复查，根据医嘱科学地调整药物剂量。

5. 在儿童聚集的场所，如幼儿园、小学等，应特别注意预防呼吸道感染，加强隔离措施。

6. 告知患者急性肾炎的恢复期可能需要 1 ～ 2 年。即使临床症状消失后，蛋白尿、血尿等问题仍可能存在，因此应定期进行门诊复查。

二、慢性肾小球肾炎

慢性肾小球肾炎是一种慢性进行性肾小球疾病，主要表现为肾小球滤过率下降、尿蛋白、血尿和肾小球硬化等病理变化。慢性肾小球肾炎分为多种类型，如慢性肾小球肾炎Ⅰ型、Ⅱ型、Ⅲ型等。其中慢性肾小球肾炎Ⅰ型（又称慢性肾小球肾炎经典型）是最常见的类型，常见于青壮年人群，男性患病率高于女性。

慢性肾小球肾炎的病因复杂，可能与遗传因素、免疫因素、感染、药物、代谢紊乱、营养不良等多种因素有关。临床上，慢性肾小球肾炎表现为肾小球滤过率逐渐下降、蛋白尿、血尿、高血压、水肿等症状，严重时可发展为肾衰竭。

（一）护理评估

1. 肾功能评估　监测患者的肾功能，包括肾小球滤过率（GFR）、血肌酐、尿素氮等指标。

2. 水、电解质平衡评估　监测患者的体液平衡和电解质水平，如钠、钾、钙、磷等指标。

3. 血压监测　定期测量患者的血压，并根据情况进行调整。

4. 贫血评估　监测患者的血红蛋白水平及其他相关指标，如红细胞计数、血红蛋白浓度等。

5. 营养状况评估　评估患者的营养状况，并制订相应的营养支持计划。

6. 心血管评估　定期监测患者的心血管状况，如心电图、超声心动图等。

7. 并发症评估　监测患者是否存在肾性贫血、骨代谢紊乱、高血压、感染等并发症，及时进行干预和治疗。

8. 病情观察　观察患者的病情变化，如尿量、水肿、贫血、疲乏等症状的出现或加重，及时调整治疗方案。

（二）护理措施

1. 一般护理

（1）提醒患者注意休息，避免剧烈活动。直到肉眼血尿消失、水肿消退和血压恢复正常之后，患者才可以逐渐增加活动量。

（2）大多数患者病程较长，肾功能逐渐恶化，预后不佳，因此心理护理显得尤为重要。应引导患者注意避免长期的精神紧张、焦虑、抑郁等不良心理状态，这些心理问题可能导致肾血流量减少，加速肾衰竭。

（3）对于长期使用降压药的患者，应让他们充分了解降压治疗对保护肾功能的重要性。告知患者不可擅自改变药物剂量或停药，以确保良好的治疗效果。对于有明显水钠潴留的高血压患者，应根据医嘱使用利尿剂，并注意观察利尿剂的效果及其不良反应。密切关注血压及尿的颜色、性质和量的变化。

2. 症状护理

（1）控制高血压：慢性肾小球肾炎患者常伴随有高血压，应根据患者的具体情况合理选择降压药物，并定期监测血压。

（2）营养支持：慢性肾小球肾炎患者常因肾功能减退而引起贫血、营养不良等问题，应加强营养支持，鼓励患者适量饮食，限制摄入高蛋白食物和高磷食物，补充维生素和微量元素。

（3）水电解质平衡：慢性肾小球肾炎患者常伴随有水电解质紊乱，应根据患者的具体情况合理补液和平衡电解质，如补充氯化钾、碳酸氢钠等。

（4）监测病情变化：慢性肾小球肾炎是一种慢性疾病，需要定期监测肾功能、尿常规等指标，以及定期进行影像学检查，如 B 超、CT 等。

3. 药物护理

（1）ACEI：能够有效降低血压，减少肾小球滤过压，延缓肾小球硬化的进展。

（2）ARB：与 ACEI 类似，具有降低血压、减少肾小球滤过压的作用。

（3）利尿剂：能够增加尿量，减轻水肿，维持水电解质平衡。

（4）免疫抑制剂：适用于病情进展快或合并有肾病综合征等情况下，能够抑制免疫反应，减少肾小球的受损程度。常用的免疫抑制剂有环磷酰胺、泼尼松、长春新碱等，需要根据患者情况明确个体化的剂量制订用药方案。

（二）健康教育

1. 嘱患者注意加强休息，以延缓肾功能的减退。指导患者采取优质低蛋白、低磷、低盐、高热量的饮食，以减轻肾负担。

2. 提醒患者避免加重肾损害的因素，如预防感染、避免不必要的预防接种、避免妊娠和避免使用肾毒性药物等。

3. 教会患者正确测量腹围、体重，以及记录尿量的方法。要求患者每日记录血压、体重、尿量等数据，以便在复查时供医师参考。

4. 向患者详细介绍各类降压药的疗效、不良反应及在使用时应注意的事项。

三、肾病综合征

肾病综合征是由各种肾疾病引起的、具有以下共同临床表现的一组综合征，一是大量蛋白尿（尿蛋白定量＞ 3. 5g/d）；二是低蛋白血症（血浆清蛋白＜ 30g/L）；三是高脂血症；四是水肿。其中第一、第二项为诊断所必需。本病可并发感染、血栓、栓塞、急性肾衰竭，蛋白质及脂肪代谢紊乱并发症等。

（一）护理评估

1. 肾功能评估 包括肾小球滤过率（GFR）和肾小管功能的评估，通过尿液检查、血液检查和影像学检查等方法来评估肾功能。

2. 水肿评估 检查患者是否有浮肿，评估其程度和分布，包括面部、手臂、腹部和腿部等部位。

3. 血压评估 检查患者的血压，评估其高血压的程度和是否需要药物控制。

4. 蛋白尿评估 检查患者的尿液，评估是否有蛋白尿，以及蛋白尿的程度和类型。

5. 营养评估 评估患者的饮食习惯和营养状况，包括体重、BMI和血液中的蛋白质和营养素水平等。

6. 心血管评估 评估患者的心血管状况，包括心脏杂音、心电图和心脏超声等检查。

（二）护理措施

1. 一般护理

（1）严重水肿、低蛋白血症者应卧床休息，待水肿消退、一般情况好转后可适当进行活动。

（2）给予患者低盐、优质蛋白饮食，如鸡蛋、牛奶、瘦肉等，少进富含饱和脂肪酸的饮食，如动物油脂，多吃富含不饱和脂肪酸的食物，如植物油、鱼油。

（3）遵医嘱应用激素和细胞毒类药物，不得随意减量或停药。应用环孢素时注意监测血药浓度，使用利尿剂时观察有无电解质紊乱及血容量不足的表现。输注血浆制品不可过频。应用抗凝剂时注意有无出血倾向。

2. 症状护理

（1）水肿的护理参见“急性肾小球肾炎”护理措施。

（2）预防感染的护理

1）加强皮肤、口腔护理。

2）病室经常通风，保持适宜的温湿度，定时进行空气消毒，减少探视。

3）各种操作严格执行无菌操作原则。

4）患者病情好转后或激素用量减少时，适当锻炼以增强抵抗力。

5）监测患者体温，注意有无上呼吸道感染、尿路刺激征、腹膜刺激征等感染迹象。

6）患者出现感染症状时，遵医嘱正确采集标本送检，根据药敏结果选择有效的抗生素，观察用药后感染有无得到控制。

（3）预防血栓的护理

1）急性期患者卧床休息，按摩患者双下肢；恢复期患者活动与休息交替进行。

2）遵医嘱应用低分子量肝素治疗，用药期间注意监测患者出凝血时间，有无皮肤黏膜、胃肠道、口腔出血倾向，及时减药，必要时停药。

3）观察患者有无肾静脉血栓形成，有无腰痛、肾肿大、肾功能恶化等。

4）观察患者有无肺及其他部位栓塞，有无咯血、喘憋及心肌梗死、脑梗死等。

（三）健康教育

1. 嘱患者注意休息，适当活动，合理饮食。

2. 嘱患者按时、按量服药，不得随意减量或停药，避免使用肾毒性药物。告知患者所用药物的不良反应。

3. 嘱患者预防各种感染的发生。

4. 督促患者定期门诊复查。若出现少尿、水肿、感冒等症状时，应及时就医。

第五节　血液系统疾病护理

一、再生障碍性贫血

再生障碍性贫血是一种由于骨髓造血功能受损而引起的贫血症状。其主要特点是骨髓造血功能受到抑制，造血干细胞数量减少或功能受损，导致红细胞、白细胞和血小板等各种成分减少，从而引起贫血、感染和出血等症状。

再生障碍性贫血可能由药物、化学物质、放射线、病毒感染等多种因素引起，但大部分患者的致病原因尚未明确。

（一）护理评估

1. 了解患者病史及病情　包括疾病的发生时间、治疗史、病情变化情况等。

2. 监测生命体征　包括血压、心率、呼吸、体温等的监测，以及对异常情况及时采取措施。

3. 观察症状　包括乏力、气短、头晕、皮肤苍白等，及时发现异常情况并及时处理。

4. 监测实验室指标　包括血常规、骨髓检查、凝血功能、肝肾功能等的监测，及时调整治疗方案。

（二）护理措施

1. 一般护理

（1）定期监测患者的生命体征，包括血压、心率、呼吸等指标，以及观察其意识状态和精神状态。

（2）提供安静、舒适的治疗环境，避免患者过度劳累和情绪波动。

（3）提供营养丰富、易消化、易吸收的饮食，保证患者的蛋白质、铁、叶酸等的摄入。

（4）避免感染和创伤，减少出血和其他并发症的风险。

（5）定期对患者进行贫血程度的评估，并有针对性地给予相应治疗。

2. 症状护理

（1）贫血的护理

由于再生障碍性贫血患者红细胞计数降低、质量下降，因此需要在饮食上加强营养，增加铁、蛋白质、维生素C等的摄入量，促进红细胞的生成。同时，还应保证充足的睡眠，避免过度疲劳。对于贫血较为严重的患者，可以给予输血治疗。

（2）出血的预防和护理

再生障碍性贫血患者容易出现出血症状，因此应注意保护皮肤、口腔、鼻腔、肛门等处的黏膜，避免损伤。定期检查出血指标，如出凝血酶原时间、凝血酶时间、纤维蛋白原等。对于严重出血的患者，可给予输血、输注凝血因子等治疗。

（3）感染的预防及护理

再生障碍性贫血患者免疫功能下降，容易感染，因此需要加强对感染的预防和处理。患者应注意保持良好的个人卫生习惯，避免接触感染源。同时，也应避免在人多拥挤、空气不流通的环境下长时间停留，以减少感染的风险。如果出现感染症状，应及时到医院就诊，接受抗生素治疗。此外，免疫抑制剂的应用也可能增加感染的风险，因此在使用期间需要注意预防感染。

3. 药物护理

（1）免疫球蛋白：可用于提高血液中的免疫球蛋白水平，预防感染和提高患者免疫力。

（2）造血生长因子：可以刺激骨髓造血功能，促进红细胞、白细胞和血小板的生成。

（3）免疫抑制剂：适用于病情进展迅速的患者，能够抑制免疫反应，减少对造血功能的破坏和肾功能的损伤。

（4）铁剂：适用于伴有缺铁性贫血的患者，可以补充体内缺少的铁元素，促进红细胞的生成。

（二）健康教育

（1）建议患者避免接触有毒、有害的化学物质和放射性物质；如果因职业原因长期接触毒物，务必做好职业防护措施，并定期进行健康体格检查。

（2）提醒患者避免使用可能导致骨髓抑制的药物。

（3）鼓励患者适当参加体育锻炼，增强体质，同时注意避免外伤。

（4）教育患者关注居住环境卫生、个人卫生和饮食卫生，以预防各种感染的发生。

（5）加强患者疾病知识的教育，使其了解如何预防出血并掌握简单的防治措施。

（6）建议患者摄入高营养、富含维生素和高蛋白的饮食，以保持身体健康。

（7）督促患者坚持治疗，不要擅自停药，同时定期进行复查。

二、过敏性紫癜

过敏性紫癜是一种自身免疫性疾病，主要表现为皮肤瘀点、紫癜，伴有关节疼痛、肾损伤等。该病的病因目前还不明确，可能与免疫系统异常反应有关，常见于儿童和年轻成人，女性发病率略高于男性。

（一）护理措施

1. 一般护理

（1）嘱患者保持充足的休息和睡眠，以保持良好的精神状态，避免紧张和疲劳。

（2）维持室内通风，保持空气清新。

（3）控制室内温度和湿度，避免过热或过冷。

（4）提供患者营养均衡的饮食，避免食用过敏原。

（5）避免患者暴露于刺激性物质和药物中。

2. 症状护理

（1）紫癜出血的患者，需要卧床休息，保持患处安静。

（2）保持患者皮肤干燥清洁，避免摩擦和碰撞。

（3）对于伴有瘙痒的患者，可通过冷敷或局部涂抹药物减轻症状。

3. 药物护理

（1）使用抗组胺药物或糖皮质激素类药物缓解过敏反应。

（2）使用免疫抑制剂或免疫调节剂抑制免疫反应。

（二）健康教育

1. 提醒患者避免与发病相关的食物或药物接触，防止昆虫叮咬。

2. 教育患者按照医师的建议用药，不滥用药物，并学会监测药物的作用及不良反应。

3. 鼓励患者适当锻炼，提高免疫力，预防上呼吸道感染。

4. 指导患者学会自我调节，保持心态平和。

5. 建议患者在病情需要时卧床休息，以利于皮肤紫癜消退和减少复发的可能性。

6. 提醒患者忌食辛辣、刺激性食物和海鲜。对于过敏原不明的患者，避免尝试过去未曾食用过的食物。

7. 如果患者不慎接触到过敏原，应仔细观察有无症状出现，并及时就医。

8. 教育患者学会自我监测病情，并督促其定期进行复查。

三、急性白血病

（一）护理评估

1. 体征评估　包括血压、体温、脉搏、呼吸等基本生命体征的监测，以及浅表淋巴结、肝脾大小、皮肤和黏膜出血等的观察。

2. 精神状态评估　评估患者的精神状态，包括意识、认知、语言和行为等方面的评估。

3. 疼痛评估　评估患者的疼痛程度和性质，以及疼痛的影响范围和程度，采取相应的缓解措施。

4. 营养评估　评估患者的饮食情况、营养状况和消化系统功能，根据情况制订个性化的营养支持计划。

5. 心理支持　提供心理支持和安慰，帮助患者应对疾病带来的心理压力和焦虑。

6. 皮肤评估　观察患者的皮肤状况，预防和治疗皮肤破损、感染等并发症。

7. 抗感染评估　评估患者的免疫状况和感染风险，采取相应的预防和治疗措施。

8. 化疗药物监测　评估患者的化疗药物反应和毒副作用，根据情况调整治疗计划。

（二）护理措施

急性白血病是一种恶性克隆性疾病，源于造血干细胞。在这种病中，大量异常的原始细胞（白血病细胞）在骨髓内繁殖并侵入各种器官和组织中，从而导致正常造血受到抑制。急性白血病的发病过程可能缓慢或急速，有时会表现为突发性高热、明显出血或全身衰竭。患者常常出现面色苍白、疲乏和轻度出血等症状。本病主要表现为贫血、出血、发热、感染，以及器官和组织的浸润等症状和体征。

1. 一般护理

（1）确保患者充分休息，提供心理支持，稳定情绪，帮助患者保持良好的精神状态。缓解期患者的活动量应以不感到疲劳为标准。

（2）为患者提供具有高质量蛋白质、多种维生素和富含铁的易消化食物，嘱患者多喝水，少量多餐，以补充机体消耗，提高化疗耐受性。另外，还要注意饮食卫生。

（3）在化疗过程中注意保护患者的静脉，严格遵守用药的顺序、时间和剂量，观察药物疗效及不良反应。

2. 症状护理

（1）贫血的护理：参见“再生障碍性贫血”的护理措施。

（2）出血的护理

1）鼻出血：鼻部冷敷，使用 1 ∶ 1000 肾上腺素棉球填塞以施加压力止血，严重时可用油纱条进行后鼻道填塞止血。

2）牙龈出血：保持口腔卫生，饭后漱口或进行口腔护理；避免刷牙损伤黏膜；可使用凝血酶棉球填塞止血。

3）消化道出血护理：当患者出现头晕、心悸、脉搏细数、冷汗、血压下降等症状时，应迅速采取紧急救治措施，包括止血和补充血容量。在必要情况下，应暂时禁止患者进食。出血停止后，逐渐为患者提供温和的流质饮食，最后过渡到正常饮食。

4）头面部出血护理：患者应卧床休息，减少活动，根据医嘱及时进行治疗。

5）颅内出血护理：患者应采取平卧位，使用高流量吸氧，确保呼吸道畅通；根据医嘱使用止血药物和降低颅内压药物。可以为患者提供头部冰袋或冰帽；密切观察患者病情并记录。

（3）感染护理：参考“再生障碍性贫血”的护理措施。

（4）营养失调护理

1）观察患者呕吐程度，按照医嘱使用止吐药物，为患者制订合理的饮食计划。

2）为患者提供安全、舒适、干净的进食环境，避免食用坚硬或对口腔黏膜有刺激性的食物。

3）进食后让患者漱口，必要时进行口腔护理。

（5）化疗护理

1）针对化疗可能引发的主要不良反应进行护理。

2）鞘内注射化疗药物时，静脉注射速度应缓慢。注射结束后，患者应平卧 4 ～ 6 小时，并密切观察患者是否出现头痛、发热等症状。

（三）健康教育

1. 指导患者学会自我观察和自我保护，避免接触放射性物质或苯类化学物质。

2. 教育患者按照医嘱服药，避免使用对骨髓造血系统有损害的药物或含有苯的染发剂。

3. 嘱患者缓解期保证足够的睡眠与休息，适当进行户外运动，进食营养丰富的清淡软食，以增强机体抵抗力。

4. 嘱患者注意个人及饮食卫生，自测体温，学会观察感染和出血表现。

5. 督促患者定期强化治疗，巩固和维持疗效；定期复查，病情发生变化时及时就诊。

第六节　神经系统疾病护理

一、脑梗死

脑梗死是指脑部血管突发性阻塞所致的脑缺血性疾病。它可能由血管壁内的斑块、血栓形成或动脉痉挛等因素导致，这些因素通常与高血压、高胆固醇、糖尿病和吸烟等危险因素相关。脑梗死通常表现为突发性头痛、言语不清，面部、手臂或腿部突然无力或感觉丧失，眩晕，视物模糊，身体失去平衡感等症状。及时识别和治疗是防止发生严重后果的关键。

（一）护理评估

1. 神经系统评估　包括意识状态、瞳孔大小和对光反应、肢体运动、感觉和反射等方面的评估，以及病情的动态观察和记录。

2. 心血管系统评估　包括血压、心率、心音、心律等方面的评估，以及心电图、心肌酶谱等检查结果的监测和分析。

3. 呼吸系统评估　包括呼吸频率、呼吸深度、呼吸节律等方面的评估，以及肺部体征和动脉血气分析等检查结果的监测和分析。

4. 消化系统评估　包括口腔黏膜、食管、胃肠道等方面的评估，以及饮食、水分摄入和排泄情况的监测和分析。

5. 水、电解质、酸碱平衡评估　包括血钠、血钾、血氯、血钙、血磷、血氧饱和度等指标的监测和分析。

6. 血糖控制评估　对于糖尿病患者尤为重要，包括血糖监测和胰岛素注射等方面的评估和指导。

7. 病情并发症评估　包括肺部感染、深静脉血栓形成、危重症肌无力等方面的评估和防治措施。

（二）护理措施

1. 一般护理

（1）确保患者安全，防止意外坠床和跌倒等事故的发生。

（2）维持患者的体位，保持呼吸道通畅，避免头部过高，可以采用半卧位或侧卧位。

（3）侧卧时避免健侧受压时间过长，定时翻身，以避免压疮的发生。

（4）维持患者的水、电解质平衡，定时测量血压、血糖、血氧等生命体征。

（5）饮食调节，根据患者的病情和身体状况制订适当的饮食方案，限制钠盐和脂肪的摄入。

（6）维护患者的心理健康，提供良好的心理支持，帮助患者积极应对疾病，保持乐观心态。

2. 症状护理

（1）控制血压，降低血压水平，避免再次发生脑梗死。

（2）管理脑水肿，可采用脱水剂、利尿剂、血管紧张素转换酶抑制剂等药物控制脑水肿。

（3）控制血糖，避免血糖过高或过低而引起脑细胞损伤。

（4）防治脑血管痉挛，采用钙通道阻滞药等药物防止脑血管痉挛的发生。

（5）防治脑积水，采用脑室引流术等手术治疗。

3. 药物护理

（1）抗血小板药物：如阿司匹林、氯吡格雷等，可抑制血小板聚集，预防血栓形成。

（2）抗凝药物：如肝素、华法林等，可防止血液凝结，防止血栓形成和再次发生。

（3）溶栓药物：如组织型纤溶酶原激活剂（t-PA）等，可通过溶解血栓来恢复血流。

（4）降压药物：如 ACEI、ARB、钙通道阻滞药、β 受体拮抗剂等，可以降低血压，减少脑梗死的发生和复发。

（5）脑细胞保护剂：如脑血管扩张剂、神经营养剂等，可以保护脑细胞，减轻神经功能障碍。

（二）健康教育

1. 嘱患者调整生活方式，如控制血压、血糖、血脂等，减少吸烟和饮酒等不良习惯。

2. 告知患者药物治疗的必要性和规律性，如按时服药，避免间断或随意更改用药。

3. 督促患者定期进行随访和复查，如监测血压、血糖、血脂、脑部 CT 等，及时调整治疗方案。

4. 嘱患者注意预防并控制疾病的并发症，如心脏病、糖尿病、高血压等。

二、癫痫

癫痫是指大脑神经元异常放电，引起短暂的中枢神经系统功能失常的一种慢性脑部疾病，具有突发、反复发作的特点。癫痫的常见病因有脑损伤、各种脑炎、脑血管疾病、脑瘤、先天性脑发育畸形和脑缺氧等。

痫性发作分为部分性发作和全面性发作，全身性强直－阵挛发作（GTCS）为最常见的全面性发作，以意识丧失和全身对称性抽搐为主要特征。

癫痫持续状态是指一次癫痫发作持续30分钟以上，或连续多次发作、发作间期意识或神经功能未恢复至通常水平，为神经内科常见的急症。

（一）护理评估

1. 癫痫类型和频率　记录癫痫发作的类型和频率，以便了解患者的病情和治疗方案的有效性。

2. 用药情况　记录患者正在使用的药物和剂量，以确保患者遵守药物治疗计划并在需要时进行调整。

3. 药物不良反应　评估患者是否出现药物不良反应，特别是影响患者日常生活的不良反应。

4. 患者自我管理　了解患者对癫痫的认识程度，包括如何预防和处理癫痫发作，以及如何在紧急情况下采取行动。

5. 家庭支持　评估患者是否有家庭支持，并了解其家庭成员对癫痫的认识和应对措施。

6. 精神状态　了解患者的心理和情绪状态，包括抑郁和焦虑等可能的不良反应。

7. 安全问题　评估患者在癫痫发作时是否有意外伤害的风险，如跌倒或意外撞击物体。

8. 其他健康问题　评估患者是否有其他健康问题，如头痛或失眠，这些问题可能会影响癫痫的治疗和管理。

（二）护理措施

1. 一般护理

（1）提供安静、舒适的环境，避免患者遭受刺激。

（2）监测患者癫痫发作时的表现和时间，记录抽搐部位、时间、频率等信息。

（3）防止患者在抽搐时受伤，放置护具。

（4）在患者癫痫发作后及时清洁口腔、鼻腔分泌物，避免误吸引起窒息等意外。

（5）避免患者发生突然停药、漏服药物等情况。

2. 症状护理

（1）癫痫发作时，协助患者平卧，保持呼吸道通畅。

（2）避免患者咬伤舌头或口腔黏膜等部位。

（3）对于持续性发作，可使用止痉药物控制抽搐。

（4）对于癫痫患者出现的精神症状，如焦虑、抑郁等，可进行心理疏导和对症药物治疗。

3. 药物护理

（1）抗癫痫药物是癫痫治疗的主要手段，应按时按量给药。

（2）选择合适的药物，个体化治疗，避免不良反应和药物不良反应。

（3）对于长期使用抗癫痫药物的患者，应进行定期肝肾功能检查和药物血浓度监测。

（4）遵循医嘱调整药物剂量和用药方案。

（三）健康教育

1. 患者应保持合理饮食，嘱其以清淡、易消化、无刺激性且营养丰富的饮食为主，避免饥饿或暴饮暴食，戒烟、戒酒，以保持健康的生活方式。

2. 建议患者在外出时避免单独行动，并随身携带注明姓名、地址、诊断和联系方式的卡片，以便在紧急情况下提供给医护人员参考。

3. 教育患者了解可能诱发病症的因素，如过度疲劳、便秘、停药、感染、睡眠不足和情绪波动等。指导患者保持规律的生活和工作习惯；避免登高、游泳及驾驶汽车、船只和飞机等高风险活动。

4. 鼓励患者适当参加体力和脑力活动，以增强身体素质和心理调适能力。

5. 嘱患者坚持长期、规律、按时服药，不擅自停药、减量或更换药物，避免漏服；定期进行肝肾功能和血常规检查，以确保药物治疗的安全性和有效性。

三、蛛网膜下腔出血

短暂性脑缺血发作（TIA）是指历时短暂并经常反复发作的脑局部供血障碍，导致供血区局限性神经功能缺失。TIA 症状通常在数分钟内达到高峰，持续 5 ～ 30 分钟后完全恢复，最长不超过 24 小时，但可反复发作。颈动脉系统 TIA 常见症状为单肢无力或不完全性偏瘫，椎 - 基底动脉系统 TIA 典型表现为眩晕、平衡障碍、跌倒发作、短暂性全面性遗忘等。本病为脑卒中的一种先兆表现，如能积极治疗，则预后较好。

（一）护理评估

1. 神经系统评估　包括意识、瞳孔大小、反应和对光反应的评估，肢体运动和感觉功能的评估，以及颅内压和脑脊液压力的监测。

2. 生命体征评估　包括血压、脉搏、呼吸和体温的监测，以及呼吸道和循环系统的评估。

3. 疼痛评估　评估患者的疼痛程度和性质，采取相应的缓解措施。

4. 水、电解质、酸碱平衡评估　评估患者的水、电解质、酸碱平衡状态，及时纠正失衡情况。

5. 感染预防评估　评估患者的感染风险，采取相应的预防措施。

6. 防止并发症评估　评估患者是否有血栓、脑水肿、脑梗死等并发症出现。

7. 心理支持　提供心理支持和安慰，帮助患者应对疾病带来的心理压力和焦虑。

（二）护理措施

1. 一般护理

（1）高血压者应控制血压，避免情绪激动。高血脂者应通过加强运动、调整饮食结构及应用药物治疗降低血脂，改善动脉粥样硬化。

（2）症状发作时，患者应及时蹲下，防止跌倒。嘱患者日常以卧床休息为主。

（3）指导患者养成良好的饮食习惯，进食低盐、低糖、低脂、富含维生素、易消化食物；多吃新鲜的蔬菜、水果；戒烟、戒酒。

（4）遵医嘱正确用药，不得随意更改药量或停止服药，并观察药物疗效及不良反应。

2. 症状护理

（1）密切注意患者生命体征变化，对于伴有腹泻、呕吐、大汗、高热等症状者应遵医嘱及时治疗并适量补液，以防血压过低或血液浓缩诱发脑血栓形成。

（2）应用抗凝药物者，应密切观察有无出血倾向。患者若出现全身出血点、瘀斑或消化道出血，应及时报告医师，进行积极治疗。

（三）健康教育

（1）嘱患者保持心情愉快、情绪稳定，避免精神紧张。

（2）教育患者生活起居规律，坚持适当运动，注意劳逸结合。尤其是经常发作的患者，应避免体力劳动及单独外出。患者扭头或仰头动作不宜过急，防止诱发 TIA。

（3）嘱患者合理饮食，限制动物油脂的摄入，注意粗细搭配，养成良好的生活方式。

（4）指导患者按医嘱正确服药，积极治疗高血压、动脉粥样硬化、糖尿病、高脂血症和肥胖病。

（5）嘱患者一旦发现肢体麻木、乏力、头晕、头痛、复视或突然跌倒，应引起重视，及时就医。

第七节　内科护理操作规范

一、动脉血气分析标本采集

动脉血气分析（ABG）是一种常用的检查方法，用于评估人体的酸碱平衡及氧合情况。标本采集是该检查的重要环节。

（一）目的

动脉血气分析标本采集的目的是获取动脉血样本，以便检测动脉血中的气体分压、酸碱度、血红蛋白饱和度等指标，从而了解人体的氧合和酸碱平衡情况。

（二）操作步骤

1. 确认患者身份和医嘱　在采集动脉血之前，要先确认患者的身份和医嘱是否正确，以避免采错标本或采集不必要的标本。

2. 选择采样部位　动脉血采集的常用部位是桡动脉，也可以选择股动脉或足背动脉。采样部位应该干净、无感染、无皮下出血或静脉淤血等情况。

3. 消毒皮肤　用75%的乙醇或0. 5%碘伏溶液消毒采样部位的皮肤，避免细菌感染。

4. 穿刺动脉　用专用的动脉穿刺针或注射器在消毒后的皮肤处穿刺动脉，穿刺后要注意留意血液回流，以避免穿刺到静脉或淋巴管。

5. 采集标本　穿刺后，将采血器或注射器连接到穿刺针上，缓慢采集约 1mL 的动脉血，避免过度采集。

6. 处理标本　采集后立即用钠盐溶液洗涤，避免气体分压值发生偏移。然后用干燥无菌的容器盛装标本，标注患者姓名、采样时间、采样部位等信息，并迅速送到检验室进行分析。

（三）注意事项

1. 在抽血前，需要先测量患者的体温。

2. 抽取的血液必须是动脉血。

3. 抽血后，应尽可能排除针筒内的空气，并立即用软木塞封住针头，使其与外界空气隔离。

二、体位引流

体位引流是一种常见的体位性疗法，旨在通过改变患者体位，利用重力作用帮助排出体内积聚的液体或气体。它广泛应用于各种疾病的治疗，如肺部感染、肺水肿、胸腔积液等。

（一）目的

体位引流主要是通过改变患者体位，利用重力帮助体内积聚的液体或气体排出，达到缓解症状、促进康复的目的。具体操作目的包括如下五点。

1. 加速病灶的吸收和排出。

2. 促进肺部通气和肺泡扩张。

3. 减轻肺部充血、积液和水肿情况，改善气体交换。

4. 预防肺部感染等并发症的发生。

5. 提高患者的舒适度，减轻疼痛等不适症状。

（二）用物准备

准备血压计、听诊器。

（二）操作步骤

1. 了解患者病情、病史以及对体位引流的适应证和禁忌证。

2. 利用血压计、听诊器对患者进行体格检查，评估患者的生命体征、病情和病变部位等情况。

3. 根据患者的病情选择适当的体位引流方法，如头低脚高、侧卧位、俯卧位等。

4. 在体位改变前，向患者详细说明操作目的和方法，并获得患者的同意。

5. 进行体位引流操作。

6. 观察患者的症状变化和生命体征，记录操作时间和结果。

7. 结束操作后，给予患者必要的护理和指导，如清洁患者、协助患者换衣服等。

8. 记录操作过程和结果，包括体位、操作时间、症状改善情况等信息。

（三）注意事项

1. 体位引流最好在餐后 2 小时进行，且在餐前半小时完成。

2. 引流过程中，需有专人看护患者并观察患者的面色和生命体征。若患者感到不适，应立即停止引流。

3. 患有大咯血或心肺功能不全的患者不宜进行体位引流。

4. 引流体位应根据患者情况灵活调整，不宜过于固定。

三、心电图机的操作

心电图机是一种常用的医疗设备，用于记录和分析心脏电活动，以评估心脏状况、诊断心律失常等心脏疾病。

（一）目的

1. 评估心脏电活动，发现心律失常等心脏疾病。

2. 诊断心血管疾病。

3. 监测治疗效果。

（二）操作步骤

1. 让患者脱去上身衣物，用皮肤清洁剂清洁胸部和四肢接触贴片的部位，再用干净毛巾擦干。

2. 插上心电图导联线，放置心电图电极。

3. 打开心电图仪，调整滤波器和增益，确保信号质量。

4. 让患者保持安静呼吸，记录基础心电图。

5. 根据需要，进行心电负荷试验或其他心电图检查。

6. 检查结束后，关闭心电图仪，拆除心电图导联线和电极，清洁患者皮肤。

（三）注意事项

1. 注意给患者保暖，避免受凉。

2. 在护理过程中，应注意保护患者的隐私并尊重患者。

3. 密切观察患者的病情和心电变化。

4. 如有特殊心电图图纸，应及时交给医师处理。

四、更换胃肠减压器

（一）目的

更换胃肠减压器的目的是维持减压治疗效果，防止细菌感染和机械损伤。

（二）操作步骤

1. 洗手并戴上口罩，准备好所需物品。

2. 将备好的用物放在床头柜上，向患者解释操作步骤以获得患者的合作。

3. 帮助患者采取适当的卧位，头部朝向护士，检查鼻翼处的胶布粘贴是否牢固，胃管是否有滑出。如果患者鼻部油脂分泌较多，可以用纱布擦拭并更换粘贴胶布。

4. 在床上一侧放置治疗巾，并将弯盘放在治疗巾上，然后戴手套。

5. 用血管钳在胃管末端上约 5cm 处钳闭，用纱布包裹胃管与胃肠减压器的连接处，将胃管与胃肠减压器分开。

6. 用纱布包裹胃肠减压器引流管的末端，放在床垫下，胃管末端朝上放在治疗巾上。

7. 用碘伏棉签消毒胃管末端，先消毒管腔内部，然后消毒胃管末端横截面，最后消毒胃管末端外壁。

8. 取出胃肠减压器，关闭活塞，按压使之处于负压吸引状态，并与胃管连接。

9. 松开血管钳，放开活塞，观察引流是否顺畅。

10. 用别针将导管固定在适当位置。

11. 整理治疗巾并放在弯盘下，将手套放入弯盘内。

12. 询问患者是否有其他需求，帮助患者漱口，采取舒适的卧位，整理床单位。

13. 戴手套，将治疗盘及更换下的胃肠减压器带到污染间，将胃肠减压器和弯盘放在污染间，将治疗盘归位。

14. 返回污染间，观察引流液的性质和数量，对引流液进行消毒处理并倒掉。将胃肠减压器放入医用垃圾袋内。按照一次性用品的处理原则处理弯盘内的物品，清洁消毒弯盘后放回原位。脱手套。

15. 洗手，做好相关记录。

（三）注意事项

1. 要经常检查胃肠减压器的吸引功能是否正常，观察导管是否有屈曲、扭转或阻塞等问题。如果负压作用消失，应立即恢复负压吸引状态。

2. 在减压期间，患者通常需要禁食。如果需要灌入药物或流质食物，应在灌入后停止减压 1 ～ 2 小时，以防止被吸出。

3. 如果胃管通畅但吸出液较少，应观察患者腹部是否膨胀，是否有恶心、呕吐或不适等症状。

五、腹膜透析换管

腹膜透析是一种替代肾功能的治疗方式，通过将透析液注入腹膜腔，利用腹膜的弥散作用、过滤作用清除体内的废物和过多的水分，维持体内水、电解质的平衡。在进行腹膜透析治疗过程中，需要进行腹膜透析换管操作。

（一）目的

腹膜透析换管的目的是定期更换腹膜透析液，以保证透析液的清洁和有效性，避免细菌感染和污染。

（二）操作步骤

1. 准备透析液　准备与医嘱相符的透析液，根据患者情况和透析方案计算透析液的输注量和浓度，准备好需要使用的透析液和输液器等装置。

2. 准备操作场所　选择洁净无菌的操作场所，摆放好需要使用的消毒剂、换药器具和敷料等。

3. 给予局部麻醉　清洁穿刺部位的皮肤，消毒后注射局部麻醉药物，使患者感到舒适。

4. 选择穿刺点　选择合适的穿刺点，一般是在腹膜透析导管插管口处，或者选择离插管口 5 ～ 10cm 处，避免在插管口处形成伤口或者插管口瘘管。

5. 开始换液　使用无菌的换液针，穿刺进腹膜腔，将透析液注入腹腔，根据医嘱和透析方案控制透析液的流速和流量。

6. 完成操作　根据医嘱完成换液操作后，拔除针头，对穿刺口处进行压迫止血和消毒，对透析液进行处理后丢弃。

（三）注意事项

1. 严格执行无菌操作，防止污染。

2. 浸泡消毒时间为 15 ～ 20 分钟。

3. 确保九寸短管与钛接头之间连接紧固。

4. 避免拉扯腹膜透析管。

六、床边血糖监测

（一）目的

床边血糖监测是指在患者床边进行血糖监测，其目的是及时监测患者的血糖水平，以便根据监测结果调整治疗方案。

（二）操作步骤

1. 准备工作　准备好用物后，洗手并戴手套。

2. 选择采血部位　常见的采血部位有手指、脚趾、耳垂等，具体选择哪个部位需结合患者情况和医师建议而定。

3. 消毒采血部位　用 75% 乙醇消毒采血部位，等待干燥。

4. 抽血采样　将测试条插入血糖仪中，用采血针头穿刺采血部位，血液流出后，用干净的棉签擦去第一滴血，然后再挤出一滴血并将测试条上的吸头置于血液中，等待血液被吸入测试条中。

5. 记录测试结果　根据血糖仪显示的血糖值记录测试结果，并记录下采血时间和采血部位。

6. 处理废弃物品　将使用后的采血针头和测试条等废弃物品放入指定的医疗废弃物容器中，彻底清洁采血部位。

7. 解释测试结果　将测试结果告知患者或其家属，向其解释测试结果的含义，异常结果通知医师并根据结果调整治疗方案。

（三）注意事项

1. 用 75% 乙醇消毒手指后，需要等待乙醇完全干燥，以免影响血糖值。

2. 手指采血量应适中，既不能过多也不能过少。

3. 血糖试纸应干燥保存，并核对有效期。

此外，还需要注意的是，床边血糖监测操作时应保证无菌操作，避免感染风险。另外，使用血糖监测仪时应根据使用说明书操作，以避免操作不当造成误差。

七、胰岛素泵的使用

（一）目的

胰岛素泵是一种可以模拟人体胰腺分泌胰岛素模式持续为患者体内输送胰岛素的精密医疗器械，主要用于治疗糖尿病。

（二）操作步骤

1. 安装胰岛素泵　将胰岛素泵安装在患者的身体上，通常是通过皮下植入方式进行安装。安装后，再将胰岛素输送管与泵连接，并将输送针头插入患者皮肤下的脂肪组织中。

2. 设置胰岛素泵　根据患者的身体状况和胰岛素需求量，在胰岛素泵上设置适当的胰岛素输送速度和剂量。

3. 检查胰岛素泵　在使用胰岛素泵之前，需要检查泵和输送针头是否正常工作，以确保胰岛素的输送量和速度正确无误。

4. 开始使用胰岛素泵　一旦胰岛素泵被设置好并检查完毕，患者便可以开始使用胰岛素泵。医护人员应告知患者如何在需要的时候调节输送速度或者中断输送。

5. 定期更换输送针头　输送针头需要定期更换，以避免感染或者输送出现问题。

（三）注意事项

1. 正确设定胰岛素基础剂量，核对胰岛素总量。

2. 孕妇和腹部手术患者应避免在腹部安装胰岛素泵。

八、关节腔注射

（一）目的

关节腔注射是将药物注射到关节腔内，以治疗关节疾病的方法。其主要目的是通过直接作用于关节组织，缓解疼痛、减轻炎症、改善关节功能。

（二）操作步骤

1. 术前准备　确定注射关节和位置，告知患者相关注意事项，并让患者签署知情同意书。

2. 洗手消毒　进行严格的手部卫生，戴手套，并消毒注射部位的皮肤。

3. 注射药物　用注射器将药物吸入，并穿刺关节腔，注意不要碰到骨头或软组织，以避免损伤患者。

4. 抽回药液　注射完毕后，抽回注射器活塞，检查是否有血液回流，以免注射到血管内。

5. 加压包扎　在注射部位加压包扎，防止药物渗出。

6. 观察患者　观察患者有无过敏反应或其他不适症状，如有异常情况及时处理。

7. 记录　记录注射药物的名称、剂量、注射部位、注射时间等信息，便于随时查看。

（三）注意事项

1. 严格遵循无菌操作规程。

2. 穿刺部位应避开大血管、神经和肌腱。

3. 药物不可注射到关节腔外。

4. 在穿刺部位局部皮肤破溃、感染或严重凝血功能障碍的情况下禁止穿刺。

5. 嘱患者注射后二至三日内，避免剧烈活动。

需要注意的是，关节腔注射操作需要非常谨慎，要避免损伤患者的神经、血管和软组织。如果患者有出血倾向或感染等疾病，应先进行相应的治疗后再进行关节腔注射。在注射过程中，医护人员需要与患者进行充分沟通，告知其注射的目的、注意事项及可能出现的不良反应，以增强患者的配合度。

第五章　外科护理及操作规范

第一节　普外科疾病护理

一、甲状腺功能亢进症

甲状腺功能亢进症是一种由于甲状腺分泌过多甲状腺激素引起的疾病。甲状腺激素是机体内调节代谢的重要激素，包括甲状腺素和三碘甲状腺原氨酸。它们影响机体多个器官和系统的代谢和生理功能，如心脏、肝、肌肉、骨骼、肾等。当甲状腺分泌过多的甲状腺激素时，机体的代谢率就会增加，从而导致多种症状和体征。

甲状腺功能亢进症是甲状腺疾病中最常见的一种，它通常发生于年轻成年人中，尤其是女性。其病因复杂，包括自身免疫、甲状腺肿瘤、甲状腺结节等多种因素。此外，使用某些药物和营养不良也可导致甲状腺功能亢进症的发生。

甲状腺功能亢进症的症状和体征因人而异，常见的症状包括心悸、失眠、多汗、手抖、食欲亢进、消瘦、疲劳等。此外，由于甲状腺激素的作用，患者常常出现心律失常、心脏扩大、骨质疏松等并发症。在女性中，甲状腺功能亢进症还可能导致月经失调和不孕。

（一）护理评估

甲状腺功能亢进症的护理评估是指护理人员通过对患者生理、心理、社会和环境等方面的评估，了解患者的病情和治疗情况，制订个性化的护理计划，为患者提供全面、有效的护理服务。以下是甲状腺功能亢进症的护理评估内容。

1. 生理方面的评估

（1）甲状腺功能亢进的程度：通过检查患者的甲状腺激素水平、TSH 水平、T_3 水平等指标，评估患者甲状腺功能亢进的程度。

（2）神经－肌肉系统的评估：评估患者的神经－肌肉系统的症状和体征，包括心率、体温、是否有手颤、是否出现肌萎缩等。

（3）心血管系统的评估：评估患者的心血管系统症状和体征，包括心率、心律、血压、心音等。

（4）消化系统的评估：评估患者的消化系统症状和体征，包括食欲情况、消化不良、腹泻、便秘等。

2. 心理－社会评估

（1）患者的情绪和心理状态：评估患者的情绪和心理状态，了解患者对疾病和治疗的态度、情绪反应。

（2）患者的社会支持系统：评估患者的社会支持系统，包括家庭、朋友和社区支持系统等。

（3）患者的自我效能感：评估患者的自我效能感和应对能力，了解患者的自我管理能力和对治疗的配合程度。

3. 社会和环境方面的评估

（1）患者的家庭环境和生活方式：了解患者的家庭环境和生活方式，制订适合患者的护理计划。

（2）患者的工作和社交活动：评估患者的工作和社交活动，制订适合患者的康复计划。

（3）患者的经济状况和保险情况：评估患者的经济状况和保险情况，了解患者治疗费用的来源，提供相应的帮助和支持。

（二）护理措施

1. 一般护理

（1）营养支持：甲状腺功能亢进症患者因机体代谢率增加、能量消耗量增加，需要提供足够的热量和营养，以维持机体的代谢需求。护理人员应指导患者摄入高蛋白、高热量、低脂肪、低碳水化合物的饮食，避免摄入过多刺激性食物和饮料，如咖啡、酒精、辛辣食物等。建议患者多食用含有碘、维生素、矿物质的食物，如海藻、海鲜、蔬菜等，有助于促进甲状腺激素的合成和代谢。

（2）睡眠管理：甲状腺功能亢进症患者常伴有失眠和焦虑症状，应加强睡眠管理，建立良好的睡眠习惯，保证充足的睡眠时间和质量。建议患者在睡前放松身心，如听轻音乐、洗温水澡等，避免过度疲劳和剧烈运动。如果患者存在失眠和焦虑症状，可考虑使用安眠药、镇静剂等药物。

（3）心理支持：甲状腺功能亢进症患者常伴有情绪不稳定、焦虑、抑郁等心理症状，应加强心理支持，及时发现和干预患者的心理问题，缓解患者的情绪压力。护理人员应与患者建立良好的关系，关心患者的生活和健康，增强患者的信心和自信心，鼓励患者积极面对治疗和康复。同时，护理人员还应指导患者参加心理治疗、心理咨询等活动，提供心理疏导和支持。

（4）安全保护：由于甲状腺功能亢进症患者常伴有心律失常、心脏扩大等并发症，因此应加强安全保护，注意防止意外伤害和并发症的发生。护理人员应定期监测患者的心率、血压等指标，避免其剧烈运动和过度劳累。对于容易出现晕厥和痉挛的患者，应特别注意其安全保护，防止发生意外伤害。

2. 症状护理

（1）心律失常：甲状腺功能亢进症患者常伴有心律失常，护理人员应定期监测患者的心律和心电图变化，及时发现和干预心律失常。对于较严重的心律失常，应及时联系医师调整药物治疗，避免心律失常加重而导致心力衰竭等严重并发症的发生。

（2）高血压：甲状腺功能亢进症患者常伴有高血压，护理人员应定期监测患者的血压水平，及时调整药物剂量，控制血压水平。若患者血压水平较高，应及时联系医师调整药物治疗，避免高血压加重导致脑血管疾病等严重并发症的发生。

（3）多汗症：甲状腺功能亢进症患者常出现多汗症状，护理人员应加强患者皮肤护理，保持皮肤清洁、干燥，避免皮肤感染和水分、电解质丢失。建议患者多喝水，避免过度出汗导致脱水，同时注意控制室温和湿度，减轻多汗症状。

（4）腹泻：甲状腺功能亢进症患者常伴有腹泻，护理人员应注意监测患者的排便情况，及时调整饮食，避免其过多摄入刺激性食物和饮料，同时注意补充水分和电解质。建议患者多食用易消化的食物，如米粥、面条、稀饭等，避免摄入油腻和刺激性食物。

（5）骨质疏松：甲状腺功能亢进症患者易发生骨质疏松，护理人员应加强饮食和营养支持，同时加强体育锻炼，促进骨骼健康。建议患者增加钙、维生素 D 等营养素的摄入，多食用牛奶、酸奶、豆制品等，同时加强体育锻炼，如散步、跑步、游泳等，促进骨骼健康。

3. 术后护理

（1）术前准备：术前应进行全面评估，包括病史采集、体格检查、甲状腺功能检查等，了解患者的具体情况，避免手术风险的发生。

（2）术后监测：手术后应对患者进行密切监测，包括观察患者的呼吸、心率、血压、排泄情况等，及时发现和处理术后并发症。

（3）伤口护理：手术后应注意伤口护理，包括清洁伤口、更换敷料等，避免伤口感染和出血。

（4）药物管理：手术后应注意药物管理，包括使用抗生素、止痛药等，避免药物不良反应的出现。

（5）营养支持：手术后应加强患者的营养支持，提供易消化、高热量、高蛋白的饮食，促进术后恢复。

（三）健康教育

1. 引导患者在工作、学习和生活中合理安排时间，避免过度紧张。教育患者了解导致甲状腺危象的因素，特别是精神因素在疾病发作中的重要作用。

2. 要求保守治疗的患者坚持长期服用抗甲状腺药物，并且在手术后按照医嘱服用药物，不要自行减量或停药。告知患者有关药物的常见不良反应。

3. 教育患者每日早晨自行监测脉搏和体重。告知患者，脉搏减缓、体重增加和排便次数减少是治疗有效的标志。

4. 建议保守治疗的患者采取低碘、高热量、高蛋白和高维生素的饮食，并且要分次进食。

5. 教育患者术后要坚持进行颈部锻炼，以防止因瘢痕挛缩而导致的功能障碍。

6. 向患者传授甲状腺功能亢进症的相关知识，并提供防护眼部的方法。

7. 督促患者按时进行门诊随访，检查血常规、肝功能和甲状腺功能，及时了解病情的变化情况。

二、乳房肿瘤

乳房肿瘤是指发生在乳房组织中的一类肿瘤，包括良性肿瘤和恶性肿瘤两种类型。良性肿瘤通常生长缓慢、边界清晰、不侵犯周围组织，一般不会对身体健康产生严重影响，但也需要及时治疗和监测。而恶性肿瘤则具有恶性生长和转移的特点，严重影响身体健康，需要尽早诊断和治疗。

乳房肿瘤的发生和发展涉及许多因素，包括年龄、性别、家族史、激素水平、饮食、生活方式等。45 岁以上女性是乳房肿瘤的高发人群，同时家族史、早发性月经、晚绝经等也与乳房肿瘤的发生有一定的关联。因此，对于高风险人群应定期进行乳腺检查，及时发现和治疗肿瘤。

乳房肿瘤的症状和表现多种多样，早期可能没有明显症状，或者仅表现为乳房的不适感。随着肿瘤的生长和发展，症状会逐渐加重，包括乳房的肿块、乳头溢液、乳头内陷等。如果疑似患有乳房肿瘤，应及时进行检查和诊断，以便尽早发现和治疗。

常用的乳腺检查方法包括乳房超声、乳房钼靶、磁共振成像等。当发现乳房肿瘤时，需要进一步明确肿瘤的性质和分级，并根据患者的具体情况选择合适的治疗方法。目前常用的治疗方法包括手术、放疗、化疗和内分泌治疗等。

（一）护理评估

乳房肿瘤的护理评估是指护理人员在对乳房肿瘤患者进行护理过程中，通过对患者生理、心理、社会和环境等方面的评估，制订个性化的护理计划，以便为患者提供全面、有效的护理服务。

1. 生理方面的评估

（1）肿瘤的位置、大小和形态：通过触摸肿瘤和检查影像学资料来确定肿瘤的位置、大小和形态。

（2）肿瘤的类型和分级：通过肿瘤的组织学检查来确定肿瘤的类型和分级，以便制订有针对性的治疗计划。

（3）患者的身体状况：包括患者的身高、体重、体温、血压、心率、呼吸、意识等方面的检查。

（4）患者的营养状况：评估患者的饮食习惯和营养状况，制订个性化的营养计划。

2. 心理方面的评估　同甲状腺功能亢进症中“心理方面的评估”。

3. 社会和环境方面的评估　同甲状腺功能亢进症中“社会和环境方面的评估”。

（二）护理措施

1. 术前护理

（1）健康宣教：在患者来院之前，医护人员需要向患者进行健康宣教，告知她有关乳房肿瘤的病因、发病率和危险因素，以及可能需要进行的检查和治疗方法等。护士需要耐心解答患者的疑问，以提高患者的治疗意愿和抗击病情信心。

（2）心理疏导：乳房肿瘤的诊断对于患者来说是一个沉重打击，因此护士需要为患者提供心理疏导，帮助她们缓解紧张情绪和焦虑情绪，增强治疗信心。

（3）皮肤护理：术前要对患者的乳房和周围的皮肤进行清洁和消毒，以减少手术感染的风险。护士需要注意消毒时的护理方法和使用的护理用品，以保证消毒效果。

（4）饮食护理：患者术前需要注意饮食，避免食用辛辣、刺激性食物，以免刺激乳房和引起肠胃不适。护士应该根据患者的口感和疾病特点，提供高蛋白、低脂肪、易消化的食物，以帮助患者维持体力和营养。

2. 术后护理

（1）皮肤护理：术后护理需要对患者的切口进行清洁和消毒，并对乳房周围的皮肤进行护理，以减少感染的风险。护士需要观察患者的伤口愈合情况和出现的异常情况，及时报告医师。

（2）疼痛管理：乳房肿瘤手术后，患者可能会出现不同程度的疼痛，护士需要根据患者的疼痛程度，给予适当的镇痛药物，并观察疼痛的缓解情况。同时，护士还需要进行疼痛的评估和记录，以便医师及时调整治疗方案。

（3）活动护理：术后的患者需要保持适当的活动，以防止肌肉萎缩和静脉血栓的形成。护士应该协助患者进行床上体位转换和早期行动训练，并根据患者的情况和医师的建议进行适当的活动和锻炼。

（4）饮食护理：乳房肿瘤手术后，患者需要注意饮食，避免过度饮食和过度饮水，以免影响手术效果和引起消化不良。护士需要根据患者的病情和医师的建议，提供适宜的营养餐，以帮助患者恢复身体功能。

（5）心理护理：术后的患者可能会出现焦虑、抑郁和情绪低落等问题，护士需要通过心理疏导和交流，帮助患者缓解不良情绪和焦虑感，增强自信和战胜疾病的信心。

（6）健康宣教：术后的患者需要接受术后恢复和护理的宣教，包括伤口护理、饮食调理、锻炼训练、药物管理等。护士应该耐心解答患者的问题，并提供实用的指导和建议，帮助患者更好地恢复和康复。

3. 护理注意事项

（1）观察患者的体温、血压、脉搏、呼吸等生命体征，及时发现和处理异常情况。

（2）观察患者的排泄情况，包括排大小便的次数、便秘情况、是否有尿失禁等，及时发现并处理问题。

（3）对于患者出现的不适症状，护士应该及时询问和记录，以便医师及时处理和调整治疗方案。

（4）对于患者的药物管理，护士需要注意药物的名称、剂量、用法和不良反应，及时记录和报告。

（5）护士需要加强与患者及其家属的交流和沟通，了解患者的需求和感受，提供个性化的护理服务。

（6）护士需要保持良好的工作态度和职业精神，严格遵守医疗纪律和规范，提高护理质量和效果。

（三）健康教育

1. 增强妇女乳腺自查的意识，普及乳腺癌预防知识，鼓励每个月定期进行乳房自我检查。检查时可采用直立或仰卧姿势，用手指从乳房外围开始，沿着圆形或四分位分别触诊，触摸至乳头处，以早期发现肿块。

2. 术后患者要定期进行另一侧乳房及手术区域的自我查体，以便及时发现复发、转移病灶，进行有效治疗。

3. 对于使用雄激素治疗的患者，护理人员需要告知其可能出现的不良反应，如多毛、面红、粉刺增多、声音低哑、头发减少、性欲增强等，并鼓励其坚持用药，完成治疗。

4. 术后患者不宜搬动、提拉重物，避免测血压、静脉穿刺等动作，以免影响术后恢复。护理人员需要引导患者坚持术侧上肢的康复训练，促进其身体功能的恢复。

5. 对于放疗或化疗的患者，护理人员需要督促其遵医嘱坚持治疗，定期复查，以及在术后五年内避免妊娠，以保证治疗效果和预防病情复发。

6. 护理人员需要加强与患者的沟通和交流，了解患者的需求和感受，提供个性化的护理服务，以促进患者身心健康的全面恢复。同时，也要引导患者重视复诊，定期到医院接受复查和治疗，以预防病情恶化。

三、急性阑尾炎

急性阑尾炎是指由阑尾的急性炎症引起的一种急性腹痛疾病。如果不及时处理，会引起腹膜炎、脓肿、穿孔等严重后果。因此，护理是治疗急性阑尾炎的重要环节之一。

（一）护理评估

1. 既往病史和家族史　对于急性阑尾炎患者，需要详细了解患者的既往病史和家族史，包括过去是否有过类似的腹痛症状、消化系统疾病、肠道感染等。同时还需要询问患者是否有遗传性疾病或家族中是否有类似病史。

2. 疼痛评估　急性阑尾炎患者的主要症状是右下腹痛，因此需要对疼痛进行评估。评估时需要询问患者疼痛的性质、程度、持续时间等，并根据疼痛的评估结果，制订相应的疼痛管理计划。

3. 体温和心率监测　急性阑尾炎患者常常伴有发热和心率增快等症状，因此需要监测患者的体温和心率。体温监测可以通过测量腋下或口腔温度来进行，心率可以通过手动或自动心率监测仪来进行。

4. 腹部检查　急性阑尾炎患者需要进行腹部检查，包括观察腹部是否出现膨胀、压痛、肌紧张等症状，以及进行肠鸣音听诊等。对于怀疑急性阑尾炎的患者，还需要进行反跳痛检查和直肠指检等。

5. 患者的精神状态和营养状况　急性阑尾炎患者常常伴有情绪不稳定、食欲下降等症状，因此需要评估患者的精神状态和营养状况。需要了解患者的情绪波动、睡眠质量、食欲等，同时还需要评估患者的营养状况和饮食习惯，以便制订相应的营养支持计划。如果患者情绪不稳定或出现焦虑等情况，可以采用心理疏导等措施进行支持。

6. 评估并预防并发症　急性阑尾炎患者需要评估并预防可能的并发症，如腹膜炎、感染性休克等。应密切关注患者的生命体征，及时发现和处理可能的并发症，防止病情恶化。

7. 术后护理评估　对于接受手术治疗的急性阑尾炎患者，需要进行术后护理评估，包括伤口愈合情况、肠功能恢复情况、感染和出血等并发症的发生情况等。同时还需要对患者进行疼痛管理、营养支持、卫生护理等工作，确保患者能够快速、有效地恢复健康。

（二）护理措施

1. 术前护理

（1）疾病宣教：护理人员要向患者进行疾病宣教，介绍疾病的相关知识，包括病因、临床表现、治疗方法和注意事项等。让患者了解疾病的危害性和治疗的必要性，以增强患者的合作度和治疗信心。

（2）检查和评估：对患者进行全面的身体检查和评估，了解患者的病情、病史、病情变化等情况。并对患者进行相关检查，如血常规、肝功能、肾功能、电解质、心电图等检查，以评估患者的手术风险和制订相应的手术方案。

（3）准备手术：为患者准备好手术所需的器械、药物等，检查手术器械的完整性和有效性，确保手术顺利进行。

（4）术前准备：告知患者手术的时间、地点、手术方式、麻醉方式等情况，并指导患者在手术前的禁食和准备工作。

2. 术后护理

（1）观察和记录：术后护理的重点是观察和记录患者的病情变化、生命体征。护理人员要密切观察患者的体温、脉搏、呼吸、血压等生命体征的变化情况，并及时记录和报告医师。

（2）监测排泄情况：术后护理还需要监测患者的排泄情况，包括排大小便情况和引流管的引流情况。如发现异常情况，及时进行处理。

（3）控制疼痛：手术后患者可能会出现疼痛，护理人员需要控制疼痛，减轻患者的不适感受和焦虑。对于轻度疼痛者，可以给予口服镇痛药物；对于严重疼痛者，可以通过静脉注射镇痛药物来缓解疼痛。

（4）饮食和营养：术后患者需要注意饮食和营养，以促进身体恢复。护理人员需要根据医嘱为患者提供适当的饮食，如高蛋白、高维生素、低脂肪、易消化的食物，以及充足的水分。饮食过程中要注意避免肠胃刺激，以免影响术后恢复。

（5）动静脉通路护理：术后患者需要进行输液和注射药物治疗，护理人员需要对患者进行动静脉通路的护理，包括静脉注射、药物配制、输液监测等工作。护理人员还需要定期更换输液管路，避免细菌感染。

（6）创面护理：术后患者需要对创面进行护理，包括更换敷料、创面清洁、观察创面渗出情况等。护理人员需要按照医嘱进行创面处理，并避免感染和创口裂开。

（7）早期康复训练：术后患者需要进行早期康复训练，包括早期起床、逐渐增加活动范围等。护理人员需要进行相关康复训练指导，以帮助患者尽快恢复身体功能。

（三）健康教育

1. 对于非手术治疗的患者，需要向他们解释为什么需要禁食，以及禁食的目的、重要性。同时，还需要教会患者自我观察腹部症状和体征变化的方法，以便及时发现和处理可能的并发症。

2. 对于手术治疗的患者，需要指导他们术后饮食的种类和量，嘱其避免暴饮暴食。同时，还需要向患者介绍术后早期离床活动的意义，鼓励患者尽早下床活动，促进肠蠕动恢复，预防术后肠粘连等并发症。

3. 出院时，需要对患者进行详细的指导，告知他们应该如何处理腹痛、腹胀等不适症状，并在必要时及时就诊。同时，还需要督促患者遵守医嘱，按时服药、定期复查，以便及时发现和处理病情变化。

四、肠梗阻

肠梗阻是指由于某种原因导致肠道腔道阻塞，进食和排便等功能受到影响的疾病。肠梗阻可分为机械性肠梗阻和非机械性肠梗阻两种。机械性肠梗阻是由于肠道内部或外部压迫、牵拉、扭曲、粘连等原因导致肠道腔道狭窄或完全闭塞所引起的，常见原因包括肠套叠、肠扭转、肠憩室、腹膜炎、肿瘤等；而非机械性肠梗阻则是由于肠道功能障碍、神经病变、代谢性异常等原因引起的肠道蠕动障碍，以及肠道内气体和液体的潴留所导致的症状。

肠梗阻的主要症状包括腹部疼痛、呕吐、腹胀、便秘、腹泻等，严重时还会引起电解质紊乱、脱水、感染等并发症。肠梗阻的治疗首先要明确病因，对机械性肠梗阻可以采取手术治疗，非机械性肠梗阻可以通过药物治疗进行缓解。此外，在治疗肠梗阻的同时，还需要进行支持性治疗，如控制疼痛、纠正脱水和电解质紊乱、预防感染等。

（一）护理评估

1. 疼痛评估　肠梗阻患者的主要症状之一是腹部疼痛，因此需要对疼痛进行评估。评估时需要询问患者疼痛的性质、程度、持续时间等，并根据疼痛的评估结果，制订相应的疼痛管理计划。在治疗过程中，需要密切关注患者的疼痛症状，根据患者的反馈及时调整疼痛管理措施。

2. 体征监测　肠梗阻患者的体征监测非常重要，包括血压、心率、呼吸、体温、腹部触诊、肠鸣音等。需要密切关注患者的生命体征变化，发现可能的并发症并及时处理。

3. 水、电解质平衡评估　肠梗阻患者常常伴随有呕吐、腹泻等症状，易造成水电解质平衡失调，因此需要进行水、电解质平衡的评估。需要监测患者的体液、电解质、酸碱平衡等指标，及时发现并处理可能的异常。

4. 饮食评估　对于肠梗阻患者，需要进行饮食评估，制订相应的饮食计划。饮食计划应该根据患者的病情和消化功能情况来制订，避免刺激性食物和高脂肪、高蛋白食物等。需要监测患者的饮食情况和营养摄入量，保证患者的营养需求得到满足。

5. 精神状态评估　肠梗阻患者常常伴有情绪不稳定、焦虑等症状，需要进行精神状态评估，并采取相应的支持措施，如心理疏导、音乐疗法、放松训练等，帮助患者缓解情绪压力，促进身心健康。

6. 安全评估　肠梗阻疾病，可能会影响患者的行动能力和自理能力，需要对患者进行安全评估。需要评估患者的跌倒风险、移动能力、自理能力等，并采取相应的安全措施，如加固床栏、防止滑倒、协助患者行动等，保证患者的安全。

7. 康复评估　肠梗阻患者在治疗后需要进行康复评估，根据患者的病情和康复情况，制订相应的康复计划。需要评估患者的肠功能恢复情况、疼痛程度、精神状态、营养状况等，根据评估结果调整康复计划，帮助患者早日恢复健康。

（二）护理措施

1. 一般护理

（1）病情监测：护理人员需要对患者的病情进行监测，包括心率、血压、呼吸、体温等指标的监测，以及肠鸣音、腹胀等症状的观察。对于病情发生变化的患者，护理人员需要及时采取相应措施，如通知医师进行治疗调整。

（2）保持通畅：肠梗阻患者需要保持肠道通畅，护理人员需要对其进行灌肠和排便护理。对于无法自主排便的患者，可以通过肛门贴敷、灌肠等方式进行辅助排便。

（3）维持水、电解质平衡：肠梗阻患者需要进行液体和电解质的补充，以维持水、电解质平衡。护理人员需要根据医嘱进行液体和电解质的补充，并监测患者的液体和电解质平衡情况。

（4）疼痛管理：肠梗阻患者常常会出现腹痛等症状，护理人员需要对患者进行疼痛管理，缓解患者的疼痛感。可以通过口服或静脉注射镇痛药物来缓解疼痛感。

（5）皮肤护理：长期卧床的患者容易出现压疮等皮肤损伤，护理人员需要对患者进行皮肤护理，采取定时翻身、更换床单等措施，以免发生皮肤损伤。

2. 症状护理

（1）腹胀护理：肠梗阻患者常常会出现腹胀等症状，护理人员可以采用为患者取俯卧位或左侧卧位、按摩患者腹部等方法缓解腹胀感。

（2）恶心、呕吐护理：肠梗阻患者常常会出现恶心、呕吐等症状，护理人员需要对其进行恶心、呕吐的护理，可采用口腔清洁、饮食调整、药物治疗等措施。如果患者出现呕吐，要及时清理呕吐物，避免发生感染。

（3）腹泻护理：肠梗阻患者术后常常会出现腹泻，护理人员需要定期监测患者的腹泻情况，及时更换尿布、清洗患者的臀部，避免造成皮肤破损。

（4）营养支持：肠梗阻患者需要营养支持，护理人员需要根据患者的营养状况和医嘱对其进行营养支持，避免出现营养不良。

3. 术后护理

（1）疼痛管理：肠梗阻术后患者常常会出现术后疼痛，护理人员需要及时进行疼痛管理，采用药物治疗或其他非药物治疗方法缓解疼痛。

（2）伤口护理：肠梗阻术后患者的伤口需要定期更换敷料和消毒，护理人员需要严格按照医嘱和操作规范进行伤口护理，避免感染和出现其他并发症。

（3）恢复训练：肠梗阻术后患者需要进行恢复训练，护理人员可以根据医嘱和患者的情况对其进行功能锻炼、体力恢复训练，帮助患者尽早恢复身体功能。

（4）营养支持：肠梗阻术后患者需要营养支持，护理人员需要对其进行饮食指导，根据医嘱和患者的情况给予营养支持，帮助患者尽早恢复身体健康。

（5）术后并发症的预防和处理：肠梗阻术后患者需要定期进行术后复查，监测病情，预防和及时处理术后并发症，如肠粘连、肠梗阻再次发作等。

（三）健康教育

1. 建议患者注意饮食卫生，选择容易消化的食物，少量多餐，避免暴饮暴食。这有助于减轻肠道负担，促进消化吸收，避免对肠道造成过大的负担。

2. 提醒患者避免腹部受凉，勿在饭后进行剧烈活动，同时需要保持大便通畅。腹部受凉或饭后剧烈活动可能会引起肠道功能紊乱，加重肠道负担；而大便不畅则会加重肠道积压，导致肠道疾病的恶化。

3. 告知患者，如果出现腹痛等不适症状，应及时就诊，接受专业医师的诊断和治疗。早期诊断和治疗有助于避免肠道疾病的恶化，促进康复。

五、急性胰腺炎

急性胰腺炎是一种常见的胰腺疾病，主要特征是急性炎症反应和胰腺组织坏死。该疾病主要发生在中老年人群中，而饮酒、胆石症等因素是导致急性胰腺炎的主要原因。

急性胰腺炎的症状主要表现为腹痛、恶心、呕吐、发热、腹泻等。在疾病的早期，患者可能仅出现轻微的不适感，但病情严重时则可能出现休克、意识障碍等危及生命的并发症。

对于急性胰腺炎的治疗，一般需要采取综合治疗的方式。其中，早期积极的液体复苏和营养支持是治疗的重点，有助于保证患者的水、电解质平衡和营养供应。此外，还需要根据患者的病情，采取适当的药物治疗、手术治疗等措施。

预防是减少急性胰腺炎发生的重要措施。在日常生活中，需要注意饮食卫生，避免暴饮暴食，控制饮酒量；同时，还要预防胆石症等疾病，一旦发现及时进行治疗。

（一）护理评估

1. 术前评估

（1）病史评估：对急性胰腺炎患者进行病史评估，了解患者既往是否有胆道疾病、十二指肠病变等相关病史，以及是否有酗酒、暴饮暴食等不良生活习惯。

（2）疼痛评估：通过了解患者腹痛的诱因、部位、性质、程度及放射部位，能够更全面地了解患者的病情，并为后续的治疗提供指导。

（3）生命体征和消化道症状评估：对急性胰腺炎患者进行生命体征监测，观察是否有恶心、呕吐、腹胀、排气、排便异常等消化道症状。及时发现并处理可能出现的并发症，保证患者的生命安全。

（4）重症胰腺炎征兆评估：通过评估患者是否存在重症胰腺炎征兆，如腹膜炎、多器官功能障碍综合征等，能够更好地判断患者的病情，为后续治疗方案的制订提供依据。

（5）化验及检查结果评估：了解患者的化验及检查结果，包括血、尿淀粉酶的升高程度，血糖、电解质等其他生化指标，腹部B超和CT检查结果等，有助于医师评估患者的病情和指导治疗方案。

（6）心理状态和家庭支持评估：评估患者及其家属对疾病的认知程度、心理状态，以及患者的家庭支持状况，及时给予患者及其家属必要的心理支持和帮助，促进患者康复。

2. 术后评估

（1）麻醉和手术情况评估：了解患者的麻醉方式、手术方式、术中出血、用药、补液情况等，能够更好地了解手术过程中的情况，并及时发现、处理可能的问题。

（2）生命体征和伤口情况评估：对患者的生命体征和意识状态进行监测，观察手术切口的愈合情况和敷料情况，有助于发现、处理可能的并发症。

（3）引流管情况评估：监测各种引流管的情况，包括排气管、胃肠减压管等，确保引流通畅，避免引起感染或其他并发症。

（4）腹部体征变化评估：对患者的腹部体征变化进行观察和评估，如有无腹部肿胀、压痛、肠鸣音等，从而及时发现并处理可能的问题。

（5）检查和化验结果评估：了解各种检查和化验结果，包括血常规、尿常规、电解质、血糖、淀粉酶等指标的变化情况，有助于了解患者的病情和指导治疗方案。

（6）进食和营养状况评估：评估患者的进食和营养状况，包括饮食种类、量和营养摄入量等。制订相应的饮食计划和营养支持方案，帮助患者尽早康复。

（二）护理措施

1. 一般护理

（1）安静环境

急性胰腺炎患者需要在安静、舒适的环境下休息，避免紧张和刺激。

（2）监测体征

护理人员需要定期监测患者的生命体征，包括心率、呼吸、体温、血压等，及时发现和处理异常情况。

（3）病情观察

护理人员需要密切观察患者的病情变化，如疼痛程度，有无呕吐、腹泻等症状，及时与医师沟通和协商治疗方案。

（4）饮食管理

急性胰腺炎患者需要在医师的指导下进行饮食管理，严格控制饮食量和种类，避免食用油腻、辛辣、刺激性食物。

（5）精神护理

护理人员需要关心患者的情绪和心理状态，积极与患者沟通交流，缓解患者的精神压力。

2. 症状护理

（1）疼痛管理：急性胰腺炎患者常常会出现严重的腹痛，护理人员需要及时进行疼痛管理，采用药物治疗或其他非药物治疗方法缓解患者的疼痛。

（2）消化道症状管理：急性胰腺炎患者常常会出现恶心、呕吐、腹泻等消化道症状，护理人员需要给予相应的药物治疗，如抗恶心药、止泻药等。

（3）液体管理：急性胰腺炎患者需要定期补充液体，保持身体水平衡，护理人员需要按照医嘱和患者的情况给予足够的液体。

（4）血糖管理：急性胰腺炎患者常常会出现高血糖的情况，护理人员需要监测患者的血糖水平。

（5）心理护理：急性胰腺炎患者常常会出现情绪波动、焦虑、恐惧等心理问题，护理人员需要关心患者的心理状态，积极开展心理疏导和支持。

3. 术后护理

（1）术后监测：急性胰腺炎患者术后需要密切监测，护理人员需要定期观察患者的生命体征、手术切口情况、胰腺功能等，及时发现和处理异常情况。

（2）术后饮食管理：急性胰腺炎患者术后需要遵循医师的指导进行饮食管理，特别是在术后的早期，应该避免进食固体食物，采用液体或半流质饮食。

（3）术后疼痛管理：急性胰腺炎患者术后常常会出现严重的疼痛，护理人员需要进行疼痛管理，如采用镇痛药、按摩、热敷等方法缓解疼痛。

（4）术后康复训练：急性胰腺炎患者术后需要进行适当的康复训练，如呼吸训练、功能锻炼、肢体活动等，以促进身体的恢复和康复。

（5）术后并发症预防：急性胰腺炎患者术后需要注意预防并发症的发生，如感染、胰腺瘘、腹腔出血等，护理人员需要密切监测患者的病情，及时采取措施预防并发症的发生。

（三）健康教育

1. 饮食习惯教育　教育患者养成规律的饮食习惯，避免暴饮暴食，禁止食用刺激性强、产气多、高脂肪和高蛋白的食物，以防病情复发。

2. 戒烟、戒酒　建议患者戒烟、戒酒，避免烟酒对身体的危害，有助于预防胆石症等相关疾病的发生。

3. 胆道疾病治疗　嘱患者积极治疗胆道疾病，如胆石症、胆囊炎等，有助于降低胆道疾病对胆囊的损害，降低胆囊结石再次发作的风险。

4. 定期复查　督促患者定期门诊复查，以便及时了解病情的变化和调整治疗方案。同时，嘱患者如有紧急情况，应及时到医院就诊，避免病情加重。

第二节　骨科疾病护理

一、颈椎病

颈椎病是指颈椎部位的各种疾病，包括颈椎劳损、颈椎骨质增生、颈椎间盘突出等。其主要症状包括颈部疼痛、僵硬、头痛、肩背痛、手臂麻木、乏力等。颈椎病的发病原因较为复杂，包括颈部过度使用、姿势不当、颈部受伤、颈椎退行性病变等多种因素。

颈椎病的治疗包括保守治疗和手术治疗两种。保守治疗主要包括休息、物理治疗、药物治疗等措施，以缓解疼痛和改善颈椎功能。手术治疗适用于病情较为严重或保守治疗效果不佳的患者，包括颈椎内固定术、颈椎减压术等。

预防颈椎病主要是保持正确的颈部姿势、合理使用颈部、适量运动、避免颈部受伤等。同时，注意饮食卫生、加强营养、避免过度疲劳和情绪紧张等，也有助于预防颈椎病的发生。

（一）护理评估

1. 疼痛评估　颈椎病的主要症状是颈部疼痛，需评估患者的疼痛程度及其对日常生活的影响，根据疼痛程度制订针对性的护理方案。

2. 神经功能评估　颈椎病常常伴随着手臂麻木、乏力等神经功能异常，需评估患者的神经功能状态，及时发现并处理可能出现的并发症。

3. 功能状态评估　评估患者的颈椎功能状态，包括颈椎活动度、颈部肌肉力量等方面，及时发现并纠正颈椎姿势不良等不良习惯，促进颈椎功能恢复。

4. 药物治疗评估　对药物治疗的疗效进行评估，包括用药时间、用药剂量、用药效果等，调整治疗方案以提高治疗效果。

5. 病情观察　观察患者的病情变化，及时发现可能出现的并发症或病情加重等情况，采取相应的护理措施。

6. 饮食和营养评估　评估患者的饮食和营养状态，制订合理的饮食方案，如提供丰富的蛋白质、维生素和矿物质等营养物质，以促进颈椎的修复和功能恢复。

7. 心理护理评估　了解患者的心理状况，对患者进行心理支持和鼓励，缓解患者的焦虑和紧张情绪，促进病情的恢复。

（二）护理措施

1. 术前护理

（1）心理护理：积极与患者及其家属沟通，使他们了解术后康复的相关事项，如恢复期所需的时间、康复锻炼方法等，帮助他们消除对手术的恐惧，增强战胜疾病的信心。

（2）保守治疗：神经根型和交感型颈椎病适用于保守治疗。治疗方法包括如下4种。

1）头部牵引，可采用枕颌带坐位或卧位牵引，每日1～2次，每次20～30分钟，连续牵引3个月后休息2周。脊髓型颈椎病患者不宜进行此治疗。

2）理疗和按摩，可与牵引同时进行。

3）局部制动，使用颈领或支具固定颈部。

4）药物治疗，疼痛明显时可使用消炎镇痛剂或舒筋活血药物；疼痛缓解后，逐渐进行颈部各方向活动（如颈部“米”字运动）。

（3）术前准备

1）手术前进行特殊训练，包括床上肢体功能锻炼、床上排便训练和体位训练。床上肢体功能锻炼主要包括上、下肢的屈伸活动。床上排便训练应指导患者进行深呼吸和有效咳嗽。体位训练根据手术方式分为两部分：如为前路手术，术前 3 ～ 5 日指导患者用手自右向左牵拉气管、食管，以适应手术时的牵拉刺激；如为后路手术，术前 3 ～ 5 日指导患者练习俯卧位。

2）术前进行皮肤准备，进行各种常规检查，交叉配血和备血。

3）术前两日为患者准备合适型号的颈领或颈托，检查颈托是否合适，对软组织是否有压迫，固定是否牢固。

2. 术后护理

（1）床单位准备：准备麻醉床，备好氧气、心电监护仪、负压吸引吸痰装置，床边准备气管切开包、急救物品及药品。

（2）密切观察病情变化：详细记录患者血压、脉搏、呼吸和血氧饱和度。每小时测尿量 1 次，根据血压随时调节输液速度。重点观察患者呼吸的节律、频率、深浅，以及有无缺氧表现。

（3）保持呼吸道通畅：一旦出现呼吸困难、面部青紫，应立即通知医师，做好气管切开或再次手术准备。鼓励患者深呼吸和咳嗽，雾化吸入每日 2 ～ 3 次，以利于痰液排出。

（4）病情观察

1）观察患者伤口渗血、渗液、肿胀等情况，注意颈部有无增粗，发音是否改变。保持引流通畅，记录引流液的性质和量。

2）观察患者吞咽与进食情况，特别是术后 24 ～ 48 小时，并注意有无腹胀。

3）观察患者四肢感觉及运动功能。

（5）颈部围领制动

1）检查颈领或颈托是否合体，对软组织有无卡压，对皮肤有无摩擦，固定带是否牢固。

2）检查位置是否正确，松紧是否合适。

3）保持患者颈部皮肤清洁、干燥。

4）患者侧卧时，垫高头部，高度与肩同宽，使头、颈、躯干保持一直线。

5）患者平卧时，垫高头部 2 ～ 3cm，使头、颈、躯干保持一直线。意识清醒的患者可打开颈托，颈部两侧用砂袋固定。

（6）并发症的观察与处理

1）喉头水肿、血肿、肺不张、窒息：观察患者呼吸音、呼吸频率节律、咳嗽、咳痰、氧饱和度情况；观察有无气管移位，有无误吸及痰液堵塞；观察伤口引流是否通畅，有无形成切口皮下血肿。颈椎前路手术者如出现呼吸困难、颈部增粗，提示为深部血肿压迫气管所致，应立即通知医师，床旁剪开缝线，放开积血；颈椎后路手术者，如出现呼吸困难，提示为局部血肿或水肿压迫所致，应立即通知医师，准备气管插管；不伴有颈部肿胀的呼吸困难，多由喉头水肿所致，应立即通知医师，准备气管切开。

2）脊髓神经损伤：观察患者感觉、活动情况；与术前比较，如发现异常，应及时汇报医师。

3）脑脊液漏：观察患者伤口引流的量、颜色、性质，如量多、色淡或停引流管后切口渗液多、色淡，应及时通知医师，抬高床头，引流管暂不用负压，及时更换敷料，预防颅内感染。

（7）给予合理卧位：前路手术后患者可枕薄枕使颈部呈轻度屈曲位；后路手术后患者需去枕平卧位或枕薄棉垫。术后一般先平卧 2 小时，然后每 2 小时轴线翻身一次。搬动患者或翻身时，应保持颈部中立位，由专人保护头颈部。避免颈部扭曲或过伸，防止植骨块脱落。

（8）加强饮食护理：术后第一日，患者进食流质或半流质饮食，一日后视病情进普食，进高热量、高蛋白、高维生素、易消化饮食。评估患者的排便习惯及目前的排便情况，消除患者的心理顾虑，宣教防治便秘的相关知识，嘱患者保持大便通畅。

（9）指导功能锻炼：术后第一日，开始进行股四头肌收缩、踝关节活动，包括小关节活动，如握拳、足趾背伸等；术后第 2 ～ 3 日加强肌力练习，上肢以抓拿为主，下肢以屈伸为主，逐渐进行恢复生活自理能力的训练。术后第 4 ～ 7 日，患者可在床边尝试短距离站立及行走，确保平衡稳定。随着康复的进展，患者可在康复师的指导下逐步增加活动距离和强度，进行有氧锻炼和肌肉锻炼，以提高肌肉力量和耐力。

（10）康复护理：患者术后需要进行康复训练，以提高肌肉力量，防止关节僵硬，加速术后恢复。康复护理包括疼痛管理、肌肉力量训练、关节活动度训练、体能训练等。在康复过程中，需要定期评估患者的康复进度，调整康复方案，确保患者能够在最短的时间内恢复到最佳状态。

（11）术后健康宣教：术后需要加强对患者及其家属的术后护理知识和注意事项的宣教，包括疼痛管理、伤口护理、活动和卧位要求、饮食要求等。同时，还需指导患者及家属了解颈椎病的病因、预防措施及患者在家庭环境中如何进行康复训练，以促进患者的康复，并减少复发的风险。

（12）出院指导：出院前，向患者及其家属介绍出院后的护理要点，包括伤口护理、药物使用、康复训练、生活习惯调整等。确保患者及其家属充分了解并掌握相关知识，以便在家中继续进行术后康复。同时，安排定期复诊和康复治疗，以便及时评估患者的康复进度，调整治疗方案。

通过以上详细的术前、术后护理措施，可以有效帮助患者顺利度过手术期，加速术后康复进程，提高手术效果，降低术后并发症发生的风险。

（三）健康教育

1. 出院后，在 3 个月内，患者需要一直佩戴颈围，之后逐渐减少颈围的使用时间，开始可以在睡觉时摘掉颈围，逐渐适应后可以间断使用，直到完全不需要佩戴颈围。

2. 对于颈椎病患者来说，选择适合的枕头和睡姿非常重要。枕头的长度应该是 40 ～ 60cm 或者超过肩宽的 10 ～ 16cm，高度应该是 10 ～ 12cm，最好设计成中间低、两端高的样式。同时，需要定期改变头颈部的体位。

3. 嘱患者要养成良好的工作和学习习惯，避免长时间低头工作或躺在床上看书。在冬季和秋季要注意保暖，并避免各种引发症状的因素。

4. 督促患者定期复查。

二、腰椎间盘突出症

腰椎间盘突出症，简称腰椎间盘突出，是一种腰部疾病，主要是指腰椎之间的椎间盘突出并压迫周围神经根或脊髓引起的疾病。腰椎间盘是连接相邻两个腰椎的软骨组织，它能够起到缓冲和稳定的作用。

腰椎间盘突出症的症状包括腰痛、下肢放射痛、感觉异常、肌力减退等，病程可分为急性、亚急性和慢性三个阶段。常见的治疗方法包括保守治疗（如休息、物理治疗、按摩等）和手术治疗（如椎间盘切除术、椎间孔扩大术等）。对于患者来说，积极预防、合理锻炼及注意腰部健康是非常重要的。

（一）护理评估

1. 病情评估　是腰椎间盘突出症护理的核心，包括对病情的症状、体征、疼痛程度等进行详细的评估。病情评估应该包括以下三个方面。

（1）症状评估：评估患者的腰痛、下肢放射痛、感觉异常、肌肉无力等症状的程度和变化情况。

（2）体征评估：评估患者的神经系统状态、腰部肌力和张力、反射等体征的变化情况。

（3）疼痛评估：评估患者的疼痛程度和疼痛部位，采用疼痛评分工具对疼痛程度进行评估。

2. 治疗效果评估　是腰椎间盘突出症护理的另一个重要方面，通过对治疗效果的评估来确定是否需要调整治疗方案。治疗效果评估应该包括以下三个方面。

（1）物理治疗效果评估：评估患者接受物理治疗后的疼痛程度、肌肉力量和张力、神经系统状态等的变化情况。

（2）药物治疗效果评估：评估患者接受药物治疗后的疼痛程度、肌肉力量和张力、神经系统状态等的变化情况。

（3）康复锻炼效果评估：评估患者接受康复锻炼后的疼痛程度、肌肉力量和张力、神经系统状态等的变化情况。

3. 护理计划评估　是对护理计划进行评估和调整的过程，以确保护理计划的有效性和适应性。护理计划评估应该包括以下三个方面。

（1）护理计划的实施效果评估：评估护理措施的有效性和适应性，对照患者的病情和治疗效果进行评估。

（2）护理计划的调整和优化：根据评估结果对护理计划进行调整和优化，以达到更好的治疗效果和护理效果。

（3）护理计划的执行情况评估：评估护理计划的执行情况和效果，了解患者和护理人员对护理计划的掌握和理解情况，及时发现和解决问题。

（二）护理措施

1. 非手术治疗的护理

（1）休息：患者需要在硬板床上完全休息，抬高床头 20°，弯曲膝关节以放松背部肌肉。可以进行局部热敷和理疗。在卧床休息三周后，患者可佩戴护腰进行下床活动。

（2）牵引护理：进行骨盆牵引治疗时，牵引重量应在 7 ～ 15kg 之间。需定期检查牵引带压迫部位的皮肤，观察是否有疼痛、发红、破损、压疮等。在此期间，要做好基础护理，协助患者在床上排便。牵引治疗应持续三周，每日 1 ～ 2 次。

（3）按医嘱合理使用镇痛药物：确保患者有充足的休息和睡眠时间。观察并记录药物使用效果。

（4）指导患者正确起床方法：先抬高床头，患者将身体移至床边，将腿悬垂在床边，用手臂支撑身体，坐在床边；再将双脚放在地面，使用腿部肌肉将身体从坐姿转为站立姿势。患者躺下时，动作顺序相反。

（5）指导患者进行腰背肌功能锻炼：让患者避免做弯腰、长时间站立、举重等动作。

（6）术前准备和指导

1）指导患者在床上练习排便。

2）教会患者掌握轴线翻身动作及功能锻炼方法。

3）腰椎前路手术患者术前晚需进行肠道准备。

4）做好呼吸道准备，教会患者进行深呼吸和有效咳嗽。

2. 术后护理

（1）体位调整：术后 24 小时内，以平卧位为主，压迫伤口止血。每 2 ～ 4 小时为患者进行轴线翻身 1 次，保持脊柱平直，并对受压部位进行适当按摩，预防压疮。患者需连续卧床 1 ～ 3 周。

（2）生命体征观察：加强对患者的心电监护，观察生命体征变化。特别注意保持呼吸道通畅。

（3）观察病情变化

1）检查患者下肢皮肤的颜色、温度、感觉及运动功能恢复情况。

2）观察引流液的颜色、性质和量，注意是否有脑脊液泄漏、活动性出血等异常情况，如有异常应及时报告医师处理。引流管通常在术后 24 ～ 48 小时拔除。

3）检查手术切口敷料是否有渗出，以及渗出液的量、颜色、性质。及时更换敷料，防止感染。

（4）预防及护理并发症

1）椎间隙感染是手术的严重并发症，应根据医嘱使用抗生素治疗，以控制感染。

2）手术的常见并发症包括肌肉萎缩和神经根粘连。手术后应立即开始进行腰肌和臀肌锻炼，以防肌肉萎缩。指导患者进行直腿抬高训练，预防神经根粘连。

3）注意观察切口处是否有血肿，以及有无腹膜后大血管或器官损伤。

4）脑脊液漏是术后并发症之一，应观察伤口引流或渗液的量、色、性质。如发现引流液或渗出液较多、颜色淡，应及时通知医师以预防颅内感染。让患者多饮水、补充静脉液体，以缓解低颅压引起的各种症状。如疑似脑脊液漏，应为患者采取头低脚高位，抬高床头，暂停负压引流，及时更换敷料，预防颅内感染。

5）术后并发症还包括肺栓塞，其典型表现为咳嗽、胸痛、呼吸困难、低氧血症、意识改变等。治疗措施包括呼吸支持疗法、头部降温、脱水疗法、镇静剂、抗凝治疗，严格控制晶体液量，并加大抗感染力度。

（5）功能锻炼：术后早期，指导患者进行四肢活动和直腿抬高训练。在术后第一周开始进行腰背肌功能锻炼。

总之，在患者接受腰椎间盘突出治疗的过程中，护理措施至关重要。无论是非手术治疗还是术后护理，都需要精细化的护理措施以提高患者康复质量。关注患者的生活细节、观察病情变化、预防并发症及指导功能锻炼，都有助于患者尽快恢复健康。

（三）健康教育

1. 教育患者了解腰椎间盘突出症的防治知识，指导患者经常变换体位，学会正确的坐、卧、立、行、劳动姿势。对于腰部劳动强度大的人员，建议其佩戴宽腰带以保护腰部。

2. 向患者讲解失用综合征的后果，帮助患者了解“动”与“静”及“练”与“养”的关系，合理地进行功能锻炼。

3. 提醒患者注意减轻腰椎负担，包括防止身体肥胖和职业病，以保护腰椎健康。

4. 指导患者在夏天合理使用冷风，切忌空调的冷风正对着腰部及后背吹送，以防止腰椎过度受凉引起不适。

5. 指导患者加强自我调整，保持情绪稳定、精神愉快，以促进身心健康。

6. 指导患者调理饮食，增强机体抵抗力，以预防疾病的发生和加速康复。

7. 建议患者在卧硬板床上休息，行走时佩戴支具，同时继续进行腰背肌锻炼，以加速恢复和防止复发。

8. 嘱患者在半年内不可提重物，弯腰动作应缓慢轻柔，以避免过度劳损腰椎。

三、半月板损伤

半月板是人类膝关节中非常重要的软骨结构之一，位于股骨和胫骨之间，帮助稳定膝关节并分担压力。半月板损伤是指半月板部分或全部断裂、移位、损伤，通常由于膝关节剧烈扭曲或过度屈伸等因素引起。

半月板损伤常见于年轻体育爱好者，如篮球、足球、网球爱好者等，也常见于老年人因退行性病变引起的损伤。半月板损伤的临床表现包括膝关节疼痛、肿胀，膝关节运动障碍，关节卡顿或失稳等。

半月板损伤的治疗方法包括保守治疗和手术治疗，保守治疗主要包括休息、物理治疗、药物治疗等；手术治疗主要包括半月板缝合、切除、移植等。治疗方法的选择取决于损伤的类型、程度和患者的年龄、健康状况等因素。

半月板损伤需要及时诊断和治疗，否则可能导致关节退行性病变和永久性关节损伤。预防半月板损伤的措施包括合理锻炼、运动前热身、佩戴合适的护具等。

（一）护理评估

1. 病情评估　对半月板损伤患者的症状、体征和疼痛程度进行评估。

（1）症状评估：评估患者的疼痛程度、肿胀、关节卡顿、失稳感、关节积液等症状的程度和变化情况。

（2）体征评估：评估患者的膝关节活动度、关节肿胀、关节稳定性、腘绳肌群力量等体征的变化情况。

2. 治疗效果评估　评估患者接受治疗后的疼痛程度、膝关节活动度、功能恢复情况等，以了解治疗效果的好坏。

（1）物理治疗效果评估：评估患者接受物理治疗后的疼痛程度、关节稳定性、腘绳肌群力量等的变化情况。

（2）药物治疗效果评估：评估患者接受药物治疗后的疼痛程度、关节活动度等的变化情况。

（3）手术治疗效果评估：评估患者接受手术治疗后的疼痛程度、关节活动度、关节稳定性等的变化情况。

3. 康复进展评估　评估患者的康复进展情况，以了解康复效果的好坏。

（1）康复锻炼效果评估：评估患者接受康复锻炼后的疼痛程度、关节活动度、肌肉力量等的变化情况。

（2）功能恢复情况评估：评估患者康复后的日常生活能力、工作能力等的变化情况。

（二）护理措施

1. 术前护理

（1）术前教育：通过对患者的术前教育，提高患者对手术的理解和认识，减轻患者的紧张和恐惧心理。

（2）术前准备：患者需要在手术前完成相关检查，如血液检查、心电图检查、胸部 X 线检查等。同时需要告知患者术前禁食、禁水等注意事项，以确保手术的安全性。

（3）患肢护理：术前应对患肢进行特别的护理，包括定位、加压包扎、保暖等，以减少手术中的出血和术后的水肿、疼痛。

（4）疼痛控制：对于疼痛敏感的患者，术前可以进行必要的疼痛控制，如局部注射麻醉等，以减轻术后的疼痛和不适。

2. 术后护理

（1）休息和活动：术后需要注意充分休息，避免长时间站立或行走。同时根据医师的指示帮助患者进行适当的康复锻炼，促进伤口愈合和康复。

（2）伤口护理：术后需要对伤口定期更换敷料、清洗伤口，并注意防止伤口感染。

（3）疼痛控制：术后患者可能会出现不同程度的疼痛和不适，需要进行必要的疼痛控制，如局部注射麻醉、口服镇痛药等。

（4）营养支持：术后需要注意患者的饮食营养，提供足够的蛋白质和维生素，以促进伤口愈合和康复。

（5）预防并发症：术后需要注意预防并发症的发生，如深静脉血栓、肺栓塞等。可采取必要的预防措施，如进行床上体操、穿着防压袜等。

（6）康复训练：术后需要进行相应的康复训练，如肌肉力量训练、关节活动训练等，以促进康复。具体而言，指导半月板损伤患者进行功能锻炼，包括以下 3 种训练。

1）静力股四头肌训练：患者采取坐位或仰卧位，下肢伸直，持续收缩股四头肌 6 ～ 10 秒后放松，稍作停顿，再反复练习 20 次，每日进行 2 ～ 3 次。

2）直腿抬高训练：患者采取坐位姿势，双手支撑床面，伸直膝关节，收缩股四头肌，将下肢抬高 15 ～ 20cm，保持 6 ～ 10 秒后放松，反复练习 20 次，每日进行 2 ～ 3 次。

3）膝关节屈伸训练：患者采取趴位姿势，膝关节足跟贴床面滑动，主动屈伸 20 次，每日进行 2 ～ 3 次。训练完毕后，可以给予局部冰袋冷敷 30 分钟，以缓解局部疼痛和肿胀。同时，建议抬高患肢（高于心脏水平）约 30 分钟，以促进静脉回流，减轻患肢肿胀。

以上训练应根据患者的具体病情、身体状况和康复情况进行个性化制订，同时应注意术后恢复的渐进性和科学性，避免过度训练和损伤复发。在进行训练过程中，需要注意患者的舒适度和安全性，及时发现并解决问题，以提高训练效果和康复效果。

（7）心理支持：术后需要对患者进行必要的心理支持，了解患者的情绪变化和心理状态，及时进行疏导和安慰，以提高患者的治疗效果和康复效果。

（8）营造良好的康复环境：术后需要为患者营造良好的康复环境，如清洁、安静、通风良好的病房或康复室，以提高患者的舒适度和治疗效果。

（9）定期随访：术后需要对患者进行定期随访，了解患者的康复进展和治疗效果，及时调整和优化护理计划，以促进患者的康复，使之尽早恢复正常生活。

（三）健康教育

1. 建议患者注意休息，避免过度劳累，以减轻关节的负担和疼痛。

2. 指导患者继续进行膝关节功能锻炼，以帮助恢复受损的关节功能和减少疼痛。嘱患者在医师的指导下进行合适的锻炼。

3. 督促患者按照医师的建议定期进行复查，以便及时发现并解决问题，保证治疗效果。

四、股骨头坏死

股骨头坏死是一种常见的骨髓性疾病，又称股骨头缺血性坏死。它是由于股骨头的血液供应不足，导致骨组织的坏死和破坏，从而影响髋关节的正常功能。

股骨头坏死是一种常见的髋关节疾病，常见于40岁以上的中老年人，男性比女性更常见。其病因尚不完全清楚，可能与长期使用激素、酗酒、高脂血症、放射治疗、肥胖、关节外伤和炎症等因素有关。

股骨头坏死的症状包括髋部疼痛、行走困难、疼痛加重、活动受限、肌肉萎缩等。早期症状可能不明显，但病情发展后疼痛会逐渐加重，严重的病例可能需要进行人工髋关节置换手术。

治疗股骨头坏死的方法包括手术和非手术治疗。非手术治疗主要包括休息、药物治疗、物理治疗和针灸等；手术治疗主要包括关节镜手术、骨折修复术、髋部手术和人工髋关节置换手术等。

（一）护理评估

1. 疼痛评估　评估患者的疼痛程度、疼痛部位、疼痛特点和疼痛对生活、工作的影响等情况，以便制订相应的疼痛管理计划。

2. 功能评估　评估患者的行走能力、活动范围、关节功能、肌力和平衡能力等情况，以便了解患者的康复进展和制订个性化的康复计划。

3. 心理评估　评估患者的心理状态、心理负担和应对能力等情况，以便提供必要的心理支持，帮助患者积极应对疾病和治疗过程中的挑战。

4. 营养评估　评估患者的营养状况、饮食习惯和食欲等情况，以便制订合适的营养计划，促进患者的康复。

5. 预防并发症评估　评估患者是否存在其他并发症，如肺部感染、静脉血栓形成等，并采取必要的预防措施，以避免疾病的恶化和并发症的发生。

（二）护理措施

1. 术前护理

（1）与患者及其家属进行充分沟通，减轻他们的焦虑情绪。让手术成功者分享经验，帮助未进行手术的患者重建信心，并鼓励他们在力所能及的范围内活动。

（2）协助患者完成日常生活护理，如皮肤护理等。

（3）术前七日停止使用阿司匹林和其他非甾体抗炎药物。

（4）抽取400～800mL自体血备用；进行髋关节X线检查，或进行股骨头CT扫描、MRI等检查。

（5）术前一日准备手术区皮肤，使用肥皂彻底清洗（包括会阴部）。对于脚气病患者，使用0.5%碘伏溶液进行消毒。

（6）术前教育患者进行深呼吸、有效咳嗽和床上排便。

（7）术前晚进行灌肠，睡眠不佳的患者按照医嘱在睡前口服镇静剂。

（8）术前禁食 8 小时、禁饮 4 小时。

2. 术后护理

（1）密切监测患者生命体征及伤口局部有无渗血、渗液情况，如有大量渗血应及时更换敷料。

（2）术后立即抽血检测血常规，根据病情回输术前自备血。

（3）保持伤口负压引流管通畅，观察引流液的性质和量。术后 8 小时内关节腔内引流血可通过自体血同输器处理后再回输给患者。严格执行无菌操作。

（4）术后按照医嘱使用抗生素 3 ～ 5 日，以预防感染。

（5）保持患肢外展中立位置，避免内旋或外旋，必要时穿防外旋鞋。后入路手术患者，向健侧卧位时双腿间夹一软枕。定时为患者翻身、叩背，预防压疮和坠积性肺炎。

（6）术后前三日给予清淡易消化饮食，三日后提供高热量、高蛋白质、高维生素、粗纤维食物，以促进伤口愈合和预防便秘。

（7）缓解患者疼痛，根据医嘱及时给予止痛药物。

（8）指导并协助患者进行功能锻炼，包括股四头肌锻炼、臀大肌锻炼、髋关节屈伸练习、外展肌和内收肌锻炼，以及臀中肌锻炼等。这些锻炼有助于患者尽快恢复关节活动从而提高生活质量。

（三）健康教育

1. 嘱患者避免髋关节过度屈曲，尽量不超过 90°。

2. 术前告知患者避免双腿交叉或盘腿，特别是前入路手术的患者需要特别注意。

3. 嘱患者避免脚尖过度内旋，以减轻髋关节的压力。

4. 在术后康复期，嘱患者避免坐在过矮的凳子上，以避免对髋关节的额外压力。

5. 在健侧侧卧时，嘱患者使用软枕夹住两腿，以保持髋关节的稳定性。

6. 在手术后的康复期，嘱患者使用扶拐进行行走，直到医师建议停止使用为止。

7. 督促患者遵医嘱在术后一个月、三个月、半年和一年进行复查，以确保康复效果，并根据复查结果制订下一步治疗计划。

五、四肢骨折

四肢骨折是指四肢骨骼发生断裂或破裂，通常由于外力作用造成，如交通事故、跌倒、运动等。骨折的严重程度可以根据骨折的位置、类型和复杂性来评估。四肢骨折会导致严重的疼痛、肿胀和功能障碍，需要及时进行诊断和治疗。

四肢骨折常见的类型包括开放性骨折、闭合性骨折、跳跃骨折、疲劳性骨折。开放性骨折，骨头突破皮肤，易感染。闭合性骨折，骨头没有突破皮肤，相对较安全。跳跃骨折，在重复运动的过程中发生，如跑步、跳跃等。疲劳性骨折，由于长时间的重复负荷和压力导致骨头疲劳和断裂。

治疗四肢骨折的方法包括保守治疗和手术治疗。保守治疗通常包括定位矫正、牵引、石膏固定、康复训练等。手术治疗则需要根据骨折的位置、类型和复杂性来选择手术方式，包括内固定术、外固定术、髓内钉固定等。

无论采用何种治疗方法，护理措施都是非常重要的，包括饮食管理、疼痛管理、伤口护理、康复锻炼等方面的综合护理。及时、正确的护理措施能够促进患者的康复，减少并发症的发生。

（一）护理评估

1. 疼痛评估　评估患者的疼痛程度，包括疼痛的性质、程度、持续时间等。及时采取措施缓解疼痛，如药物治疗、物理治疗等。

2. 功能评估　评估患者的四肢功能，包括活动度、肌力、肌肉萎缩程度等。根据患者的情况制订康复计划，促进肢体功能的恢复。

3. 感染风险评估　对开放性骨折的患者进行伤口清创和感染预防，并观察伤口的愈合情况，避免感染的发生。

4. 营养评估　评估患者的营养状况，特别是对于长期需要卧床休息的患者，应加强营养支持，避免因营养不良导致的并发症。

5. 心理评估　评估患者的心理状况，提供必要的心理支持和关注，帮助患者缓解紧张情绪，增强康复信心。

6. 并发症评估　评估患者的并发症发生风险，如深静脉血栓、肺部感染等，并采取必要的预防措施。

（二）护理措施

1. 基本护理

（1）为患者提供富含蛋白质、热量、钙、铁和维生素的饮食，以满足其营养需求。对于需要限制活动的患者，要适当增加膳食纤维摄入，嘱其多喝水，预防便秘和肾结石的发生。

（2）协助患者建立有规律的生活习惯，确保定时进食，并根据患者的口味适当调整饮食。在保证营养供给的前提下，尽量满足患者的喜好，调整饮食结构。

（3）照顾患者的生活需求，满足其基本的生活需要，满足患者在起居、饮食、卫生等方面的需求。保持室内环境整洁卫生，提高患者的舒适度。

2. 观察病情　对重症患者，需密切观察生命体征和意识状况，做好记录，并及时执行医嘱，如补液、输血、补充血容量等。必要时，监测中心静脉压，记录 24 小时体液出入量；对危重患者，应及时转入 ICU 接受监护。对有意识和呼吸障碍的患者，必要时进行气管切开，给予吸氧或人工呼吸。对休克患者应按照休克护理进行处理。

3. 疼痛管理　疼痛可能是由创伤、骨折、手术切口等原因引起的，也可能是由骨折固定不当、神经血管损伤、伤口感染或组织压迫缺血等原因造成的。针对不同疼痛原因，应进行对症治疗。受伤后的前 24 小时可进行局部冷敷，以收缩血管、减少血液和淋巴液渗出，缓解水肿和疼痛。24 小时后，可进行局部热敷，以减轻肌肉痉挛和关节骨骼疼痛。

受伤肢体应固定并抬高，以减轻肿胀引起的疼痛。在明确疼痛原因的情况下，可根据医嘱使用止痛药。在执行护理操作时，动作应轻柔、准确，避免粗暴剧烈。如需移动患者，应在患者配合的情况下，对受伤部位给予充分的扶托保护，缓慢移至舒适体位，尽量一次性完成，避免加重患者疼痛。

4. 保持循环功能并减轻肢体水肿　局部创伤、挤压伤、静脉回流不畅、骨折内出血、过紧固定或血管损伤修复较迟等因素都可能导致组织灌流不足和肢体肿胀。针对这些问题，应采取以下措施。

（1）根据患者的具体情况选择合适的体位，适当抬高患肢，促进静脉回流。对股骨颈骨折患者，应保持肢体外展中立位，以防止髋关节内收、外旋引起脱位。对股骨干骨折患者，应保持患肢外展、抬高位。对长期固定及关节内骨折患者，应保持患肢处于功能位。

（2）针对出血情况，应迅速采取适当措施进行止血。对四肢骨折患者，要密切观察肢端是否出现剧痛、麻木、皮肤温度降低、苍白或发绀等现象；同时注意观察肢端、甲床的血液充盈时间是否延长、脉搏是否减弱或消失等动脉血供受阻的迹象。如发现异常，应立即通知医师进行相应处理。切勿进行局部按摩、热敷或理疗，以免加重组织缺血和损伤。

5. 预防感染　在现场急救时，务必注意保护伤口，避免二次污染和细菌侵入深层组织。对开放性骨折患者，应尽快进行清创术，确保有效引流，并按照医嘱正确使用抗生素，加强全身营养支持。要注意观察患者伤口状况，如发现红肿、热痛及波动感等异常情况，应立即报告并协助医师进行伤口处理。

6. 牵引患者的护理

（1）保持牵引的有效性：每日检查牵引装置及效果、包扎的松紧度，以及是否存在滑脱或松动现象；确保牵引锤悬空、滑车灵活；告知患者及其家属不要擅自改变体位，严禁随意增减牵引重量；对于颅骨牵引患者，每日需将颅骨牵引弓的靠拢压紧螺母拧紧 0.5 ～ 1 圈，防止颅骨牵引弓松脱；在进行肢体牵引时，应每日测量两侧肢体的长度，避免过度牵引。

（2）保持血液循环的有效性：观察患肢肢端血液循环是否出现肿胀、麻木、皮温降低、色泽改变及运动障碍等异常现象，如有异常，及时通知医师并进行相应处理。

7. 石膏固定患者的护理

（1）对刚完成石膏固定的患者，需进行床头交接班。

（2）石膏绷带包扎后，应等待其自然硬化。在石膏未干透之前，尽量减少患者的移动，避免用手指按压石膏，以免导致内部凸起，压迫局部组织。如需移动患者，应用手掌托起。为加速石膏干燥，防止变形，夏天可使用电扇吹风；冬天则可使用灯烤，但需注意灯烤的距离和温度适中，以免造成烫伤。

（3）抬高患肢，使患处高于心脏水平 20cm，以利于淋巴和静脉回流，减轻肢体肿胀。

（4）保持石膏整洁，避免尿液、排泄物、饮料和食物等污染石膏。如有污染，可用毛巾蘸肥皂和清水擦洗干净。擦洗时，水分不宜过多，以免石膏软化变形。严重污染时应及时更换。

（5）观察石膏创面。检查石膏创面是否有出血，是否渗出至石膏表面，必要时开窗或拆除检查。拆除石膏绷带后，用温水清洗患肢，并用凡士林涂抹皮肤。

8. 并发症护理

（1）脂肪栓塞：为患者安排高坐位卧姿。给予高浓度氧以去除局部缺氧和脂肪颗粒表面张力，使用呼吸机以减轻和抑制肺水肿的发生。监测生命体征和动脉血气分析。保持患者呼吸道通畅，维持体液平衡。遵医嘱使用肾上腺皮质类固醇、抗凝血剂等药物对症治疗。

（2）血管、神经损伤及骨筋膜室综合征：对于石膏、夹板等外固定过紧导致患肢肿胀伴有血液循环障碍者，应及时松解，并观察有无血管、神经损伤；对严重肿胀者，要警惕骨筋膜室综合征的发生，及时通知医师进行相应的处理。

（3）坠积性肺炎和压疮：对长期卧床的患者，定时给予翻身拍背，按摩骨隆突部位；必要时使用气圈或气垫床，并鼓励患者咳嗽、咳痰。

9. 指导功能锻炼　向患者宣传锻炼的意义和方法，解释骨折固定后引起肌肉萎缩的原因，使患者充分认识功能锻炼的重要性，消除思想顾虑，主动参与运动锻炼。认真制订锻炼计划，并在治疗过程中，根据患者的全身状况、骨折愈合进度、功能锻炼后的反应等各项指标，不断修订锻炼计划。所有功能活动都应在医护人员的指导下进行。活动范围逐渐扩大，次数由少渐多，时间由短至长，强度由弱增强。

10. 心理护理　鼓励患者表达其所担忧的问题，稳定患者情绪，多与患者沟通，耐心解释病情和治疗方式，倾听患者的主诉，关心安慰患者，使患者对治疗增强信心和勇气，以最佳心理状态接受治疗、配合治疗。同时鼓励患者的家庭成员参与患者的护理并为其提供精神支持。

（三）健康教育

1. 对患者进行骨折相关知识的宣教，包括骨折的原因、类型、治疗方法、康复措施等，以提高患者的认知水平和自我保护能力。

2. 指导患者根据自身情况合理调整饮食，保证营养的平衡和充足，促进骨折的愈合和康复。

3. 告知患者出院后的注意事项，包括保持伤处的清洁和干燥、避免过度运动、注意休息和睡眠、避免受凉等，同时督促患者遵医嘱定期复诊，评估骨折愈合情况和功能恢复状况。

第三节　泌尿外科疾病护理

一、肾结石

肾结石是一种常见的泌尿系统疾病，指在肾或其输尿管内形成的固体结晶物。肾结石可单侧或双侧发生，多数病例仅在一侧发现结石。结石大小、数量、位置和成分不同，可以影响患者的症状和治疗方法。

肾结石的成分多种多样，包括草酸钙、草酸钙镁、尿酸、磷酸钙等，其中以草酸钙为最常见。肾结石的形成机制复杂，可能与饮食、遗传、环境因素、代谢紊乱、药物等有关。肾结石症状包括腰痛、尿频、尿急、尿痛、血尿等，重症者还可能出现肾绞痛、呕吐、发热等。

治疗肾结石的方法包括药物治疗、手术治疗、物理治疗等，具体治疗方案需根据患者的情况进行选择。同时，预防肾结石的关键在于调整饮食、保持适当的饮水量、增加运动量、避免长期卧床等。

（一）护理评估

1. 病情观察　观察患者的疼痛程度、尿液颜色和量、尿路刺激症状等。如有尿路感染的症状，需要及时进行处理。

2. 治疗效果评估　观察治疗效果，如疼痛缓解、结石排出等情况。如果治疗效果不佳，需要及时调整治疗方案。

3. 饮食评估　评估患者的饮食习惯，了解患者是否有饮食限制或特殊需求。指导患者选择适合的饮食，避免食用含高钙、高草酸盐或高尿酸的食物，保证足够的水分摄入量。

4. 活动评估　根据患者的病情和治疗方案，评估患者的活动能力。如果患者需要卧床休息，应注意预防压疮等并发症。如果患者需要进行运动，应根据医师的建议进行适量的运动。

5. 心理评估　了解患者的心理状况，指导患者缓解焦虑和压力，保持良好的心态。

6. 定期复查　规定复查时间和方式，定期进行尿液和尿路造影等检查，以了解患者的病情和治疗效果，及时调整治疗方案。

（二）护理措施

1. 非手术治疗护理措施

（1）肾绞痛发作期的护理：在肾绞痛发作期间，患者常常会出现剧烈的腰痛、恶心、呕吐等症状，需要进行紧急处理。

1）提供舒适的环境和姿势，使患者尽可能地减轻疼痛。

2）给予镇痛剂、抗炎药、解痉药等药物治疗，缓解疼痛和其他症状。

3）密切观察患者的病情变化，及时处理并预防并发症。

（2）促进排石：促进排石是肾结石非手术治疗的关键，有助于加速结石的排出。

1）饮水量充足，每日饮水量应在 2000 ～ 3000mL 之间，有利于结石的排出。

2）推荐饮用柠檬水、葡萄汁等富含枸橼酸的饮料，能增加尿液中的枸橼酸浓度，抑制结石的形成。

3）建议患者适当增加运动量，如散步、慢跑等，有利于肾排泄代谢产物和水分，促进结石排出。

（3）病情观察：护理人员应密切关注患者的病情变化，包括体温、尿量、尿液颜色等方面的变化。同时，观察患者是否出现血尿、尿路感染等并发症，及时处理并转诊至医师。

（4）体外震波碎石的护理：体外震波碎石是肾结石非手术治疗的常见方法，需要进行一定的护理。

1）术前提醒患者禁食、禁水，同时告知术后可能出现腰部疼痛、血尿等症状。

2）手术前为患者提供安全的卫生保障，如卫生巾、尿布等。

3）手术过程中，护理人员需要密切观察患者的心率、血压、呼吸等生命体征变化，及时处理术中的不适症状。

4）手术后，患者需要休息，密切观察其血尿、尿路感染等情况，根据医嘱给予适当的药物治疗。

5）术后恢复期间，建议患者保持适当的休息和饮食，避免剧烈运动，同时继续饮水，促进结石的排出。

总之，肾结石非手术治疗的护理需要密切关注患者的病情变化，同时采取适当的护理措施，如促进排石、病情观察、体外震波碎石等，以达到治疗效果。护理人员需要具备专业的护理知识和技能，全面做好护理工作，提高患者的治愈率和生活质量。

2. 术前护理措施

（1）心理护理：患者在接受肾结石手术前常常会感到紧张、焦虑和不安，因此心理护理尤为重要。护理人员应该对患者进行心理疏导，帮助其缓解紧张情绪，增强自信心，理解手术的必要性和治疗效果。在术前向患者详细介绍手术的过程和注意事项，以便患者心中有数，增强信心和勇气。

（2）病情观察及护理：在术前，护理人员需要对患者的病情进行详细的观察和护理。如观察患者的尿量、尿色、尿质，以及肾功能等情况。此外，还需注意患者的血压、心率、呼吸、体温等生命体征的监测。护理人员还需要帮助患者进行个人卫生护理，包括清洗外阴部、翻身翻床、换衣服等，保证患者在手术前处于干净、卫生的状态，以防手术后感染。

（3）术前常规准备：术前常规准备包括术前检查和手术准备。术前检查主要包括血常规、尿常规、肝功能、肾功能、心电图等，以确保患者身体状况符合手术要求。手术准备包括手术室的准备，如洗手、穿戴手术服、消毒器械等，以及患者的准备，如禁食、禁水等。术前准备要做好患者的交流沟通、安全和隐私保护等工作，以确保手术顺利进行。

3. 术后护理措施

（1）外科术后护理常规

1）关注麻醉和手术后的护理：首先，了解患者接受的麻醉类型、手术方法、术中情况及手术切口和引流状况；其次，持续进行心电监测并给予吸氧；再次，设置床档，确保患者安全，防止坠床；最后，严密监测患者的生命体征，确保其稳定。

2）伤口观察与护理：首先，密切关注伤口是否有渗血或渗液，如发现异常情况及时通知医师；其次，观察患者腰部体征，检查是否出现腰痛等症状。

3）各类管道的观察与护理：首先，保持输液管通畅，固定留置针并观察穿刺部位皮肤状况；其次，根据尿管护理常规处理尿管，并观察排石情况；最后，遵医嘱在肾造瘘管夹闭数小时后开放，确保固定和通畅，并密切关注引流液的性状和量。术后一日，如果没有残留结石，可按照医嘱拔除肾造瘘管。

4）疼痛管理：首先，动态评估患者疼痛的时间、部位、程度和性质等；其次，在患者疼痛时，鼓励他们卧床休息，安排合适的卧姿，并教授其深呼吸技巧以缓解疼痛；再次，教会患者减轻疼痛的方法，如分散注意力、肌肉松弛和音乐疗法等；最后，告知患者在疼痛无法缓解时，应向医护人员求助，并强调止痛药主要用于缓解疼痛，因此成瘾风险较低。

5）药物管理：首先，如有需要，遵医嘱给予患者止痛药，观察并记录药物使用情况；其次，密切关注患者用药后的效果和不良反应，为患者提供一个安静舒适的环境；最后，对使用镇痛泵的患者，评估镇痛效果是否令人满意。确保患者得到适当的疼痛控制，同时关注是否存在不良反应，如有需要及时调整镇痛方案。

6）基础护理：包括晨晚护理、尿管护理、保持患者皮肤清洁、定时翻身等。这些护理工作对于患者的术后康复至关重要，可以有效预防并发症，促进患者早日康复。

（2）创腔引流管护理

1）确保引流管畅通，定期挤压管道以保持顺畅；避免折叠、扭曲或压迫引流管。

2）确保引流管固定，向患者解释引流管放置的重要性；如引流管意外脱出，立即通知医师，由医师或在医师指导下重新放置引流管。

3）观察并记录引流液的性状、颜色、量及患侧肾功能状况；若引流液突然从暗红变为鲜红，或有量由少变多、血压降低、心率加快等情况出现，可能存在出血现象，应立即通知医师。

4）保持无菌操作，正常情况下无须更换引流袋，如需在特殊情况下更换引流袋，务必严格遵循无菌原则，倾倒引流液时注意无菌操作，加贴引流标识。

（3）饮食护理

1）采用经皮肾镜技术（PCNL）者，术后6小时内，开放手术肛门未排气前应禁食。

2）采用经皮肾镜技术（PCNL）者，术后6小时以后，开放手术肛门排气后，应给予清淡易消化饮食，少食多餐；根据结石成分调节饮食结构。

对于术后第2～3日仍未排气的开放手术患者，可尝试让患者喝少量水，无不适后逐渐开始饮食，以刺激胃肠功能恢复，但需遵循循序渐进的原则。

（4）体位与活动

1）在全身麻醉者清醒前，让其平卧，头部偏向一侧。

2）在全身麻醉者手术当日清醒后，让其采取半卧位或侧卧位，有利于引流。

3）术后第一日，以半卧位为主，进行床上肢体运动。

4）术后第二日，以半卧位为主，增加床上活动。

5）术后第三日起，协助患者进行室内活动，适当提高活动强度。

根据患者手术情况、个体差异及伤口引流液状况调整活动计划，循序渐进。针对年老、体弱或伤口引流量较多的患者，应适当推迟活动进度。对于术后出血较多的 PCNL 患者，应限制活动以减少出血。经肾实质切开取石的患者，应保持绝对卧床休息 2 周。

4. 并发症的处理及护理

（1）出血：出血是常见的并发症。患者可能会出现术后出血、血肿等情况，严重时会影响其生命安全。护理人员需要密切监测患者术后出血的情况，观察尿液颜色、尿量等指标，及时发现和处理出血情况。如果出血量较大，需要立即通知医师进行处理。

（2）感染：手术中，患者可能会出现感染的情况。术后患者需要坚持清洁卫生，及时更换敷料，保持创口干燥、清洁。护理人员需要监测患者的体温、白细胞计数等指标，如发现有感染迹象，需要及时通知医师进行处理。

（3）结石复发：手术后，患者可能会出现结石复发的情况。为了防止结石再次形成，护理人员需要指导患者注意饮食、饮水和生活习惯，如避免高盐、高蛋白饮食、保持足够的饮水量，适量运动等。此外，还需要密切监测患者的尿路情况，及时发现异常情况，如尿路堵塞等，进行相应的处理。

对于出血、感染和结石复发等并发症的处理，护理人员需要密切配合医师，根据患者的具体情况采取相应的护理措施，如及时更换敷料、升高患肢、给予输液、使用抗生素、调整饮食和生活习惯等。同时，护理人员还需要进行必要的心理护理，帮助患者缓解焦虑情绪，保持心态稳定，促进康复。

（三）健康教育

1. 嘱患者选择清淡、易消化的食物，并根据结石成分调整饮食种类。多饮水也是必要的。

2. 嘱患者在手术后根据个人情况和手术情况适当运动，注意劳逸结合和规律生活。

3. 嘱患者观察自己的排尿情况，一旦发现尿液异常、腰痛、尿路刺激症状、发热、高血压等异常症状，应及时就医。

4. 督促患者定期复查，术后一个月进行门诊随访，并在术后三个月至半年内进行排泄性尿路造影检查，以了解肾功能的恢复情况。此外，还需要督促患者进行定期的尿液检查和 B 超检查，以观察有无结石复发、残余结石和肾积水恢复等情况。

二、膀胱结石

膀胱结石是一种常见的泌尿系统疾病，通常是由于尿液中某些物质（如钙、草酸盐、尿酸）浓度过高而形成的。膀胱结石的大小和数量不一，可以是细小的砂粒状物质，也可以是硬块状物质。膀胱结石可以引起尿频、尿急、尿痛等不适症状，严重时甚至可能导致膀胱破裂等危险情况。

（一）护理评估

1. 疼痛程度　膀胱结石患者可能出现下腹部、会阴部或膀胱区域的疼痛，护理人员需要评估疼痛的程度，以便及时采取措施缓解疼痛。

2. 排尿情况　膀胱结石会影响患者的排尿功能，导致尿液流畅度下降、尿频、尿急、尿痛等症状。护理人员需要关注患者的排尿情况，包括尿液颜色、尿液量、尿流强度等。

3. 感染情况　膀胱结石易导致尿路感染，护理人员需要关注患者的体温、白细胞计数和尿液检查结果，以及是否存在尿路感染的症状，如尿液浑浊、尿痛等。

4. 患者的情绪状态　患者可能会因疼痛、尿路不适等症状而出现焦虑、恐惧等情绪问题，护理人员需要及时了解患者的情绪状态，采取相应的心理护理措施，缓解患者的情绪问题。

5. 病情观察　护理人员需要定期观察患者的病情变化，如结石大小、数量、位置等，以及是否存在并发症的情况。同时，还需要密切关注患者的治疗效果和不良反应，及时调整治疗方案。

（二）护理措施

1. 术前护理措施

（1）心理关怀

1）向患者解释膀胱结石的相关知识及需要注意的事项，以消除他们的担忧，使他们能够积极参与治疗和护理。

2）根据患者的个人情况，提供有针对性的心理关怀。

3）鼓励患者的家属和朋友给予关心和支持。

（2）饮食管理：向患者提供普通饮食，鼓励多喝水，保持尿量在2000～3000mL/d，以实现膀胱内冲洗目的，减轻膀胱刺激症状。

（3）病情观察与护理

1）观察并记录患者下腹部的生理状况。

2）观察患者的排尿情况，包括伴随症状、尿液的颜色、性状和量等。

（4）术前常规准备

1）术前禁食 8 小时，禁饮 4 小时。

2）术前按照医嘱进行抗生素敏感性试验，并在手术当日准备手术用药。

3）协助医师完成术前检查，如心电图、B 超、胸部 X 线、凝血试验等。

4）术日晨更换干净的病号服。

5）与手术室人员核对患者信息和药物后，将患者送入手术室。

2. 术后护理措施

（1）外科术后护理常规

1）麻醉后护理：了解麻醉和手术方式、术中情况、切口和引流状况；持续低流量吸氧和心电监护，严密监测患者生命体征；设置床档防止患者坠床；蛛网膜下腔麻醉、硬膜外麻醉患者，去枕平卧 6 小时。

2）伤口观察与护理：密切关注患者伤口的情况，观察是否有出血、渗出液等现象，一旦发现，应迅速通知医师并及时更换敷料。同时，观察患者下腹部的症状，如腹痛、腹胀等。

3）各种管道观察及护理：首先，确保输液管通畅，留置针固定得当，观察穿刺部位皮肤有无红肿等情况。其次，按照尿管护理常规进行尿管护理。对腔内手术者，术后3～5日拔除尿管；对开放手术者，术后7～10日拔除尿管。拔管后要密切关注患者的排尿状况，保持尿道口和会阴部清洁，防止感染。

4）持续膀胱冲洗与护理：首先，对开放手术患者，实施低压、缓慢的膀胱冲洗；其次，观察冲洗液的颜色、性状和数量，根据冲洗液的颜色调整冲洗速度；再次，密切关注并处理膀胱痉挛情况，保持引流管通畅并固定，根据医嘱使用解痉药；最后，观察患者腹部症状，如腹痛、腹胀等，注意记录尿量。

5）疼痛管理：评估患者的疼痛状况，为患者提供安静舒适的环境，给予心理安慰，尽量转移患者注意力，必要时使用镇痛药物。

6）基本护理：做好口腔护理、尿管护理、定时翻身、雾化吸入、指导咳痰、保持患者清洁等日常护理工作。

（2）饮食护理：腔内手术者术后6小时内禁食、禁饮；6小时后可饮水；如果没有恶心、呕吐等不适症状，可逐渐恢复正常饮食。鼓励患者多吃易消化、富含纤维素的食物，如芹菜、韭菜、香蕉等。同时，鼓励患者多喝水，增加排尿次数，有助于排出膀胱内的血块和结石碎片。

开放手术者术后禁食、禁饮，肛门排气后开始饮水50mL/h，1～2小时后如无恶心、呕吐等不适症状，则可逐渐过渡到流质饮食、半流质饮食、软食及普通饮食。注意饮食应营养丰富。

（3）体位与活动

1）全身麻醉患者在清醒前，应采取去枕平卧位，头部朝向一侧。

2）全身麻醉患者清醒后，如果仍需进行膀胱冲洗，应采取床上自动体位，以半卧位为主，增加床上四肢运动。

3）膀胱冲洗结束后，患者可适当在病房内进行活动。活动进度应根据患者的个体情况逐步调整，对于年老体弱的患者应减缓活动进度。

3. 并发症的处理及护理

（1）出血

1）出血的临床表现包括膀胱冲洗引流液呈红色或鲜红色，膀胱冲洗液颜色由浅变深，或由暗红变为鲜红，尿液呈鲜红色或伴有大量血凝块，伤口敷料上持续有新鲜血液渗出。

2）出血的处理措施包括静脉滴注或肌内注射止血药物，加快冲洗速度，冲洗液中加入去甲肾上腺素等；如保守治疗无效，应及时再次进行手术。

（2）感染

1）感染的临床表现包括尿液浑浊、泌尿系感染症状、血常规示白细胞计数升高、尿常规异常、体温升高。

2）针对感染问题，应采取抗感染治疗，多饮水以达到内冲洗的目的，加强尿管护理和会阴部护理，必要时进行膀胱冲洗。

（3）膀胱结石穿孔与尿液外渗

1）穿孔与尿液外渗的症状包括膀胱区充满感、下腹胀痛、尿量减少或冲洗液呈负数等。

2）应采取如下处理方法：半卧位休息；停止或降低膀胱冲洗液的压力；进行局部引流等措施。

（4）膀胱结石尿潴留

尿潴留的临床表现为无法自行排尿。处理措施为置入留置尿管或进行膀胱穿刺造瘘。

（三）健康教育

1. 指导患者保证饮水量充足，保持每日 2000 ～ 3000mL 的尿量。根据患者结石成分分析，作出相应的饮食指导。草酸盐结石的患者，宜少食用土豆、菠菜等含草酸盐高的食物，口服维生素 B 和氧化镁。磷酸盐结石患者宜低磷低钙饮食，口服氯化铵。尿酸盐结石患者，宜多食肝类、肾类及豆类，口服枸橼酸合剂或碳酸氢钠等。

2. 根据患者体力，指导其适当活动。

3. 督促患者定期复查。

三、输尿管损伤的护理

输尿管损伤是指输尿管受到外伤、手术或其他原因导致的损伤，严重的情况下可能会影响尿液正常流通，引发腹痛、发热、感染等症状。输尿管损伤的原因包括手术操作不当、意外外伤、器械使用不当等。输尿管损伤的治疗方法包括保守治疗和手术治疗，严重情况下可能需要进行输尿管重建手术。在护理过程中，要密切观察患者的病情变化，掌握输尿管造影、尿液检查等相关检查结果，及时发现并处理并发症，提高患者的生活质量和康复率。

（一）护理评估

1. 病史和体格检查　对患者的病史进行详细询问，了解是否有尿路感染、手术史等相关情况。进行全面的体格检查，包括腹部、腰部、下腹部触诊等。

2. 尿液检查　检查尿液颜色、透明度、pH 等指标，以及是否有蛋白质、红细胞等异常指标。尿液检查有助于发现输尿管损伤引起的尿路感染等并发症。

3. 影像学检查　通过 X 线、CT、MRI 等影像学检查，确定输尿管损伤的部位、程度和类型，从而有助于制订具体的治疗方案和护理计划。

4. 疼痛评估　输尿管损伤可引起不同程度的腰痛或下腹痛，需对患者的疼痛进行评估，包括疼痛的程度、性质、位置、持续时间等。

5. 肾功能评估　输尿管损伤可能会影响肾功能，需定期检查患者肾功能指标，如血肌酐、尿素氮等。

6. 其他检查　包括血压、体重、心率、呼吸等生命体征的监测，对患者进行情绪状况的观察和评估等。

通过对输尿管损伤的全面评估，可以及时发现并处理并发症，制订科学的治疗和护理方案，提高治疗的效果和护理的质量。

（二）护理措施

1. 术前护理措施

（1）心理护理

1）向患者详细解释手术的必要性、手术方法、注意事项和预期治疗效果。

2）鼓励患者表达自己的感受，加强与患者的沟通，安慰和引导患者，分享手术成功的案例，提高患者的信心。

3）指导患者自我放松的技巧。

4）针对个体情况提供个性化的心理护理。

5）鼓励患者的家属和朋友给予其关心和支持。

（2）病情观察与护理

1）观察记录患者的腹痛状况和腹部体征。

2）观察患者的排尿情况，包括尿液的颜色、性质和量。

3）监测生命体征，关注是否存在合并感染等情况。

（3）术前常规准备

1）术前进行抗生素敏感试验，按照医嘱准备术中所需药物。

2）协助医师完成相关术前检查，如胸部X线、心电图、B超、凝血功能检查、肝肾功能检查、血常规等。

3）术前一日进行肠道准备，禁食8小时，禁饮4小时。

4）术日晨更换干净的病号服。

5）术日晨建立静脉通道。

6）术日晨与手术室人员核对患者和药物等信息，然后送患者进入手术室。

7）在手术室进行皮肤准备。输尿管置管的范围包括会阴部、腹股沟、耻骨联合和大腿上1/3内侧；输尿管开放手术范围为乳头平面至耻骨联合，前后均经过腋中线。

2. 术后护理措施

（1）外科术后护理基本程序

1）麻醉术后护理：了解患者的麻醉和手术情况、术中状况、切口及引流状况；维持低流量吸氧；持续心电监测；密切关注生命体征；设置床栏，确保患者安全，防止坠床。

2）伤口观察与护理：一是检查伤口有无出血、渗液，如有，应及时更换敷料；二是观察伤口周围是否肿胀或丰满，有无腹痛、腹胀等症状。

3）各类管路观察与护理：一是确保输液管通畅，留置针固定得当，关注穿刺部位皮肤状况；二是保持创腔引流管固定，确保引流通畅；三是观察引流液的颜色、性状及数量。

4）疼痛护理：一是评估患者疼痛状况；二是对使用镇痛泵的患者，注意检查管路是否通畅，评估镇痛效果是否理想；三是疼痛评分≥4分时，按医嘱给予患者镇痛药物，并及时评估药物效果；四是为患者营造安静、舒适的环境。

5）基本护理：包括口腔护理、定时翻身、雾化治疗、患者清洁等工作。

（2）肾造瘘管护理

1）保持通畅：定时挤压管道，确保通畅；如引流不畅，避免常规冲洗以免引发感染；若必须冲洗，需严格执行无菌操作，低压、缓慢冲洗，每次不超过 10mL；如患者腰部不适，立即停止冲洗；避免折叠、扭曲、压迫管道；及时倾倒尿液，保持有效引流。

2）确保稳定固定：对引流管和引流袋进行适当固定，以防脱落。确保引流管和引流袋的固定不会对造瘘管产生拉力。引流袋的位置应低于造口处，并且不得接触地面。向患者解释肾造瘘管的重要性，切记不要自行拔出。如果肾造瘘管意外脱落，立即通知医师进行处理。

3）仔细观察并记录：观察引流液的颜色、流量和性质；注意患者是否出现发热、腰胀痛等造瘘管移位或堵塞的症状；保持造瘘管周围敷料清洁、干燥和稳固；每周更换引流袋 1 ～ 2 次，如有堵塞或污染及时更换，严格执行无菌操作，确保引流系统密闭；在引流袋上注明引流管名称、放置时间和更换时间；观察患者是否有水电解质紊乱或尿少等肾功能异常表现。

4）拔除造瘘管：造瘘管一般留置 2 周。拔管前进行夹管试验，如无漏尿、腰胀痛、排尿顺利且体温正常，则可进行拔管操作。

（3）尿管护理

1）保持畅通：定期挤压管道以保持通畅；如发生堵塞，可用生理盐水冲洗，操作时需严格保持无菌；不要折叠、扭曲或压迫管道；及时倾倒尿液，确保引流有效。

2）稳妥固定：确保引流管和引流袋稳定固定；引流管和引流袋的位置不能高于耻骨联合，且引流袋不得触及地面；告知患者尿管的重要性，避免过度拉扯，不要自行拔出；如果尿管意外脱落，勿自行安置，遵医嘱重新放置尿管。

3）密切观察并记录：观察尿液的颜色、性质和量；通常情况下，手术当日的尿液可能呈淡红色，若出现异常应及时告知医师；检查患者的腹部体征，关注有无腹胀现象；确保会阴部和尿道口清洁，每日至少进行 2 次尿道口护理；每周更换引流袋 1 ～ 2 次，若出现堵塞或污染应立即更换，严格执行无菌操作，保持引流系统密闭；在引流袋上注明引流管名称、放置时间和更换时间；注意患者是否出现尿量减少或水电解质失衡现象；鼓励患者多喝水，正常成人应保持每日尿量在 2000mL 以上。

4）拔除尿管：对输尿管膀胱再植患者，通常在术后 7 ～ 10 日拔除尿管。

（4）输尿管支架术后护理

1）确保保留尿管引流通畅：对于没有保留尿管的患者，应鼓励他们勤排尿，避免憋尿，以防止膀胱充盈压力过大导致尿液倒流。

2）观察尿液状况：术后尿液可能呈淡红色，若出现鲜红色尿液或腰部胀痛不适，应及时报告医师处理。

3）检查尿液量：尿量过多时应注意维持水分和电解质平衡；尿量过少时需分析原因，判断是输尿管支架管移位、堵塞未有效引流，还是肾功能受损导致的，并及时通知医师采取相应措施。

4）患者若出现腰部不适或膀胱刺激症状，可能是因为插管后输尿管黏膜充血水肿引起，或输尿管支架管位置不当、下移所致。对于轻度症状，患者可逐渐适应，但严重不能耐受的情况下，可根据具体情况使用解痉药物或重新调整输尿管支架管位置。

5）在输尿管支架管留置期间，要鼓励患者多喝水，以实现内部冲洗，防止感染并促进输尿管愈合。

6）提醒患者在治疗期间避免剧烈运动和同侧肢体过度伸展，以免导致输尿管支架管移位。

7）在佩戴支架管期间，如出现腰胀痛、发热、血尿等症状，应及时就医。

8）输尿管支架管通常在 1 ～ 3 个月后在膀胱镜下拔除，须定期进行复查和随访。

（5）饮食护理：饮食护理如表 5-1 所示。

表 5-1　患者饮食护理

时间	进食内容	进食量
术后当日至肛门排气	禁食、禁饮	—
肛门排气后	饮水、流质饮食	少食多餐，循序渐进，以不引起不适为原则，注重营养
肛门排气第一日	半流质、软食	
肛门排气第二日	普食	

（6）体位与活动：体位与活动如表 5-2 所示。

表 5-2　患者体位与活动

时间	体位与活动
全身麻醉清醒前	去枕平卧位，头偏向一侧
全身麻醉清醒后手术当日	低半卧位，平卧位与侧卧位交替
术后第一日	半卧位为主，增加床上运动
术后第二日	半卧位为主，可在搀扶下适当床旁活动适当增加活动度

3. 并发症的处理及护理

（1）出血

1）出血的临床表现包括伤口敷料或引流管内引流液由暗红变鲜红，量逐渐增多；患者出现脉搏加快、血压降低等休克症状。

2）针对出血，可先尝试保守治疗，使用止血药、升压药，加快补液速度，输血或使用代血浆制品；若保守治疗无效，应及时进行再次手术。

（2）感染

1）感染的临床表现包括肺部、伤口及泌尿系统感染；体温异常升高；伤口疼痛、愈合延迟、分泌物增多、异味等；白细胞计数和中性粒细胞比例升高等。

2）针对感染，可采取以下措施：遵医嘱使用抗生素；加强深呼吸、雾化吸入以促使排痰；加强伤口换药，使用新型抗菌敷料等；做好尿管护理，保持会阴部清洁干燥；严格执行无菌操作，保持引流系统密闭。

（3）漏尿

1）漏尿的临床表现为伤口敷料持续有淡黄色液体渗出；创腔引流术后早期有大量淡血性液体，2 ～ 3 日后仍有淡黄色液体流出；输尿管支架管拔除后出现持续腰部疼痛不适；患者出入量有明显差异。

2）针对漏尿的问题，可采取以下措施：一是确保创口引流及保留尿管引流通畅；二是使用抗感染药物进行治疗；三是尽快进行输尿管治疗。

（4）肾积水：轻微者一般无明显症状，重度患者可能会有腰部钝痛等不适，处理方法包括进行输尿管插管或者肾穿刺造瘘手术。

（三）健康教育

1. 饮食

（1）建议患者饮食应营养丰富、易于消化。

（2）肾切除患者，应避免食用野生菌类和使用有肾毒性的药物。

（3）建议患者多饮水，一般成人每日的尿量应该维持在 2000mL 以上。

2. 活动

（1）建议患者适度活动，根据身体状况进行调整。

（2）对带有输尿管支架的患者，嘱其在支架拔除之前避免剧烈活动，并避免同侧肢体过度伸展运动，以防止输尿管支架脱出或移位。

（3）指导患者注意自我观察。嘱带有输尿管支架出院的患者，如果出现腰部胀痛、发热、血尿等异常情况，应及时就诊。

（4）督促患者定期复查。对带有输尿管支架的患者，嘱其在术后一个月、三个月和六个月时分别进行复诊，以及术后 4 ～ 6 周时拔除支架管。

第四节　心胸外科疾病护理

一、气胸

气胸是指气体侵入胸腔，使得胸膜腔内气体压力增加，导致肺受压缩和崩塌的病症。气胸的发生原因有多种，包括创伤、肺部疾病、手术、胸腔穿刺等。

气胸可分为自发性气胸和人工气胸两种类型。自发性气胸是指在没有外部原因的情况下，胸膜破裂或破损导致气体进入胸腔，使胸膜腔内压力增加并压缩肺组织。人工气胸则是通过手术或胸腔穿刺等方式将气体注入胸腔，目的是治疗或诊断胸部疾病。

气胸的症状主要包括胸痛、呼吸困难、咳嗽、面色苍白等。严重的气胸病例可能会导致血氧水平下降、休克，甚至死亡。

治疗气胸的方法包括胸腔穿刺、胸膜切开引流、气管插管和机械通气等。预防气胸的关键在于预防肺部疾病和外部创伤，并及时就医处理。

（一）护理评估

1. 病史和体征评估　询问患者是否有呼吸困难、胸痛、咳嗽等症状，并观察患者的呼吸频率、氧饱和度、心率、血压、皮肤颜色等体征。

2. 胸部X线检查　进行胸部X线检查以确定气胸的位置和严重程度。

3. 气道管理　评估患者的气道是否通畅，并监测呼吸道分泌物的清除情况。

4. 疼痛评估　评估患者的疼痛程度，并及时给予止痛治疗。

5. 心理评估　对患者的情绪进行评估和支持，缓解患者的焦虑和恐惧。

6. 监测并发症　观察患者是否出现呼吸衰竭、肺不张、感染等并发症，并及时采取相应的处理措施。

以上评估内容有助于了解患者的病情和治疗进展，为针对性的护理措施提供依据。

（二）护理措施

1. 一般护理

（1）提供心理支持，帮助患者消除恐惧情绪，耐心倾听他们的诉说。

（2）确保病室安静、空气流通和阳光充足。

（3）患者保持半卧位，尽量减少移动，避免用力咳嗽，以免加重气胸病情。休克患者应采取中凹卧位。

（4）监测患者的生命体征，注意是否有其他并发症，并及时进行抢救。确保患者呼吸道畅通，提供氧气吸入。

（5）患者的饮食应以富含维生素和粗纤维的食物为主，以预防便秘。需要手术的患者应禁食、禁水。

（6）做好手术前的准备工作，包括皮肤准备、备血、术前宣教等。

2. 症状护理

（1）患者剧烈咳嗽时，根据医嘱给予止咳药；剧烈胸痛时给予止痛药，并观察药物效果及不良反应。

（2）根据医嘱使用敏感抗生素。

（3）密切监测患者生命体征，观察呼吸频率、节律、深度和呼吸困难程度。如发现呼吸困难逐渐加重、窒息感、发绀明显、血压下降或脉搏细速等症状，立即通知医师。

（4）协助医师进行胸腔抽气减压或胸腔闭式引流，效果不佳时可考虑外科手术治疗。

（5）观察患者是否出现脓气胸、血气胸、纵隔气肿、皮下气肿、呼吸衰竭等并发症。

3. 胸腔闭式引流术后护理

（1）患者清醒后保持半卧位，鼓励咳嗽以促进肺部复张。

（2）观察患者是否出现出血倾向。

（3）为患者提供呼吸治疗，在术后第一日开始实施雾化吸入、叩背助咳排痰，教会患者进行深呼吸、吹气球等锻炼，以预防术后肺部不张的发生。

（4）患者在清醒后可开始摄取流质食物，第二日可恢复普通饮食，应注重食物易消化，富含高蛋白、高营养、维生素和纤维素的成分。

（5）适时给予患者镇痛药物，以保证其休息和舒适。

（6）根据医嘱使用抗生素、止咳镇痛药等，并观察药物疗效及可能的不良反应。

（三）健康教育

1. 教会患者预防上呼吸道感染，避免剧烈咳嗽；适度进行体育锻炼，但需避免剧烈运动。

2. 指导患者保持大便通畅，避免用力屏气，平日饮食中多摄取粗纤维食物。

3. 提醒患者在引流管放置期间，活动时应注意幅度控制，防止导管意外脱出。

4. 告知患者在气胸痊愈后的三个月内，避免举重、屏气用力等动作，以预防病情复发。

5. 建议患者持续进行呼吸锻炼，以改善肺功能；若出现胸痛或呼吸困难等症状，应立即就医。

二、心脏移植

心脏移植是一种治疗心脏疾病的手段，它是通过将捐赠者的心脏移植到患者身上，以替代患者病损的心脏。这种手术一般用于治疗终末期心脏病和其他心脏病无法治愈的情况。

心脏移植手术是一项复杂的手术，需要高度的医学专业知识和技能。手术前需要对患者进行全面的评估和筛查，以确保手术的安全和有效性。

在手术后的恢复期，患者需要接受密切的监护和护理，包括药物治疗、心理支持和生活方式的改变等方面的护理。同时，患者需要定期接受心脏功能检查，以评估移植心脏的状态，并进行相应的调整和治疗。

虽然心脏移植是一种有效的治疗方法，但也存在一定的风险和并发症，如排斥反应、感染、心脏瓣膜问题等。因此，在移植后的护理过程中，需要密切监测患者的身体状况，及时处理并发症，并提供全面的护理支持，以确保患者的康复和生活质量。

（一）护理评估

心脏移植是一项复杂的手术，需要护理人员进行全面的评估来确保术后的安全、有效。以下是心脏移植的护理评估内容。

1. 生命体征　包括血压、脉搏、呼吸频率、体温等生命体征的监测，以及心脏听诊、肺部听诊等体征的评估。

2. 心脏功能　通过心电图、心脏超声等检查评估心脏功能，监测心脏搏动情况和心律是否正常。

3. 免疫功能　监测术后免疫抑制治疗的效果，避免免疫抑制剂的剂量过高或过低。

4. 液体平衡　监测体内液体平衡，避免液体过多或过少引起的并发症，如水肿或低血压。

5. 感染　监测并发感染的情况，包括手术切口感染、呼吸道感染等，及时采取抗感染治疗。

6. 营养支持　监测患者的营养状况，根据患者的需要及时进行营养支持。

7. 心理状况　监测患者的心理状况，提供必要的心理支持，以帮助患者尽快适应手术后的生活。

8. 药物治疗　监测术后药物治疗的效果，及时调整药物剂量，避免药物过量或不足引起的并发症。

9. 活动能力　根据患者的病情和手术后恢复情况，制订合适的康复计划，帮助患者逐步恢复活动能力。

（二）护理措施

1. 术前准备

（1）营养改善：让患者食用富含高蛋白、低脂肪、多维生素且易于消化的饮食。对食欲不佳的患者，可通过静脉输注高营养液，术前适时补充新鲜血浆和清蛋白，将血浆蛋白水平提高至 6g/L 以上，从而提高胶体渗透压以利于间质水肿的吸收，并加强利尿作用。

（2）心功能调整：根据医嘱使用强心剂、利尿剂和血管扩张剂。

（3）肺功能改善：让患者每日吸氧 3 次，每次 30 分钟；术前一周使用糜蛋白酶进行超声雾化吸入；指导患者进行肺功能训练，如深呼吸、腹式呼吸和咳嗽训练等。

（4）肝功能准备：使用辅助肝功能药物，增加糖原储备和合成；间断补充血浆和蛋白质；肌内注射维生素 B_1 和维生素 K_1，使凝血酶原时间维持在正常水平。

（5）肠道准备：按照全身麻醉手术的肠道准备要求。术前 6 ～ 8 小时内禁止进食。

（6）术前检查项目：包括血常规、尿常规、便常规、肝功能、肾功能、血型、细胞斑点试验、电解质、心肌酶学、血糖、血脂分析、甲状腺功能、心电图、超声心动图、胸部 X 线、腹部 B 超等。

（7）药物准备：除准备心外科常用药物外，还需准备免疫抑制剂，如巴利昔单抗注射液和甲泼尼龙。

（8）无菌室和隔离病房的准备：术后早期患者应住在严格消毒的房间内，并配备监护仪、呼吸机、输液泵、药品和抢救设备。墙面、地面均使用消毒剂进行消毒，空气使用紫外线消毒并配有层流。每日紫外线消毒空气，持续进行 30 分钟，确保空气的清洁。使用消毒液擦洗桌面和地面，保持环境的整洁与卫生。限制无关人员进入和逗留，以降低感染风险。进入隔离病房前，工作人员必须穿戴隔离衣、更换鞋子、戴帽子和口罩，并对双手进行消毒处理，确保严格遵守防护规范。

2. 术后护理

（1）血流动力学监测

1）术后早期应用多功能监测仪和肺动脉漂浮导管，实时监测患者的心律、血压、肺动脉压、中心静脉压和经皮血氧饱和度等指标。观察有无右心衰竭和肺高压，做到早发现、早治疗。监测心肌受损程度，使用心电监测固定导联，便于观察心律变化和 ST 段动态变化。按照医嘱定时进行心电图检查，检查肌钙蛋白 T（TNT）、肌钙蛋白 I（TNI）和心肌酶水平。如发现异常，立即通知医师进行处理。

2）控制患者的血压，降低心脏的后负荷，减少出血风险。

3）对于术前存在肺动脉高压的患者，严密观察肺动脉压的变化，及时调整药物治疗，减轻右心的负荷。

4）将患者的中心静脉压控制在正常低限范围内，以减轻右心负荷。

5）预防心律失常，维持电解质和酸碱平衡。

（2）呼吸系统管理

1）加强呼吸道管理，确保充足的氧气供应。

2）在病情稳定的情况下，应尽快拔除气管插管并鼓励患者尽早进行床上活动，以防止肺部并发症的发生。

3）充分湿化呼吸道，使痰液变稀，有利于痰液排出。

4）每日更换并消毒吸氧面罩、氧气管道和流量计，定时采集痰液培养并及时送检。

（3）内分泌系统管理

1）按照医嘱使用免疫抑制剂，早期优先采用静脉给药方式，确保给药时间、剂量和速度准确无误，避免操作不当影响药物效果。

2）在使用免疫抑制剂口服时，应与抗病毒药物分开服用，根据化验结果及时调整药物剂量。

3）定期监测免疫抑制剂的血药浓度及肝肾功能，以减轻对肝肾的损害。

4）术后早期禁食期间，应使用胃黏膜保护剂，预防消化道并发症的发生。

5）监测血糖水平，并注意加强营养和饮食调整，根据血糖结果使用胰岛素或其他降糖药物。

（4）用药护理：患者需服用双嘧达莫抗凝药物，密切观察有无出血倾向。

（5）心脏移植术后排斥反应的监护

1）排斥反应可分为超急性排斥反应（术中早期立即出现供心复跳困难）、急性排斥反应（多发生于术后 1 ～ 20 周，以 2 ～ 10 周发病率最高）、慢性排斥反应（多发生在心脏移植一年之后）。

2）当患者逐渐康复后，再次出现乏力、全身不适、食欲下降、活动后心悸和呼吸急促等症状，特别是在术后一个月内，若病情原本趋于稳定，但突然出现上述症状，应高度怀疑急性排斥反应。

3）在检查过程中，若发现心脏扩大、心率加快、心音减弱或出现奔马律等现象，如伴有心律失常、血压下降及心功能不全的征象，应警惕急性排斥反应的发生。

4）除常规实验室检查外，还需定期进行心电图、超声心动图、血液免疫学检测、心内膜心肌活体组织检查等。

5）根据病情积极调整免疫抑制剂剂量，观察药物的疗效及不良反应。

6）密切观察患者的尿量，定期检查尿常规及肾功能，以便早期发现肾衰竭的征象。

（6）预防感染

1）严格执行无菌操作，预防感染。在患者病情稳定时，及早拔除各种管道，如肺动脉漂浮导管、中心静脉管、动脉穿刺针、尿管等。

2）定期监测血常规，关注白细胞的变化，并按照医嘱调整免疫抑制剂的剂量。

3）密切关注手术切口的愈合情况，观察有无渗出、红肿或淤血等现象。

4）早期严格消毒患者用品，进行健康教育，引导患者加强自我保护意识，如饭前、便后要洗手或使用消毒液擦拭、饭后用漱口液漱口等。

5）每日消毒病房环境及空气，定时进行空气培养。

6）定期进行胸部 X 线检查，以预防肺部感染。

（7）心理护理：术后注意患者情绪变化，加强沟通，避免谈及敏感话题。

（三）健康教育

1. 督促患者定期复查，及时调整免疫抑制剂剂量。

2. 教育患者养成良好的卫生习惯，注意饮食合理搭配。

3. 嘱患者如有不适及时就医，服用其他药物时应注意有无免疫抑制剂配伍禁忌。

4. 指导患者掌握术后抗排异药物的正确应用及注意事项。

第五节　外科护理操作规范

一、更换引流袋

（一）目的

更换引流袋的目的是清洗引流管，更换使用过久的引流袋，降低患者发生感染和并发症的风险，保证引流畅通。

（二）操作步骤

1. 确认更换时间　根据医嘱或者护理记录，确认更换时间，一般为 24 小时或者 48 小时。

2. 准备好用物　戴手套，准备好消毒液、引流袋和连接管。

3. 消毒　用消毒液擦拭引流管的接口处，同时也将新引流袋的接口处用消毒液擦拭干净。

4. 更换引流袋　将新引流袋的接口与引流管的接口紧密连接，确保无漏气。再将引流袋的下端固定在患者床铺上或者其他固定的支架上，避免拉扯到引流管。

5. 检查　更换引流袋后，要检查引流管是否畅通，如有堵塞现象应及时通畅引流管。

6. 清洗　用生理盐水或消毒水清洗引流袋、连接管。

7. 记录　更换引流袋后，要在病历和护理记录中及时记录更换时间和引流量等信息。

（三）注意事项

1. 在更换引流袋前，应将旧的引流袋的引流液排空，避免引流液泼洒。

2. 在操作过程中要注意避免拉扯引流管，以免破坏引流管。

3. 更换引流袋时，一定要保持操作环境的清洁卫生，避免污染引流管和引流液。

4. 操作完毕后，应注意检查引流管是否畅通，如有异常应及时处理。

5. 更换引流袋时，要注意使用消毒液或严格按照规定使用消毒器械，以免交叉感染的发生。

二、更换胸腔引流瓶

（一）目的

更换胸腔引流瓶的主要目的是清除胸腔内积血、积液，维持胸腔内的负压环境，促进胸腔内积液的排出，减少胸腔内感染的发生。

（二）操作步骤

1. 检查患者的病历、医嘱、引流量和引流液的性质，了解患者胸腔引流的情况。
2. 洗手、戴无菌手套，向患者说明操作流程及注意事项。
3. 关闭引流瓶的放气孔，并将胸腔引流管拔出引流瓶。
4. 使用无菌纱布包裹旧的引流瓶，将其丢弃。
5. 打开新的引流瓶包装，摆放在无菌的操作台上，准备连接。
6. 将旧的引流管和新的引流管用无菌生理盐水进行冲洗和消毒处理。
7. 用无菌手套将新的引流管连接到新的引流瓶上。
8. 打开放气孔，将胸腔引流管插入新的引流瓶中。
9. 检查新引流瓶的各个部位是否连接紧密，并确保无漏气现象。
10. 开放胸腔引流管的止血夹，检查引流管的引流情况是否正常。
11. 完成操作后，向患者询问有无不适或疼痛，观察患者的引流情况，并在记录单上注明更换时间、引流液性质、量等情况。

（三）注意事项

1. 更换胸腔引流瓶前，应对患者的引流情况进行评估，了解引流量、引流液性质、患者病情等相关信息。
2. 操作过程中，应注意手部卫生和操作无菌，防止交叉感染。
3. 更换引流瓶时，应避免引流管断开，避免胸腔内的空气进入引流管。
4. 更换后应及时记录更换时间，以及引流液性质、量等。

三、膀胱冲洗

（一）目的

膀胱冲洗的目的是清除膀胱内的炎性分泌物和结石等物质，预防或治疗膀胱炎、膀胱结石等疾病；帮助排出残留尿液，减少膀胱内细菌繁殖的机会，预防或治疗尿路感染。

（二）操作步骤

1. 准备工作

（1）将操作用具进行消毒、灭菌处理，戴无菌手套、口罩、护目镜等消毒防护用品。

（2）检查新的引流瓶是否已经消毒和灭菌，如无异常可用于更换。

（3）确认患者身份、手术部位及胸腔引流管的位置。

2. 停止引流

（1）停止吸引器或者吸引管的负压。

（2）将原有的胸腔引流瓶暂时关闭或拆下。

3. 更换引流瓶

（1）进行手部消毒，并穿戴无菌手套。

（2）打开新胸腔引流瓶，用消毒液进行彻底清洗。

（3）将新的胸腔引流瓶与原有引流管连接，确保连接紧密，无松动现象。

（4）打开新的引流瓶的负压，检查是否吸附正常。

（5）将原有的胸腔引流管连接到新的引流瓶上。

4. 恢复引流

（1）打开吸引器或吸引管的负压，恢复引流。

（2）根据医嘱及实际需要进行胸腔冲洗或清洗。

5. 清理操作场地

（1）对废弃的胸腔引流瓶、消毒液等废弃物进行分类、收集和处理。

（2）清理和消毒操作台面、用具、操作场地。

（三）注意事项

1. 冲洗过程中应始终保持洗手消毒。

2. 操作时需要注意保护患者的隐私、尊重患者，应让患者尽量舒适。

3. 冲洗过程中需要注意流量的控制，不能过快或过慢，避免对患者造成伤害或使患者感到不适。

4. 术前应仔细了解患者的病史、病情及药物使用情况，避免对患者产生不良影响。

5. 术前需要做好必要的准备工作，包括准备好所需用具，对所用工具进行消毒。

6. 冲洗时应注意检查管路是否通畅，避免液体回流。

7. 在冲洗过程中，如果患者出现疼痛、不适等情况，应立即停止操作并及时向医师报告。

8. 冲洗完成后，要注意清洗所用工具，消毒并妥善存放。

9. 对反复进行膀胱冲洗的患者，应注意监测其肾功能及电解质平衡情况，及时调整治疗方案。

四、骨牵引患者针眼消毒法

（一）目的

骨牵引患者针眼消毒的目的是保持针眼部位的清洁，预防感染，确保手术顺利进行。

（二）操作步骤

1. 洗手并穿戴无菌手套，摆放好所需用物。

2. 为患者取舒适体位，清洁患者针眼周围的皮肤，用消毒液（0.5% 碘伏溶液或 75% 乙醇）擦拭患者针眼周围约 5cm 范围内的皮肤，重点消毒针眼周围的皮肤。

3. 等待消毒液干燥，再次用消毒液擦拭针眼周围皮肤，消毒时间不少于 2 分钟。

4. 戴无菌手套，用消毒纱布或棉球蘸生理盐水清洁患者针眼处，将针眼周围皮肤抬起。

5. 取一次性注射器，抽取适量生理盐水，从针眼处插入，将生理盐水冲入针眼，清洗出针眼内的分泌物和细菌等，注意不要过度注入生理盐水。

6. 取消毒纱布或棉球蘸消毒液，再次擦拭针眼周围的皮肤，使其保持消毒状态。

7. 消毒液蒸发后，用无菌棉签涂上适量的透明敷料贴在针眼处，以保护针眼免受感染。

8. 对消毒用具进行正确处理。

（三）注意事项

操作时应尽量避免对患者的针眼造成过度的刺激和使之过度疼痛，同时还需要注意以下事项。

1. 操作前应向患者解释操作步骤和注意事项，让患者理解和配合。

2. 操作者应注意个人卫生和工具的消毒，使用无菌器械操作，避免交叉感染。

3. 对患者的皮肤应进行充分的清洁和消毒，以减少感染风险。

4. 在针眼处涂抹无菌消毒液，消毒时间不少于 3 分钟，确保消毒彻底。

5. 在进行骨牵引操作时，要确保针眼周围没有红肿、渗出等感染迹象，如有需要及时更换针眼。

6. 操作完成后，及时对针眼部位进行消毒和覆盖敷料，避免感染。

7. 在整个操作过程中，应密切观察患者的情况，及时处理可能出现的不良反应或并发症。

五、经动脉测压管采血

（一）目的

经动脉测压管采血的主要目的是监测患者的动脉血氧饱和度和动脉血气分析结果，以及进行其他必要的血液检查。

（二）操作步骤

1. 术前准备　洗手、戴手套、穿戴个人防护用品。

2. 检查测压管　检查测压管是否稳定，夹住测压管的止血带，检查动脉血流是否受到影响。

3. 消毒针眼部位　使用消毒液对针眼部位进行消毒，注意不能伤及周围皮肤。

4. 插入穿刺针头　穿刺针头插入针眼，插入角度应与血管垂直，避免穿透血管的另一侧。

5. 连接采血管　穿刺针头插入后，取下止血带，连接已预备好的采血管。

6. 采集血液　以适当的采血速度采集所需的血液量。

7. 拔出穿刺针头　采集完毕后，将穿刺针头慢慢拔出，并使用消毒棉球轻压止血。

8. 固定测压管　采血后，应及时固定测压管。

（三）注意事项

1. 操作过程注意无菌操作。
2. 释放的肝素液及血液量建议为导管、连接管及针头总体积的 2 ～ 4 倍。
3. 肝素液冲管建议以脉冲式冲管。

六、拔锁骨下静脉置管

（一）目的

拔锁骨下静脉置管，旨在完成治疗需要，如输液、输血等；避免并发症的发生，如感染、静脉穿通等；为患者提供舒适和安全的护理环境。

（二）操作步骤

1. 术前准备　确认医嘱，告知患者操作过程，准备所需物品。
2. 安置患者　患者取平卧或半卧位，将头部稍微向对侧转动。
3. 消毒　用消毒液彻底清洁手部，戴好手套，用消毒液清洁穿刺部位。
4. 麻醉　局部麻醉穿刺部位。
5. 穿刺　用手术刀在穿刺部位作出小口，用镊子将静脉穿刺针插入穿刺口，针头略微上抬，试着将针头沿锁骨下移动，直至穿刺到静脉。
6. 放置导管　将导管穿入静脉，并在导管内腔中注入生理盐水，以防止导管阻塞。
7. 固定导管　使用绷带或胶布固定导管，避免移动和拔出。
8. 敷料包扎　使用敷料包扎穿刺部位。

（三）注意事项

1. 操作者应穿戴干净的手套，注意个人卫生和手部消毒。
2. 术前确认医嘱，了解患者的病情和特殊情况。
3. 穿刺前局部麻醉，减轻患者的疼痛感。
4. 注意穿刺深度，避免穿透血管。
5. 操作过程中要注意避免交叉感染。
6. 固定导管时，要避免过紧或过松。
7. 完成操作后，及时清理现场，做好术后观察。

七、三腔双囊管压迫止血配合

（一）目的

使用三腔双囊管压迫止血的目的是快速有效地止血，避免手术出血过多导致并发症的发生。

（二）操作步骤

1. 操作方法

（1）在需要止血的部位，将三腔双囊管缓慢地插入。通常情况下，囊管应该被插入出血的血管附近，但不要过分靠近血管，以免对其造成压迫。

（2）充入生理盐水，使得囊管两侧的气囊膨胀，将出血点夹在气囊之间。

（3）稳定气囊，调整其位置，确保止血效果。

（4）使用气囊充气器向囊管中充入适量的气体，使气囊膨胀，以达到更好的止血效果。

（5）在手术或治疗结束后，缓慢地放出气体和生理盐水，取出三腔双囊管。

2. 置管后护理

（1）指派专职护理人员，确保有效的牵引压力。

（2）床边随时准备好气管切开器械和剪刀，以备不时之需。

（3）避免三腔双囊管放置时间过长，不宜超过 3 ～ 5 日，以免引发食管和胃底黏膜受压、糜烂、坏死等并发症。

（4）每隔 12 小时为患者进行气囊放气 20 ～ 30 分钟。若出现出血，应立即充气以达到止血目的。

（5）密切关注患者的意识状态和生命体征变化，及时采取相应措施。

（6）确保胃肠减压通畅，观察并记录引流液的颜色、性质和量，以评估止血效果。

（7）加强鼻腔和口腔的护理，保持患者口腔卫生，减少感染风险。

（8）若出血在 48 ～ 72 小时内停止，可以考虑拔除三腔双囊管。在拔管过程中，首先排空食管气囊，然后排空胃气囊。继续观察 12 ～ 24 小时，如无再次出血，可让患者服用 30 ～ 50mL 液状石蜡。最后，缓慢轻巧地拔出三腔双囊管。

（三）注意事项

1. 在使用三腔双囊管之前，应进行相关的操作培训，确保操作者熟悉该操作流程，提高止血效果的同时减少患者痛苦。
2. 在进行操作之前，应对所使用的器械进行消毒，并做好个人防护措施。
3. 在插入囊管时，应注意避免对周围组织造成二次损伤，同时要避免囊管过度插入。
4. 在囊管充气时，应注意加压的力度，以免压迫过度造成伤害。
5. 在使用囊管的过程中，应随时注意出血情况，及时调整囊管的位置和充气情况。

第六章　妇产科护理及操作规范

第一节　妇科疾病护理

一、阴道炎症

（一）滴虫阴道炎

滴虫阴道炎是由一种名为阴道毛滴虫的微生物引起的感染。这种微生物呈梨形，体积比多核白细胞大 2 ～ 3 倍。滴虫的顶端有四根鞭毛，波动膜覆盖在体部，尾部尖锐并伴有轴突。活体滴虫呈透明无色，类似水滴状，鞭毛随波动膜的波动而活动。

滴虫阴道炎的发生与发展需要在 25 ～ 40℃、pH 为 5. 2 ～ 6. 6 的潮湿环境中。在月经前后，阴道 pH 接近中性，使隐藏在腺体和阴道皱襞中的滴虫得以繁殖，从而引发滴虫阴道炎。妊娠期和产后等阴道环境发生变化的情况也可能诱发该炎症。

滴虫可以寄生在女性的尿道、尿道旁腺、膀胱、肾盂，以及男性的包皮褶、尿道、前列腺等部位。滴虫的传播途径包括性行为导致的直接传播，通过游泳池、浴缸、公共厕所、衣物等导致的间接传播，以及通过污染的医疗器械和敷料导致的医源性传播。

1. 护理评估

（1）症状评估：护理人员应了解患者的症状，包括阴道分泌物的颜色、质地、气味等，以及瘙痒、灼热、疼痛、尿路不适等症状。

（2）体征评估：护理人员应观察患者的外阴、阴道、肛门周围等部位的炎症、肿胀、出血等体征。

（3）感染评估：护理人员应评估患者是否存在其他感染，如泌尿生殖系感染、皮肤感染等。

（4）个人卫生评估：护理人员应了解患者的个人卫生情况，包括洗浴频率，使用的卫生巾、卫生棉条等。

（5）药物治疗评估：护理人员应监测患者的药物治疗效果和不良反应，如药物过敏、胃肠不适等。

（6）心理护理评估：护理人员应关注患者的心理状态，提供必要的心理支持和安慰，减轻患者的痛苦和焦虑。

2. 护理措施

（1）药物治疗：护理人员应指导患者按照医师的要求正确服用抗滴虫药物，包括甲硝唑、阿苯达唑等。同时，应告知患者注意药物不良反应，如恶心、呕吐、腹泻等。

（2）生活护理：护理人员应指导患者保持外阴部干燥清洁，勤换卫生巾或棉条，并使用透气性好的内裤。避免过度清洁和使用洗液，以免破坏阴道的自然菌群。

（3）饮食护理：护理人员应指导患者饮食清淡、易消化，尽量避免辛辣、刺激性食物，以免加重症状。

（4）心理护理：滴虫阴道炎可能给患者带来心理压力，护理人员应给予患者积极的心理支持和鼓励，减轻患者的焦虑和痛苦。

（5）定期复查：护理人员应指导患者在医师指导下定期复查，了解病情的变化和药物治疗的效果。

（6）家庭卫生指导：护理人员应向患者的家属提供卫生指导，包括保持家庭环境清洁卫生，勤洗衣物、床上用品等。

（7）避免性行为：护理人员应告知患者在治疗期间避免性行为，以免传染给他人或再次感染。

（二）外阴阴道假丝酵母菌病

外阴阴道假丝酵母菌病，又称阴道念珠菌病，是由假丝酵母菌感染引起的一种常见的阴道炎症。念珠菌属于真菌，主要分为白假丝酵母菌和非白假丝酵母菌两类，其中白假丝酵母菌是最常见的致病菌。它主要感染女性的生殖器官，包括阴道、外阴、尿道口等部位，也可感染男性生殖器官。

假丝酵母菌感染的主要症状包括阴道瘙痒、灼热，阴道分泌物增多、色白、呈豆腐渣状，外阴肿痛等。此外，还可能伴随尿频、尿急、尿痛等尿路症状。

导致假丝酵母菌感染的因素较多，常见的包括抵抗力下降、使用抗生素、口服避孕药、糖尿病、妇科手术等。

1. 护理评估

（1）病史询问：护理人员应详细了解患者的病史，包括发病时间、症状表现、诊断结果、治疗经过等。

（2）病情观察：护理人员应观察患者的病情变化，包括阴道瘙痒、灼热、阴道分泌物的变化等，以及患者的尿路症状。

（3）体征测量：护理人员应对患者进行体温、血压、心率等生命体征的测量，及时掌握患者的身体状况。

（4）皮肤黏膜观察：护理人员应观察患者外阴部和阴道黏膜的情况，包括是否有炎症、溃疡、红肿等情况。

（5）药物治疗观察：护理人员应观察患者的药物治疗情况，包括药物的种类、用量、不良反应等情况，及时调整治疗方案。

（6）心理评估：外阴阴道假丝酵母菌病可能会给患者带来心理压力，护理人员应关注患者的心理状态，给予积极的心理支持和鼓励。

2. 护理措施

（1）健康教育：护理人员应向患者介绍阴道健康知识，包括外阴和阴道的卫生、避免使用化学性质的药物清洗等，引导患者正确掌握日常卫生保健知识。

（2）阴道灌洗：护理人员可以根据医嘱和患者的情况，采用生理盐水或药物灌洗阴道，以减轻患者症状和促进病情的康复。

（3）积极治疗：外阴阴道假丝酵母菌病的治疗主要包括药物治疗和局部治疗，护理人员应根据医嘱指导患者按时按量服药或使用局部药物。

（4）个人卫生：护理人员应指导患者保持个人卫生，避免穿紧身衣物，勤洗澡、勤换内裤等，减少细菌交叉感染。

（5）饮食调理：患者饮食应清淡易消化，避免辛辣、刺激性食物，保持充足的水分摄入。

（6）保持安静：外阴阴道假丝酵母菌病患者需要保持室内环境安静，避免情绪波动，有助于恢复健康。

（三）老年性阴道炎

老年性阴道炎是指发生在女性围绝经期及其以后，随着卵巢功能的逐渐退化而出现的阴道炎。老年性阴道炎多数与阴道内环境改变有关，随着女性体内雌激素的减少，阴道黏膜变薄、弱化，pH 升高，容易导致细菌、真菌、病毒感染。老年性阴道炎的症状包括阴道干燥、瘙痒、疼痛、灼热感、白带增多等。

老年性阴道炎的发病率随着年龄的增长逐渐升高，常见于50岁以上的女性。此外，老年性阴道炎的发生还与糖尿病、免疫系统功能减退、长期使用激素、化疗等因素有关。

1. 护理评估

（1）病史：询问患者年龄、月经状况，包括是否出现闭经及闭经持续时间，以及是否有卵巢切除或盆腔治疗的手术史。

（2）身体检查

1）了解患者白带的特点，包括质地、量和气味，询问是否伴有外阴瘙痒、灼热感或膀胱刺激症状。

2）观察患者阴道黏膜的皱襞弹性，检查有无出血点、溃疡或粘连现象。

（3）心理－社会评估：阴道疼痛、白带增多或出血等症状可能导致患者情绪低落，但她们可能不愿寻求医疗帮助。因此，需要评估患者不愿就医的原因、家庭支持系统及过去应对问题的策略。这有助于制订更有效的治疗计划，以满足患者的需求和改善她们的生活质量。

2. 护理措施

（1）个人卫生：护理人员应指导患者保持良好的个人卫生，包括勤换内裤、使用清洁卫生的洗液或清水清洗外阴，避免使用香皂等具有化学性质的物品。

（2）局部治疗：护理人员应协助医师进行局部治疗，如外阴清洗、阴道冲洗、涂抹药膏等，缓解瘙痒、灼热、疼痛等症状。

（3）药物治疗：医师会开具相应的药物治疗方案，护理人员应指导患者按时按量服用药物，严格掌握用药方法和注意事项。

（4）防止继发感染：老年性阴道炎容易引起细菌感染，护理人员应指导患者注意阴道卫生，避免交叉感染。

二、外阴炎与前庭大腺炎

外阴炎和前庭大腺炎都是女性生殖系统常见的炎症性疾病。外阴炎是指阴道口、阴唇、会阴等部位发生的炎症，常见症状包括阴道瘙痒、灼热、分泌物增多等。外阴炎的病因很多，包括感染、过敏、激素失调等，常见的病原体有霉菌、滴虫、细菌等。前庭大腺炎是指前庭大腺发生的炎症，常见症状包括外阴疼痛、排尿疼痛、性交疼痛等。前庭大腺是女性生殖系统的一部分，位于阴道口两侧，主要分泌润滑液，帮助性交顺利进行。前庭大腺炎的病因主要是细菌感染，常见的病原体有葡萄球菌、链球菌等。

这两种疾病都需要及时治疗，否则会引起严重的并发症，如子宫颈炎、盆腔炎等。

1. 护理措施

（1）在急性炎症期间，建议患者卧床休息，并密切关注其体温变化，以便了解病情的发展。

（2）加强对患者的心理护理，认真倾听她们的感受，详细解释炎症的发生原因、诱因及预防措施。通过消除患者的焦虑情绪，使她们更加积极地配合治疗。

（3）协助医师进行脓肿切开引流或开窗术。引流条需要每日更换。使用 1∶5000 氯己定或 1 ∶ 40 络合碘棉球擦洗外阴，每日 2 次。在伤口愈合后，改用 1∶5000 高锰酸钾溶液坐浴，每日 2 次。

（4）教会患者正确的坐浴方法，包括浴液的配制、温度及注意事项。每次坐浴时间为 15 ～ 30 分钟，每日 2 次，5 ～ 10 次为一个疗程。坐浴时要确保会阴部浸泡在溶液中。在月经期间，暂停坐浴。

（5）观察患者局部皮肤的颜色、肿胀程度、疼痛感，以及分泌物的量和性状变化。及时采取局部擦洗、热敷和理疗等护理措施，以促进患者的康复。

2. 健康教育

（1）加强卫生知识教育，使患者了解外阴部炎症发病特点，注意消除诱因，积极治疗阴道炎、糖尿病、尿失禁等。

（2）嘱患者经期、产褥期、妇产科手术后保持局部清洁卫生，纠正不良卫生习惯。勤换内裤，保持外阴清洁、干燥。嘱患者少进辛辣食物；局部严禁搔抓，勿用刺激性药物或肥皂擦洗。外阴溃破者要预防继发感染，使用柔软无菌会阴垫，减少摩擦和交叉感染的机会。告知患者发现异常及时诊治，防止因反复发作而转为慢性。

三、慢性盆腔炎

慢性盆腔炎是指女性盆腔内的组织发生长期、反复的炎症反应，病程较长，常常伴有各种临床症状。慢性盆腔炎可分为原发性和继发性两种类型。

原发性慢性盆腔炎是由于女性生殖系统内部的感染而引起的炎症。病因常常是细菌感染，如支原体、衣原体、链球菌、大肠埃希菌等；同时，性传播疾病也是常见的病因之一，如淋病、非淋菌性尿道炎等。此外，个人卫生不良、生活习惯不当、免疫力下降等也是慢性盆腔炎的诱因之一。继发性慢性盆腔炎是由于盆腔外部的病变或手术等因素引起的炎症，如子宫内膜异位症、宫颈糜烂、输卵管炎、卵巢囊肿等疾病，以及手术等都可能导致慢性盆腔炎。

慢性盆腔炎的症状包括下腹部疼痛、性交疼痛、异常阴道分泌物、月经不调、不孕等。在诊断上，医师会通过问诊、检查、分泌物细菌培养等多种手段进行诊断，确诊后应及时治疗，以防止并发症的发生。

1. 护理评估

（1）病史收集

询问患者的年龄、孕产经历、病发原因、接受过的治疗方法、使用过的药物及其效果。了解患者腹痛、腰痛的发生时间和程度。

（2）身体评估

1）评估患者的体温变化情况，是否容易疲劳及疲劳程度；探讨患者下腹部、腰部疼痛的性质，以及与月经和性生活的关联，了解月经周期是否规律。评估患者的营养状况。

2）在进行妇科检查时，关注患者子宫的位置和活动度，检查输卵管是否增粗和卵巢是否有积水、积液或囊肿现象。

（3）心理－社会评估：观察患者的精神状况，是否出现疲惫的面容，并了解其睡眠情况。深入了解患者及其家属对疾病的心理反应，以及他们对不孕问题的态度和看法。

2. 护理措施

（1）保持阴道清洁：患者应注意个人卫生，每日清洗外阴部，避免使用过多肥皂和清洁液等化学物品，以免刺激阴道黏膜。

（2）避免性生活：在治疗期间，应暂停性生活，以免刺激阴道黏膜，加重炎症。

（3）合理饮食：患者饮食要清淡，多吃新鲜蔬菜、水果和蛋白质食品，避免辛辣刺激性食品和过于油腻的食物。

（4）按时服药：慢性盆腔炎需要长期治疗，患者应遵医嘱，按时服药，不要随意停药或改变药物剂量。

（5）定期随访：患者应定期复诊，接受医师的检查和治疗，及时发现病情变化，避免疾病复发和并发症的发生。

（6）心理护理：慢性疾病容易导致患者情绪低落、抑郁等心理问题，护理人员应关注患者的心理健康，提供心理支持和鼓励。

四、慢性子宫颈炎

慢性子宫颈炎是一种常见的妇科炎症性疾病，是指子宫颈长期受到炎症刺激所致的炎症状态，病程长，容易复发。慢性子宫颈炎的病因多种多样，包括细菌感染、病毒感染、真菌感染、阴道微生态失调等，其中 HPV 病毒是慢性子宫颈炎最常见的病因之一。

1. 护理评估

（1）病史收集：了解患者的婚育历程、阴道分娩经历、妇科手术经历及宫颈损伤等情况，并评估患者的日常卫生习惯。

（2）身体评估

1）询问患者白带的性状，是否存在血性白带、性交后出血、腰骶部疼痛、盆腔部下坠痛等症状。

2）评估患者糜烂的范围和程度，检查是否有息肉、囊肿或肥大现象。

（3）心理－社会评估：患者可能因病程较长、白带异味导致的外阴不适或精神不愉快，而承受较大的心理压力。接触性出血可能使患者惊慌、害怕，导致拒绝性生活，以及担忧癌变，从而引发焦虑和不安。因此，应对患者的心理状态和家属态度进行详细评估。

2. 护理措施

（1）健康教育：向患者普及防病知识，教会患者注意个人卫生，每日更换内裤、清洗外阴，并定期进行妇科检查。

（2）疾病预防：分娩和手术过程中要减少宫颈损伤，一旦发现损伤要及时缝合。指导女性定期进行妇科检查，积极预防和治疗宫颈炎。

（3）注意事项：物理治疗后，分泌物可能增多，甚至出现大量水样排液。在术后 1 ～ 2 周脱痂期间，可能会出现少量出血。提醒患者保持外阴清洁，创口愈合期为 4 ～ 8 周，其间要注意禁止性生活和盆浴。在经历 2 次月经后复查，一般情况下可以痊愈。若治疗效果不佳，可进行第 2 次治疗。

五、子宫肌瘤

子宫肌瘤，是一种常见的妇科良性肿瘤，主要生长在子宫壁的肌层内，可以单个或多个出现。该病的发病率较高，尤其是在 40 岁以上的女性中更为常见。子宫肌瘤的病因目前尚不完全清楚，但与遗传、激素水平变化等因素有关。

子宫肌瘤的症状包括月经失调、盆腔疼痛、异常阴道出血、尿频、便秘等，对于症状轻微的患者可以通过观察、保守治疗等方式进行治疗。对于症状严重、影响生活质量的患者，可以采取手术切除等治疗方式。

1. 护理评估

（1）病史收集：了解患者的年龄，并评估其月经史、生育史，询问是否有不孕史、流产史等；同时询问患者是否长期使用雌激素类药物。此外，还应了解患者接受过的治疗情况，包括治疗方法、药物名称、剂量、用法及用药后的反应等。

（2）身体评估

1）详细了解患者目前的月经量、经期及周期，并将其与既往月经史进行比较。观察患者是否出现头晕、虚弱、面部及眼睑苍白等贫血症状；了解患者阴道分泌物的量、性质、颜色；询问患者大小便情况；评估患者是否存在腰酸、下腹部坠胀、腹痛等症状。

2）评估患者体征，如是否可扪及腹部块状物，了解其大小和质地；妇科检查时，观察阴道是否通畅，有无肿物堵塞；评估患者子宫的大小、质地；了解诊断性刮宫时所探宫腔的深度、方向，有无变形及黏膜下肌瘤等；了解 B 超检查结果中肌瘤的大小、个数及部位等。

（3）心理－社会评估：评估患者对疾病诊断的反应，以及月经改变和相邻器官压迫症状对患者造成的心理影响。评估夫妻双方对疾病的反应及其对夫妻生活的影响。评估患者在家庭中的角色功能是否因疾病而发生改变。

2. 护理措施

（1）提供疾病知识，增强患者治疗信心并建立良好的护患关系。在评估患者及其家属对子宫肌瘤的认知情况下，向患者及其家属讲解疾病的相关知识，使患者及其家属了解子宫肌瘤为良性肿瘤。对于症状严重、需要手术的患者，应让患者及其家属了解手术的必要性，纠正其对于切除子宫后可能影响性生活和失去女性特征的误解，让他们更深入地了解疾病和治疗过程，从而增强治疗康复的信心。

（2）病情观察与针对性护理：针对月经改变、出血量大的患者，在观察患者的面色和生命体征的同时，评估并记录出血量，按照医嘱进行止血处理，并在医嘱下为贫血严重者输血。对黏膜下肌瘤脱出的患者，注意观察阴道分泌物的量、性质和颜色，每日进行 1 ～ 2 次外阴冲洗，并为经阴道行肌瘤摘除手术做好术前准备。对浆膜下肌瘤患者，关注患者是否有腹痛，腹痛部位、程度及性质，若出现剧烈腹痛，应考虑肌瘤蒂扭转的可能，并立即通知医师，做好急诊手术准备。

（3）术后护理与出院指导：对经阴道行黏膜下肌瘤摘除术的患者，按照阴道手术患者的护理要求进行，若蒂部留置止血钳，通常在 24 ～ 48 小时后取出。对接受子宫全切或肌瘤切除的患者，在进行妇科腹部手术患者术后护理的同时，要特别关注阴道是否有出血，以及出血的量和性质。一般手术患者出院后一个月到门诊复查，了解患者术后康复情况，并提供术后性生活、自我保健等健康指导。

（4）随访观察与定期复查：对采取随访观察的患者，使之明确随访的时间和目的，即使在无症状或无不适的情况下，也不能忽视定期检查。对接受药物治疗的患者，应向其讲解药物的名称、服药剂量和方法、服药过程中可能出现的不良反应，以及不可擅自停药或过量用药等注意事项。

六、子宫颈癌

子宫颈癌是一种常见的妇科恶性肿瘤，主要发生在子宫颈的上皮细胞，多数起源于子宫颈上皮细胞的癌前病变。子宫颈癌的发病率在女性恶性肿瘤中排名第四，尤其是在 20 ～ 40 岁的女性中更为常见。

子宫颈癌的症状包括异常阴道出血、性交疼痛、白带异常等，早期症状较难发现，容易被忽略。因此，定期进行子宫颈癌筛查是非常重要的，如宫颈细胞学检查（即“Pap”试验）和 HPV 病毒检测等。

治疗子宫颈癌的方法包括手术治疗、放疗和化疗等，治疗方案会根据患者的病情、分期和健康状况等因素而定。在治疗的同时，也需要进行相关的护理。

1. 护理评估

（1）病史收集：应仔细了解患者的婚姻史、性生活史、慢性宫颈炎病史、高危男性接触史等相关信息；特别关注年轻患者是否有接触性出血及月经情况，对年长患者重点询问绝经后的阴道不规则流血状况。

（2）身体评估

1）详细了解患者阴道流血的时间、量、质、色等情况，有无妇科检查或性交后的接触性出血；探讨患者阴道排液的性状、气味，有无脱落组织；了解患者是否存在邻近器官受累的症状，疼痛情况及疼痛部位、性质、持续时间等；了解患者全身是否有贫血、消瘦、乏力等恶病质表现。

2）评估宫颈是否存在糜烂或赘生物，触诊时是否出血，宫颈是否肥大、质硬、宫颈管外形呈桶状等。

（3）心理－社会评估：认真评估患者心理－社会问题的表现、性质及严重程度，并分析具体原因。

2. 护理措施

（1）为患者提供预防保健知识，宣传宫颈癌发病的高危因素及早发现、早诊断、早治疗的重要性。一般妇女应每一年或每两年进行 1 次普查。已婚妇女，特别是围绝经期和绝经后的妇女，如有异常阴道流血或接触性出血，应及时就诊。

（2）增强患者治疗信心：在评估患者身心状况的基础上，了解不同患者所处不同时期的心理特点，与患者共同讨论问题，寻找引起不良心理反应的原因。告知患者宫颈癌相应的诊疗过程，可能出现的不适及有效应对措施。与患者家属沟通，获取其支持与配合。同样，要教会患者采用积极的应对策略来缓解心理压力，如向家属和朋友倾诉内心的感受，寻求他们的支持和帮助等。

（3）确保手术前的准备充分：在手术前的三日内，要求患者每日进行两次阴道冲洗。对于菜花型癌患者，应进行阴道低压冲洗，冲洗时动作要轻柔，以免损伤脆弱的子宫颈癌组织导致大出血。肠道要按照清洁灌肠的要求进行准备。此外，在手术前还应指导患者进行肛门、阴道肌肉的收缩与放松练习，使其掌握锻炼盆底肌肉的方法。

（4）协助恢复膀胱功能：子宫颈癌根治术的涉及范围较广，可能损伤支配膀胱的神经组织，导致膀胱功能恢复缓慢。因此，尿管通常保留 7 ～ 14 日，甚至长达二十一日。在此期间，应进行盆底肌肉锻炼、膀胱肌肉锻炼并引导残余尿。

1）盆底肌肉锻炼：在术后第二日，鼓励患者开始按照术前练习的方式进行盆底肌肉锻炼。

2）膀胱肌肉锻炼：在拔除尿管的前三日开始夹尿管，每 2 小时开放 1 次，以锻炼膀胱肌肉，促使排尿功能恢复。

3）引导残余尿：拔除尿管后，嘱患者每 1 ～ 2 小时排尿 1 次。若不能自主排尿，则应及时处理，甚至重新安置尿管。排尿后引导残余尿，若残余尿连续 3 次少于 100mL，说明膀胱功能恢复，无须再留置尿管；若残余尿超过 100mL，及时为患者再置尿管，保留 3 ～ 5 日后，再次拔管并引导残余尿，直至残余尿量少于 100mL。

（5）手术后的观察：除了常规的术后观察以外，还需要特别关注双侧腹股沟是否出现淋巴囊肿。如果触摸到质地较软的肿块，应立即向医师报告，并给予局部热敷和相应的治疗。确保腹腔和阴道引流管畅通，观察引流液的量、质、色，通常在术后

48 ～ 72 小时后拔除引流管。

（6）鼓励患者根据自身身体状况和饮食习惯进食富含高能量、高维生素和全面营养素的食物。如果有需要，可以联系营养师制订合理的食谱，以满足患者的需求。

（7）为患者提供出院指导：护士应鼓励患者及其家属共同参与制订实际可行的康复计划，并强调认真随访的重要性。出院后第一年内，患者通常每个月随访 1 次，连续三次后改为每三个月 1 次；第二年每三个月 1 次；第三至五年每六个月 1 次。如期间出现症状，患者应及时到医院检查。此外，对于出院时尚未拔除尿管的少数患者，应教会他们保留尿管的护理方法，如多喝水、清洁外阴，不要令尿袋高于膀胱口，以防尿液倒流等；继续进行盆底和膀胱功能锻炼，遵医嘱去医院拔尿管并引导残余尿。鼓励患者在康复后逐渐增加活动强度，适当参加社交活动，逐步恢复正常工作等。

七、卵巢肿瘤

卵巢肿瘤是一种比较常见的妇科疾病，它可以是良性的，也可以是恶性的。卵巢肿瘤的发病率随年龄增长而增加，多发生在 40 岁以上的女性。

卵巢肿瘤的症状通常比较隐匿，早期可能无明显症状。常见的症状包括下腹部胀痛、腹胀、腹泻、尿频、性交疼痛等，由于这些症状都是比较常见的妇科病症，因此不容易引起患者的注意。如果肿瘤较大或已发生转移，可能会引起腹水、体重减轻、消瘦等症状。

治疗卵巢肿瘤的方法包括手术、化疗和放疗等。手术是治疗卵巢肿瘤的主要方法，通常需要切除患侧或双侧卵巢、输卵管和子宫等。对于恶性肿瘤，通常需要进行辅助化疗和放疗。

1. 护理评估

（1）了解患者病史，包括既往病史、手术史、药物使用史等。

（2）监测患者的体征和症状，如发热、恶心、呕吐、腹痛、腹胀、便秘或腹泻等。

（3）定期对患者进行妇科检查，观察卵巢肿瘤的大小、形态和位置，及时发现任何变化。

（4）定期对患者进行影像学检查，如 B 超、CT、MRI 等，以评估肿瘤的生长情况和疗效。

（5）检测肿瘤标志物，如 CA-125 等，以评估肿瘤的活动程度和疗效。

（6）评估患者的心理状态，及时发现和处理患者的情绪问题。

2. 护理措施

（1）一般护理

1）定期观察患者的病情和生命体征，包括血压、心率、呼吸、体温等，及时发现异常情况并报告。

2）给予充足的营养和液体，保证患者的营养状况良好，避免恶心、呕吐等不良反应的发生。

3）帮助患者进行日常生活活动，如起床、洗漱、进食等，避免因病情影响患者的心情和身体状况。

4）给予心理支持和鼓励，帮助患者保持良好的心态，积极面对疾病治疗和康复过程。

（2）急救护理

1）当患者出现紧急症状如严重呼吸困难、剧烈腹痛等时，及时采取相应的急救措施。

2）紧急情况下可给予氧气、肾上腺素、胺碘酮等药物进行治疗，但需要严格按照医嘱使用。

（3）手术患者的护理

1）术前准备：对患者进行评估，确定手术适应证，规避手术风险。鼓励患者积极配合术前检查和准备，如禁食等。

2）术后护理：密切观察患者的生命体征、伤口出血情况和意识状态，及时发现和处理术后并发症。协助患者进行康复训练，避免伤口感染和血栓形成等并发症的发生。

（4）放疗患者的护理

1）放疗后，患者可能会出现一些不适，如疲劳、食欲下降、恶心、呕吐等症状。护士需要密切观察患者的情况，及时记录患者的体温、脉搏、呼吸、血压等生命体征，并对患者进行定期的检查。

2）护士还需要对患者的口腔和皮肤进行护理，避免出现口腔炎、皮炎等并发症。同时，护士需要鼓励患者多喝水，以帮助排出放疗产生的废物和毒素。

（5）化疗患者的护理

护士需要密切观察化疗患者的身体反应，如恶心、呕吐、乏力等，向患者介绍化疗的注意事项，如如何缓解恶心、如何预防感染、如何维持营养等。同时，护士还需要协助患者完成化疗前的准备工作，如安排化疗时间、进行血常规检查等。

第二节　产科疾病护理

一、正常分娩前护理常规

1. 护理评估

（1）了解孕妇产科病史，包括药物治疗或过敏史。

（2）观察孕妇生命体征，观察胎儿胎心及胎动。

（3）观察有无宫缩，宫缩的频率、强度、性质。

（4）观察阴道流血情况。

（5）观察有无破水，破水时间，羊水的量、性质。

（6）了解各项检查及化验结果，如B超、心电图、血常规、凝血功能等。

（7）了解孕妇及家属的心理状态和经济支持状况。

2. 护理措施

（1）孕妇入院后，护理人员应热情诚恳接待，向其作入院介绍，填写入院病历，测体温、脉搏、呼吸、血压及体重并记录，及时通知医师。

（2）将尚未临产者护送至病房床前，协助产妇更换衣裤，嘱其注意饮食及休息。严密观察临产的先兆症状，如规律宫缩、胎膜早破、阴道流血及胎心变化等。有产兆者及时送产房待产室。

（3）对产妇进行心理护理，让其说出焦虑的感受，耐心解释产妇提出的有关问题，及时告知产程进展情况，使其树立信心、积极配合，帮助其认识到分娩是生理过程。

（4）教会孕妇自我监护胎动，胎心每 2 小时测 1 次；如存在宫缩过频、妊娠期高血压、过期妊娠、胎儿宫内发育迟缓等情况，则每小时测 1 次，每次听诊 1 分钟并注意心率、心律、心音强弱。用胎心监护仪监测时，每次至少记录 20 分钟。如间歇期胎心率超过 160 次 / 分或低于 120 次 / 分或不规律，提示胎儿窘迫，通知医师及时处理。

（5）关心体贴孕妇，执行保护性医疗制度。

3. 健康教育

（1）教会孕妇自数胎动。

（2）嘱孕妇若出现阴道流血、流液及时报告医师。

（3）让孕妇了解临产与先兆临产的症状与区别。

（4）让孕妇了解分娩的一般过程。

二、正常分娩期产妇的护理

妊娠满 28 周及以后，胎儿和其附属物通过母体分娩的过程称分娩。分娩全过程从规律宫缩开始，直至胎儿和胎盘娩出为止，简称总产程。临床上通常将其分为三个阶段。

（一）第一产程的护理

1. 护理评估

（1）了解孕妇的预产期、婚育史及高危因素，询问有无阴道流血和破膜，了解规律宫缩的时间、强度和频率。

（2）了解产妇宫口扩张和胎头下降的状况。

（3）评估产妇是否有焦虑、急躁和紧张情绪。

（4）了解胎儿有无宫内缺氧状况。

2. 护理措施

（1）执行正常分娩前的护理常规。

（2）观察生命体征。在第一产程期间，每隔 4 ～ 6 小时测量 1 次血压。如发现血压升高，或有妊娠期高血压疾病及子痫患者，应适当增加测量次数，并给予相应处理。

（3）观察产程进展，包括子宫收缩情况，宫颈口扩张和胎头下降程度，胎心监护状况，破膜及羊水观察。

（4）关心孕妇，为其提供舒适的环境，帮助其补充体液和热量，保持会阴部清洁，协助其及时排便、排尿，减轻疼痛。

（二）第二产程的护理

1. 护理评估

（1）评估产程的发展和胎儿在子宫内的状况，以及第一产程的过程和处理。

（2）评估子宫收缩的持续时间、间隔时间和强度，胎心状况，产妇是否有便意，胎头露出和固定情况，会阴发育状况，以及是否需要侧切术。

（3）评估产妇当前的心理状态，是否存在焦虑、急躁或恐惧等情绪。

（4）使用胎心监护仪监测胎心率和极限变化情况。

（5）评估新生儿的身长、体重及外观是否有畸形。

2. 护理措施

（1）助产士应陪伴产妇，及时提供产程进展情况，给予安慰、支持和鼓励，为其提供生活护理如喂水、擦汗等。

（2）观察产程进展，密切监测胎心，勤听胎心，仔细观察胎儿是否有急性缺氧。如发现胎心减慢，应立即进行阴道检查，并尽快结束分娩。如发现第二产程延长，应及时查找原因，尽量采取措施结束分娩，避免胎头长时间受压。

（3）指导产妇在宫口完全开放时屏气，正确运用腹压。在宫缩间隙，让产妇全身肌肉放松休息，以加快产程进展。

（4）做好接产准备和接生工作，让产妇采取适当的分娩姿势，接生者穿戴手术服和手套，打开产包，铺好消毒巾准备接生。接生时要掌握接生技巧。

（三）第三产程的护理

1. 护理评估

（1）了解第一和第二产程的经过和处理。

（2）了解胎盘娩出前子宫收缩的强度和频率，是否有胎盘剥离迹象，阴道出血量及颜色，以及胎盘和胎膜是否完整娩出。仔细检查会阴、尿道口周围及子宫颈有无损伤。

（3）了解Apgar（阿普加）评分，以便确定新生儿是否存在窒息及窒息的严重程度。Apgar评分依据新生儿出生后的心率、呼吸、肌肉张力、咽反射和皮肤颜色5个方面进行评估，每个方面分数范围为0～2分。

（4）评估产妇的心理状况，包括她对新生儿的性别、健康状况、外观等的满意度，以及她是否适应母亲的角色。

2. 护理措施

（1）新生儿护理

1）清理呼吸道：使用新生儿吸痰管或导尿管轻柔地清除新生儿咽喉部和鼻腔内的黏液和羊水，以预防新生儿肺炎。在确认黏液已被清除干净，但新生儿仍未哭泣时，可以轻拍新生儿的脚底。新生儿大声哭泣意味着呼吸道畅通。

2）Apgar评分：评分满分为10分，表示新生儿状况良好；7分以上，只需对新生儿进行常规处理；4～7分表示新生儿缺氧较为严重，需要清理呼吸道、进行人工呼吸、吸氧和用药等措施；4分以下表示新生儿严重缺氧，需要立即进行抢救。

3）处理脐带：用0.5%碘伏溶液消毒脐带周围，距离脐根0.5cm处用无菌粗丝线进行第一道结扎，再在第一道结扎线外0.5cm处进行第二道结扎。目前较为常用的方法是采用气门芯结扎脐带。处理脐带时，要注意保护新生儿的体温。

4）清洁新生儿足底的胎脂，在新生儿记录表上留下新生儿的足印。为新生儿戴上标有母亲姓名、床号、住院号，新生儿性别、体重和出生时间的手腕带，并包裹好。如果新生儿状况正常，在娩出后半小时内将新生儿交给产妇，进行第一次哺乳。

（2）协助产妇顺利完成胎盘娩出，并进行检查：妥善处理胎盘娩出有助于降低产后出血的风险。

（3）检查胎盘和胎膜的完整性：仔细检查胎盘和胎膜是否完全排出。

（4）对软产道进行检查：检查产妇的软产道是否有损伤或撕裂。

（5）预防产后出血：正常分娩时，出血量通常不会超过 300mL。在产后两小时内，重点关注子宫收缩状况、宫底高度和阴道出血量，并帮助产妇尽快排空膀胱。

（6）为产妇提供舒适感：给予产妇情感上的支持，使她感到舒适和安心。

3. 健康教育

（1）及时向产妇及其家属介绍分娩过程的进展，增强他们对顺产的信心。

（2）指导产妇在分娩过程中如何正确用力，以便更顺利地完成生产。

（3）指导产妇选择适合自己的镇痛方法，以减轻分娩过程中的疼痛。

三、正常产后护理常规

1. 护理评估

（1）观察产妇的生命体征及疼痛情况。

（2）观察产妇外阴、恶露、宫底情况。

（3）了解产妇乳汁分泌及新生儿哺乳情况。

（4）了解产妇排尿情况。

（5）了解产妇心理状态及角色转换。

2. 护理措施

（1）常规护理

1）确保休养环境宁静舒适、温度适宜且通风良好。

2）了解产妇的分娩状况，以便进行重点观察和护理。

3）关注产妇子宫收缩、阴道出血情况，以及血压、脉搏、呼吸等指标，产后 24 小时内密切观察，如有异常立即通知医师。

4）及时补充水分，鼓励产妇在产后 2 ～ 4 小时内自行下床排尿。若产后 6 小时仍无法自行排尿，可采取措施帮助排尿，如温水冲洗外阴、针灸、按摩膀胱区、倾听流水声等。如有必要，可实施导尿术。

5）产后 24 小时内保持卧床休息，次日可鼓励产妇下床活动并跳产后保健操。

6）保证产妇摄入足够的蛋白质和维生素，食物易于消化，分多次进食。如三日内无大便，可按医嘱使用缓泻剂。

7）指导产妇进行母乳喂养，并鼓励按需哺乳。

8）协助产妇进行日常生活护理，以保持口腔和皮肤卫生。

（2）会阴护理

1）保持外阴部清洁，协助并指导产妇更换消毒纸垫。

2）正常产妇在 24 小时内，或会阴切口拆线前，或剖宫产术后五日内，每日使用碘伏棉球擦洗外阴 2 次。

3）擦洗外阴时，观察伤口愈合状况。如发现红肿或硬结，立即通知医师进行处理。可采用 50% 硫酸镁湿热敷或红外线照射等理疗方法。

4）若产妇有侧切伤口，应指导其采取健侧卧位，以保持伤口清洁干燥。

（3）乳房护理

1）在哺乳前，母亲应先洗手，然后用温水清洁乳头。

2）在产后 30 分钟内开始哺乳。难产的产妇可适当延后初次哺乳时间。在喂养过程中，应交替两侧乳房以保持平衡。

3）在哺乳过程中，母亲和婴儿都应采取舒适的卧姿。

4）对于乳头凹陷或平坦的产妇，护理人员需耐心协助矫正。在哺乳时，先让婴儿吸吮凹陷或平坦的乳头。若乳头有皲裂，应先让婴儿吸吮损伤较轻的乳头，以减轻对另一侧乳房的吸吮力；引导婴儿采取正确的吸吮姿势。在哺乳结束后，挤出少量乳汁涂抹在乳头和乳晕上，或局部涂抹 10% 复方安息香酊等药物，以促进伤口愈合。

5）若产妇患有乳腺炎并伴有剧烈疼痛和发热，应根据情况酌情进行哺乳或暂停哺乳，同时指导产妇如何挤出乳汁以减轻胀痛。

6）对于乳汁分泌不足的产妇，应指导其按需进行哺乳和夜间哺乳，保证合理的营养和休息，避免过早给婴儿添加辅助食物。

3. 健康教育

（1）指导产妇按摩子宫。

（2）嘱产妇保持外阴清洁。

（3）向产妇宣传母乳喂养的方法及好处。

四、剖宫产护理常规

1. 护理评估

（1）了解手术情况，包括麻醉、手术方式，术中情况。

（2）观察产妇生命体征，包括氧饱和度情况、疼痛的程度。

（3）观察恶露的量、颜色、性质，子宫缩复情况。

（4）观察切口有无渗血、渗液。

（5）了解产妇尿量。

（6）了解产妇补液及进食情况。

（7）了解产妇早期活动情况。

（8）了解产妇心理状态。

2. 护理措施

（1）术前护理

1）告知产妇手术时间，根据病情说明注意事项，并做好术前准备，如备皮、交叉配血、术前 6 小时禁止饮食。

2）更换衣物，按照医嘱留置导尿管。

3）在手术前再次检查胎心及各项准备工作是否完善，如发现胎心异常，立刻通知医师。

（2）术后护理

1）安置产妇，向医师了解手术过程。

2）硬膜外麻醉患者取去枕平卧位，6 小时后改为半卧位。全身麻醉患者取去枕平卧位，头偏向一侧至清醒，次日改为半卧位。

3）鼓励术后早期活动。当日鼓励产妇翻身，以增加肠蠕动，有利于排气。

4）留置导尿管 24 ～ 48 小时，保持尿管通畅。拔除尿管后，协助产妇下床活动，督促排尿，并观察尿量。

5）每 30 分钟测量血压、脉搏、呼吸 1 次，直至生命体征稳定。

6）观察宫缩和阴道出血量，如出血量较多，按医嘱使用缩宫素。

7）按医嘱给予产妇镇静药物，并观察药效及可能的不良反应。

8）术后一至两日给予产妇流质饮食，禁止摄入糖和奶制品。排气后可进普通饮食。

9）术后前三日，每日测量体温、脉搏、呼吸 4 次。若体征正常，则改为每日 2 次。

10）预防术后感染，每日会阴擦洗 2 次，并遵医嘱使用抗生素。

11）产后三日内若无大便，可根据医嘱使用缓泻剂，并教导产妇关注饮食搭配。

12）协助产妇实施母乳喂养，并根据需求进行哺乳。

3. 健康教育

（1）教会产妇缓解疼痛的方法。

（2）向产妇讲解早期活动及早期哺乳的意义。

五、异位妊娠

异位妊娠是指受精卵在子宫以外的任何部位着床的情况，最常见的异位妊娠发生在输卵管，其他少见的异位妊娠部位包括卵巢、腹腔和子宫颈等。异位妊娠通常会导致胚胎无法正常发育，有可能会引起卵巢、输卵管等部位的破裂出血，严重时甚至危及孕妇的生命。

异位妊娠的原因尚不完全清楚，但可能与输卵管的通畅性、卵子受精能力、内分泌系统的失调等因素有关。具有异位妊娠的危险因素包括流产史、输卵管感染、多次人工流产等。

异位妊娠的症状通常包括不规则阴道出血、下腹痛、肩部疼痛等，早期症状类似于正常妊娠，因此需要进行彻底的妊娠检查和诊断，以便及时发现和处理异位妊娠。

1. 护理评估

（1）病史询问：询问患者的病史、月经史、妊娠史、手术史等信息，包括既往是否有异位妊娠的经历。

（2）体征观察：包括血压、心率、呼吸、体温、腹部触诊、阴道分泌物等检查，观察有无疼痛、出血、感染等情况。

（3）超声检查：通过超声检查来确认是否为异位妊娠，同时评估胎儿的发育情况。

（4）血液检查：包括妊娠试验、血型、RH 因子、白细胞计数、血常规、肝肾功能等检查。

（5）心理护理：由于异位妊娠常常需要手术治疗，对患者心理状态有较大影响，护理人员需要关注患者的心理变化，积极进行心理干预。

（6）并发症的监测：异位妊娠容易发生破裂、感染等并发症，护理人员需要密切监测患者的情况，及时发现并处理并发症。

2. 护理措施

（1）术前护理

1）对于有失血性休克的患者，应采取平卧位或休克卧位，并注意保暖。

2）立即为患者测量体温、脉搏、呼吸及血压，并记录。同时准备输液、输血和其他抢救措施。

3）患者禁止进食和饮水，如有需要可进行氧气吸入。

4）动作要轻柔，避免按压患者下腹部，禁止灌肠。

（2）术后护理

1）将患者送至手术室后，应准备麻醉床及术后所需的器具，如血压计、听诊器、输液架、尿管接管及尿袋、氧气等。

2）蛛网膜下腔麻醉者需去枕平卧 12 小时。硬膜外麻醉者需去枕平卧 6 ～ 8 小时。

3）密切观察患者生命体征，每 0. 5 ～ 1 小时测量血压、脉搏、呼吸 1 次直至稳定。术后 3 日每日测量体温、脉搏、呼吸 4 次，正常后改为每日 2 次。

4）腹部手术患者当日禁食；术后一至两日进流质，忌食牛奶，以防止肠胀气；之后逐渐改为半流质和普通饮食。

5）若发现患者尿少、血尿时，须及时通知医师。一般术后 24 ～ 48 小时可以拔除导尿管。广泛性全子宫切除加盆腔淋巴结清除术留置导尿管 10 ～ 14 日，经阴道子宫全切术和阴道前后壁修补术需留置导尿管 3 ～ 5 日。在拔管后 6 小时内注意患者能否自行排尿，必要时需再次留置尿管，定时开放以锻炼膀胱肌肉，促进排尿功能恢复。腹部手术后三日仍未解大便者，可遵医嘱给予缓泻剂或开塞露；无效时，可给予肥皂水灌肠。

6）在康复过程中，为患者提供相关知识和生活护理指导。在卧床期间，鼓励患者多翻身，并关注下肢活动。拔除导尿管后，应鼓励患者尽早下床进行活动。

7）关注患者体温及伤口状况，如出现体温异常升高，伤口红肿、硬结或化脓等情况，应及时向医师汇报。必要时可使用镇痛药物。

8）确保患者会阴部位清洁、干燥，每日擦洗 2 次，并勤于更换消毒会阴垫。

9）在患者保留导尿管期间，务必保持尿管通畅，并每周更换尿袋 2 次。

（3）保守治疗护理

1）确保患者保持绝对卧床休息，尽量减少患者的移动。避免按压下腹部，以防大出血。

2）在患者出现腹痛时，禁止使用麻醉止痛药，以免掩盖症状导致误诊，并禁止灌肠。

3）根据医嘱为患者提供饮食或暂时禁食。

4）每 4 小时为患者测量体温、脉搏、呼吸、血压 1 次，或遵医嘱并记录。

5）严密观察病情变化，关注患者血压及腹痛状况，观察是否有内出血和休克现象。如发现异常，及时通知医师，并做好输液、输血等抢救准备。

6）注意患者阴道出血情况，若有组织样物排出，应保留送检。

7）保持患者外阴部清洁，预防感染。

8）告知患者尽量避免增加腹压的动作，并保持大便通畅。

（4）心理护理：向患者解释治疗方法的可行性，用亲切的态度赢得患者及其家属的信任。允许家属陪伴，为患者提供心理安慰。

3. 健康教育　指导患者养成良好的卫生习惯，术后注重营养补充；提醒患者保持充足的休息，保持积极的心态；嘱患者保持外阴部清洁，手术后一个月内禁止性生活，并采取避孕措施。

六、妊娠期高血压疾病

妊娠期高血压疾病是指在妊娠期间发生的高血压疾病，通常在妊娠二十周后出现，分为轻度和重度两种。轻度高血压疾病指收缩压为 140 ～ 159mmHg 和（或）舒张压为 90 ～ 109mmHg，重度高血压疾病指收缩压≥ 160mmHg 和（或）舒张压≥ 110mmHg。

妊娠期高血压疾病是一种常见的妊娠并发症，其病因尚不完全清楚，但与孕妇自身体质、免疫功能、内分泌系统、血管自主调节等因素有关。轻度妊娠期高血压疾病通常不会引起明显的症状，但如果病情加重，可能会引起头痛、恶心、呕吐、视物模糊等症状，重度高血压疾病甚至可能导致妊娠毒血症、子痫病等严重并发症，对母婴的健康带来严重威胁。

1. 护理评估

（1）血压监测：对已经确诊为妊娠期高血压疾病的孕妇，需要定期监测血压，以评估治疗效果和预防并发症的发生。

（2）体重和尿量监测：妊娠期高血压疾病患者容易出现水肿和蛋白尿，需要定期监测体重和尿量，及时发现异常情况。

（3）胎儿监测：妊娠期高血压疾病容易影响胎儿的生长和发育，需要进行胎儿心率监测、胎动监测等，及时发现胎儿异常情况。

（4）治疗效果评估：对治疗中的孕妇，需要定期进行妊娠期高血压疾病的病情评估和治疗效果评估，以便及时调整治疗方案。

2. 护理措施

（1）确保充足卧床休息：为患者提供安静、整洁的休息环境，确保其有充足的休息和睡眠时间。建议患者采取左侧卧位，睡眠质量不佳时可按医嘱使用适量的镇静剂，如地西泮、苯巴比妥。为患者提供间歇吸氧或每日进行 3 次氧气吸入，每次 20 分钟。

（2）健康教育和心理支持：指导患者充足摄水和摄入富含膳食纤维的食物，传授有关妊娠期高血压疾病的症状、体征等知识，督促患者持续监测胎动。在治疗过程中，适时告知患者病情相关信息，如血压稳定、胎心音正常等，使其对病情有所了解，提高患者的安全感。

（3）药物护理

1）硫酸镁药物护理：在硫酸镁治疗期间，密切观察其毒性作用，严格控制硫酸镁的摄入量，通常建议以 1g/h 的滴注速度为宜，不超过 2g/h。毒性作用首先表现为膝反射消失，随着浓度增加，进一步发展为全身肌张力减退和呼吸抑制，严重时可导致心搏骤停。因此，用药前和用药期间均应监测膝反射、呼吸及尿量。膝反射必须存在；每分钟呼吸次数不少于 16 次；每小时尿量不少于 25mL。尿量减少表明肾排泄功能受抑制，镁离子易积聚至中度。由于钙离子与镁离子争夺神经细胞上的同一受体，可阻止镁离子的结合，因此应随时准备好 10% 葡萄糖酸钙注射液，以便在出现毒性作用时及时解毒。静脉注射 10% 葡萄糖酸钙 10mL 应在 3 分钟内完成，必要时每小时可重复 1 次。

2）降压药物的管理和护理：在静脉使用降压药物时，护士应该严格监测患者的血压变化，并根据血压水平调整药物滴速，以保持舒张压在 90 ～ 100mmHg 范围内。

3）血压观察与管理：在使用冬眠合剂的过程中，护士也需要密切关注患者的血压变化。特别是在静脉注射时，应告知患者保持卧床休息，以防止起立时出现直立性低血压，导致摔倒和意外事故。同时，要密切监控胎儿在子宫内的状况。

4）利尿药物使用的护理：在患者使用利尿药物的过程中，护士应密切关注患者的水、电解质平衡状况及药物可能引起的不良反应。一旦发现异常情况，应及时与医师沟通，并采取相应措施予以纠正。

5）扩容药物的使用和护理：扩容治疗应在解痉基础上进行。在扩容过程中，护士需密切观察患者的血压、脉搏、呼吸和尿量，防止肺水肿和心力衰竭的发生。

（4）病情监测与观察：每日测量患者体重 1 次，关注体重的变化情况；记录 24 小时的出入液量；正确收集尿液标本（晨尿和 24 小时尿），监测尿量，尿蛋白定性和定量，以及尿比重等指标；监控血压变化和水肿缓解程度；询问患者是否有头晕、头痛、目眩等主观症状，以防子痫发生；定期听诊胎心音，加强对胎儿的监护。在观察过程中，一旦发现异常情况，应及时通知医师并协助处理。

（5）对重度子痫前期患者的护理：护理的关键在于维持病情稳定，预防子痫的发生，并为分娩做好充分的准备。除了前述的常规护理措施之外，还需要注意以下两点。

1）将患者安置在一个安静、光线昏暗的病房，尽量将各项操作集中进行，避免因外部刺激而引发抽搐发作。

2）为患者准备呼叫器，并将其放置在患者容易触及的地方；设置床档，防止患者从床上滑落、受伤；备好急救车、吸引器、压舌板、开口器等设备，以便随时使用；储备急救药品，如硫酸镁、葡萄糖酸钙等。

（6）子痫患者的护理

1）当子痫发作时，首先要确保患者呼吸畅通，立即进行持续吸氧，使用开口器或在患者上、下磨牙间放置一个包好纱布的压舌板，采取头低侧卧位，必要时使用吸引器清除喉部黏液或呕吐物，防止窒息。

2）在患者昏迷或未完全清醒时，禁止给予任何饮食或口服药物，以防止误吸导致吸入性肺炎。

3）遵循医嘱，使用药物控制抽搐，首选药物为硫酸镁，必要时可使用镇静剂、降压药等。

4）放置导尿管，记录患者的出入液量，并按照医嘱及时采集血液样本或进行特殊检查。

5）安排专人护理，密切观察患者生命体征的变化及并发症的发生，注意观察宫缩情况，并判断患者是否已临产。

6）在抽搐得到控制后的 6 ～ 12 小时内，应考虑终止妊娠。

7）随时注意保持患者身体和床位的清洁卫生。

（7）终止妊娠的考虑：妊娠高血压疾病在适当时机终止妊娠后，病情有可能自行改善。因此，及时终止妊娠对母亲和婴儿都是有益的。

（8）分娩过程中的护理：如果决定通过阴道分娩，在第一产程中，应关注患者的自觉症状、血压、脉搏、尿量、胎心、宫缩及产程的进展；当血压升高时，应及时通知医师进行处理。在第二产程中，要尽可能缩短产程，避免让患者用力，可以采用会阴侧切及使用产钳或吸引器进行助产。在第三产程中，需要预防产后出血，在胎儿娩出前肩后，立刻静脉注射缩宫素，及时分娩胎盘并按摩子宫，观察血压的变化，关注患者的主诉。在产房观察 2 小时，如果病情稳定，可以转至病房。

（9）产后护理注意事项：在产后 5 ～ 24 小时内，仍有可能发生子痫，因此不能放松治疗和护理。产后应根据医嘱继续监测血压和硫酸镁的使用。需要密切关注子宫恢复及阴道出血情况，严防产后出血。对于重度子痫前期的患者，在产后应谨防宫缩痛和腹部伤口疼痛引发子痫。如果产后血压稳定，应鼓励产妇进行新生儿的喂养和护理。

3. 健康教育

（1）教育患者保持健康的生活方式，包括饮食健康、适当的运动和睡眠，避免过度疲劳等。应戒烟、戒酒，避免过度饮食和暴饮暴食等。

（2）医师会根据患者的具体情况制订个性化的治疗方案，应督促患者严格遵守医师的医嘱。应按时服药，不可自行停药，同时还要注意药品的保存和保管。

（3）指导患者注意血压的监测。血压的监测对于控制疾病的进展至关重要。患者可以在医院或家中使用血压计定期测量血压，并记录测量结果。如果血压异常，应及时向医师汇报并接受治疗。

（4）告知患者如出现头痛、视物模糊、腹痛等异常症状，应及时就诊。同时，应遵循医师的治疗方案，积极参与治疗。

（5）妊娠期高血压心脏病可能给患者带来很大的心理压力，应鼓励患者积极调整心态，与亲友沟通交流，加强心理护理。

七、产后出血

产后出血是指在分娩后 24 小时内，产妇出现阴道流血量大于 500mL 的情况，严重时甚至可以达到 1000mL 以上。产后出血是一种常见的并发症，如果不及时处理，可能会导致严重的后果，甚至危及生命。

产后出血的主要原因包括子宫收缩不良、胎盘残留、宫颈撕裂、子宫破裂等。常见的高危因素包括多胎妊娠、前置胎盘、羊水过多、分娩时间过长等。产后出血的症状包括阴道流血、血色鲜红或深红、血流量过多等。

治疗产后出血的方法包括手术和药物治疗等。对于轻微的产后出血，可以采取保守治疗，如输液、输血、输氧等。而对于严重的产后出血，需要立即采取手术治疗，如子宫压迫、子宫缝合、子宫动脉栓塞等。

1. 护理评估

（1）出血量的评估：及时记录出血量，观察出血情况是否减轻或加重。

（2）体征的监测：监测血压、脉搏、呼吸等生命体征，及时发现并处理异常情况。

（3）子宫收缩情况的观察：观察子宫的收缩情况，及时给予缩宫素，帮助子宫收缩。

（4）血常规检查：定期进行血常规检查，及时发现贫血等异常情况，指导患者进行补血治疗。

（5）静脉输液治疗：根据患者情况及时进行静脉输液治疗，补充流失的血容量和维持血压。

（6）密切观察：密切观察患者的病情变化，及时发现并处理并发症，如感染、血栓形成等。同时，对患者进行心理疏导和教育，提醒其注意产后恢复，预防再次发生产后出血。

2. 护理措施

（1）陪伴在产妇身旁，给予安慰、关心，以增加其安全感。

（2）保持室内空气新鲜，鼓励产妇进食高蛋白、高维生素饮食，以增强抵抗力。

（3）密切观察产程的进展，严格执行无菌技术，正确处理胎盘娩出和测量出血量。产后 2 小时内需留在产房接受监护，80% 的产后出血发生在这一时间。对产后可能出血的高危产妇，注意保持静脉通畅。

（4）针对出血原因止血，纠正失血性休克，控制感染。应严格执行无菌技术，防止细菌侵入生殖道。

（5）观察恶露的量、色、味，持续时间及会阴伤口情况，保持会阴部清洁。

（6）观察产妇体温变化，出现异常，及时报告医师。

3. 健康教育

（1）指导产妇加强营养：向产妇讲解产褥期的卫生知识，使之了解恶露的生理性变化，异常恶露的表现及可能的原因，了解及时到医院就诊的必要性。告知产妇再次妊娠时，应将本次出血史告知医护人员，按高危孕妇管理。

（2）加强孕期宣传保健工作，及时治疗可能引起产后出血的疾病。
（3）嘱产妇早期哺乳，以减少阴道流血量。
（4）嘱产妇产褥期禁止盆浴、性生活。

八、子宫破裂

子宫破裂是指子宫壁发生破裂的情况，是一种妊娠并发症，主要发生在分娩期间或剖宫产手术中。子宫破裂可以引起严重的出血和感染等并发症，危及母婴的生命。

子宫破裂的发生机制多种多样，常见的原因包括子宫切口破裂、宫颈松弛、宫腔粘连等。子宫破裂的症状和严重程度取决于破裂的位置和程度，轻微的破裂可能不会引起任何症状，而严重的破裂则会导致剧烈疼痛、出血、休克等症状。

治疗子宫破裂的方法包括手术和药物治疗等。对于轻微的破裂，可以采取保守治疗，如输液、止血药物等。而对于严重的破裂，需要及时进行手术，修复破裂部位，止血和缝合创口等。

1. 护理评估

（1）客观观察患者的一般情况，如意识、呼吸、心率、血压、皮肤黏膜颜色等。
（2）检查子宫收缩情况和宫缩的频率、强度。
（3）观察产后出血的情况，包括血量、血液性质、血块大小等。
（4）定期测量患者的体温、脉搏、呼吸、血氧饱和度等生命体征。
（5）检查子宫颈和阴道，观察有无撕裂或出血。
（6）监测患者尿量，排除膀胱损伤或尿路梗阻的情况。
（7）定期测量患者的血常规、凝血功能、肝肾功能等指标，及时发现和处理可能的并发症。

2. 护理措施

（1）密切关注产妇的生命体征，指导产妇按时休息、提高营养摄入、保持外阴部位清洁。定期进行外阴擦洗以预防感染。

（2）对产妇及其家属因子宫破裂所产生的心理反应和需求表示理解，并及时向他们解释治疗方案及对未来妊娠的影响。主动倾听他们的感受，并尽快稳定产妇及其家属的情绪，帮助他们接受现实。

（3）严格监测产程进展并记录宫缩、胎心音、产妇生命体征和液体出入情况。

（4）如产妇在待产期间出现宫缩过强、下腹部压痛或腹部出现病理性缩复环，立即通知医师。对使用缩宫素的产妇，应停止缩宫素使用并进行宫缩抑制处理。

（5）发现产妇失血迹象时，迅速建立静脉输液通道，短时间内输血和输液以补充血容量。及时保暖、提供氧气吸入，指导产妇采用头低足高位或中凹位。

（6）对患有先兆子宫破裂或子宫破裂的产妇，应做好剖宫产（或剖腹探查）的术前准备工作。

3. 健康教育

（1）加强孕期宣传教育。向孕产妇普及保健知识，增强她们的产前检查意识。在孕 30 周后发现胎位异常时，结合孕妇具体情况进行矫正。

（2）胎位不正、头盆不称、有剖宫产史的产妇，在预产期前两周应住院待产，以便及时监测胎心音和宫缩情况。

（3）对因子宫破裂接受子宫修补术的产妇及已有子女的产妇，在术前征得产妇及家属同意后进行输卵管结扎术；对无子女的产妇，应指导其避孕两年后再尝试妊娠。避孕方法可以选择口服避孕药或使用避孕套。再次妊娠时应及时到产科门诊检查。

九、羊水栓塞

羊水栓塞是指胎儿的羊水和其他物质进入孕妇的血液循环系统，引起妊娠并发症。这种疾病较为罕见，但是它可以对母亲和胎儿的健康造成极大的危害。

羊水栓塞的发病机制目前尚不清楚，但是一般认为是由于胎盘剥离、胎盘搏动或胎儿的创伤等原因导致羊水进入母亲的血液系统中。羊水栓塞可以引起严重的循环衰竭、心肺衰竭等并发症，甚至危及生命。

羊水栓塞的症状多种多样，常见的症状包括突然出现的呼吸急促、发绀、胸痛、腹痛、晕厥、抽搐等，这些症状往往非常严重，需要及时治疗。

治疗羊水栓塞的方法包括及时进行心肺复苏和呼吸支持、纠正酸中毒和低血压等，同时还需要及时进行妊娠终止手术。羊水栓塞是一种非常严重的并发症，因此需要高度重视，及时采取有效的治疗措施。

1. 护理评估

（1）临床表现的评估：包括孕妇突然出现呼吸困难、胸痛、心慌、脉搏快、血压下降等表现，以及胎儿心率下降、宫缩增强等表现。

（2）羊水栓塞的诊断：需要及时进行 B 超、胎心监护、动脉血气分析等检查，明确病因和病情。

（3）治疗效果的评估：及时采取有效的治疗措施，包括氧疗、输液、抗休克等，观察病情变化和治疗效果。

（4）并发症的评估：需要密切观察可能出现的并发症，如心力衰竭、肺水肿、弥散性血管内凝血等。

（5）安全护理的评估：因孕妇和胎儿情况危急，需要在护理过程中加强安全措施，避免意外发生。

2. 护理措施

（1）预防措施

1）针对高危患者，应尽早发现和处理，准备好抢救措施。

2）在产程中，应密切观察产妇的一般状况和意识变化。

3）在宫缩间歇期进行人工破膜。

4）正确使用缩宫素，避免产生不协调的过强宫缩。

5）对中期妊娠引产者，羊膜腔穿刺不应超过 3 次。在进行钳刮术时，应等待羊水流尽后再进行钳夹。

6）在剖宫产过程中，应等待羊水流尽后再取出先露，动作要轻柔。

7）禁止为加快产程而人为用手指扩张宫颈，以免造成宫颈裂伤。

8）宫腔操作应轻柔，不要过早干预。

（2）处理措施

1）立即让患者采取半卧位，进行加压给氧，医护人员迅速到场参加抢救。

2）立即建立两条以上的静脉通道，确保液体和药物的及时输入。

3）建立危重护理记录单，及时记录病情变化和治疗转归，为下一步治疗和护理提供指导。

4）根据医嘱立即静脉滴注抗过敏药物和解痉药物（如罂粟碱、阿托品）。

5）静脉注射毛花苷丙、呋塞米，纠正心力衰竭和消除水肿。

6）及时输注升压药。多巴胺 20mg 加入 5% 葡萄糖 250mL 静脉滴注，从 20 滴 / 分开始，根据病情调节滴速，补充血容量，抗休克，纠正酸中毒。

7）在羊水栓塞发生 10 分钟内，弥散性血管内凝血高凝阶段应用肝素效果最佳。

8）根据医嘱及时准确采集各种血尿标本。

（3）产程与生命体征的监测：密切关注产程进展和胎儿状况，监测患者的生命体征，并记录液体的出入。产后注意观察阴道出血量，检查是否有凝血块。若经过抢救和处理后，子宫出血仍未止住，应做好紧急子宫切除的准备工作。

1）在静脉滴注肝素期间，应按照医嘱每 3 ～ 4 小时复查 1 次凝血时间，控制凝血时间在 20 ～ 25 分钟，或使部分活化凝血酶原时间（APTT）延长一倍。肝素用量过多时可能导致出血倾向，可使用鱼精蛋白进行对抗，1mg 鱼精蛋白可对抗 100U 肝素。

2）要理解家属的恐惧情绪，向他们介绍病情的严重性，争取他们的配合。及时向家属通报治疗进展，增强信心，提高信任度。在患者病情稳定后，与家属共同制订康复计划，推动康复进程。

3. 健康教育

（1）指导产妇注意休息，增强营养摄入。

（2）叮嘱产妇保持会阴部的清洁，以预防感染。

（3）鼓励产妇建立信心，相信自己的病情能够尽快康复。

第三节　妇产科护理操作规范

一、外阴擦洗

（一）目的

外阴擦洗是为了保持外阴清洁、减少感染机会、预防分泌物积累及提高患者的舒适感。

（二）操作步骤

1. 洗手、戴口罩，以确保护理过程中的卫生和安全。
2. 将所需用品备齐并放置在治疗推车上，推至患者床边。

3. 仔细核对患者的床号和姓名，以确保准确无误。

4. 向患者解释护理操作的步骤和目的，以获得患者的信任和合作。

5. 关上门窗，拉上窗帘，确保环境的私密性（如有需要，可使用屏风进行遮蔽）。

6. 帮助患者脱去对侧裤腿并盖在近侧，协助患者取膀胱截石位，注意为患者保暖和遮挡，确保其隐私得到保护。

7. 戴手套，将一次性垫单垫在患者臀部下方，将弯盘置于会阴部下方，另外准备一个装有消毒棉球的治疗碗放置在患者两大腿之间。

8. 使用无菌镊子夹取棉球，按顺序进行擦洗。擦洗顺序为：伤口或尿道口（留置尿管者，以尿管为中心，由内向外、由上向下）→对侧小阴唇→近侧小阴唇→对侧大小阴唇间→近侧大小阴唇间→对侧大阴唇→近侧大阴唇→会阴→肛门。根据患者实际情况，可以增加擦洗次数，直至擦洗干净为止。

9. 擦洗完成后，移除弯盘和垫单。

10. 协助患者穿好裤子，确保其舒适。

11. 整理床单位，询问患者需求。打开窗户，收起屏风。

12. 清理使用过的物品，将一次性用品进行毁形处理，确保卫生和安全。

（三）注意事项

1. 外阴擦洗时要轻柔，避免摩擦过度而引起患者不适或损伤皮肤。

2. 手套应该戴好，避免交叉感染，每位患者操作前均需更换手套。

3. 清洗用的水要保持温度适宜，避免过热或过冷刺激皮肤。

4. 不宜使用肥皂或洗液进行清洗，以免破坏外阴部自身的酸碱平衡。

5. 如果患者有疼痛或不适症状，应及时询问，调整操作方式或暂缓操作。

6. 操作完成后应及时清理操作用具，并进行手卫生，避免交叉感染的发生。

二、阴道检查

（一）目的

1. 了解阴道的病变情况，如炎症、肿瘤等。

2. 了解宫颈状况，如宫颈口是否紧闭、宫颈软硬度等。

3. 检查子宫大小和位置，了解有无肿瘤等情况。

4. 采集分泌物或组织样本，进行病理学检查。

（二）操作步骤

1. 仔细核对患者的床号和姓名，确保准确无误。向患者解释护理操作的目的和过程，以获得患者的理解和配合。

2. 进行洗手和戴口罩，确保护理过程中的卫生安全。关上门窗，保护患者隐私，协助患者取膀胱截石位，确保患者舒适。

3. 按照常规程序对患者外阴进行消毒处理。

4. 戴上无菌手套，铺设孔巾，保持操作区域的无菌环境。

5. 进行常规消毒后进行下行导尿术，以确保尿道通畅。

6. 将右手示指、中指并拢，涂抹液状石蜡作为润滑剂，轻柔地进入阴道内进行检查。

7. 了解骨盆与胎头衔接情况；评估子宫颈和宫口的开大程度；检查有无脐带脱垂；观察胎儿方位和先露下降情况、胎头有无产瘤；检查颅骨是否重叠。同时，测量骶耻内径和趾骨弓的角度。

8. 若怀疑患者存在前置胎盘，务必注意检查宫口处是否有胎盘软组织，操作要轻柔，以免引发人为剥离导致出血。

9. 操作完成后，脱去手套，协助患者穿好衣裤。清理使用过的物品，再次洗手以确保卫生安全。

10. 整理患者床单位，询问患者需求，确保患者舒适和满意。

11. 将检查结果详细记录，如发现异常情况，需及时向医师汇报，确保患者得到及时的医疗救治。

（三）注意事项

1. 在进行阴道检查前，需要告知患者检查目的和过程，获得患者的同意。

2. 使用无菌润滑剂，以减少疼痛和不适感。

3. 检查结束后，告知患者有无异常发现，如有必要，给予相应的护理指导。

4. 避免在患者月经期间进行阴道检查，以免造成感染和不适。

5. 对于妊娠妇女，应谨慎进行阴道检查，避免刺激子宫引起流产。

三、会阴冲洗

（一）目的

会阴冲洗是指在妇产科护理中对产妇的会阴部位进行清洁和消毒。其主要目的是保持产妇会阴部位的清洁卫生，防止感染和并发症的发生。

（二）操作方法

1. 向患者解释护理操作的目的和过程，以获得患者的理解和配合。

2. 将会阴冲洗盘准备好并放置在床边，便于操作时使用。

3. 嘱患者尽量排空膀胱，然后取膀胱截石位暴露外阴部。在操作过程中注意患者的保暖和遮挡，确保患者舒适。

4. 在患者臀部下方放置棉垫式橡皮单、治疗巾和便盆，以保持操作区域的清洁和卫生。

5. 使用肥皂棉球按照顺序清洁外阴部，从上至下、从外向内进行。清洁大腿内侧上 1/3、阴阜、大阴唇、小阴唇和肛门周围。

6. 用温开水冲洗肥皂水，确保外阴部清洁。

7. 使用 0.5% 碘伏溶液进行冲洗消毒，顺序为从上至下、从内向外。清洁小阴唇、大阴唇、阴阜、大腿内上 1/3 和肛门周围。为了防止冲洗液流入阴道，使用消毒干棉球覆盖阴道外口，在冲洗完成后移除。

8. 用消毒干纱布按照上述顺序擦干外阴部，保持外阴部干燥。

9. 协助患者穿好衣裤，整理床单位，确保环境整洁。清理使用过的物品，保持卫生安全。

（三）注意事项

1. 使用消毒液或碘伏棉球时，应用足量，均匀涂抹。

2. 温水温度应适宜，不宜过热或过冷，避免刺激产妇皮肤。

3. 会阴部位应轻柔擦拭，不要用力擦洗，避免造成损伤。

4. 擦拭会阴时应从前向后，避免将肠道菌群带入阴道，防止感染。

6. 注意产妇的隐私和尊重，操作过程中与产妇进行沟通，让产妇感到舒适和安全。

四、阴道擦洗

（一）目的

阴道擦洗是指使用棉签或纱布等工具，对女性外阴和阴道进行清洁和消毒。其目的是预防和治疗产褥期感染，并维护生殖道健康。

（二）操作步骤

1. 核实患者的床号和姓名，确保正确无误。

2. 仔细洗手并戴上口罩，保持个人卫生。

3. 准备所需的用品，根据患者需求选择合适的药液和阴道扩张器。

4. 向患者解释操作目的和过程，以获得患者的理解和合作。

5. 协助患者上操作床，将垫单放置在臀部下方，帮助患者脱去一侧裤腿；注意保暖并保护患者隐私。协助患者取膀胱截石位。

6. 带着所需用品到检查台边，打开立灯并戴手套。

7. 观察外阴部发育情况及有无畸形、水肿、皮炎或肿块等异常现象；检查皮肤黏膜和质地，观察有无增厚、变薄和萎缩等异常情况。确认阴道扩张器完好并将其前端润滑。

8. 用左手的拇指和示指分开小阴唇，暴露阴道口，右手使用持物钳夹取药液棉球消毒阴道口。

9. 握住阴道扩张器，将两叶合拢，避开敏感的尿道口周围区域，沿着阴道侧后壁以 45° 角缓慢插入阴道，然后向上、向后推进，边推进边转平，并逐渐张开两叶，直至完全暴露宫颈。

10. 旋紧侧部螺丝，使阴道扩张器在阴道内固定。如果患者阴道壁松弛，宫颈难以暴露，应调整中部螺丝，使两叶达到最大张开度，或改用大号窥器。同时要注意防止两叶直接碰伤宫颈导致出血。

11. 检查宫颈。观察宫颈大小、颜色、外口形状；有无糜烂、撕裂、腺囊肿、息肉、肿块等；宫颈管有无分泌物。

12. 仔细检查阴道，观察阴道前后侧壁的黏膜颜色、皱襞状况，检查有无阴道膈、双阴道等先天畸形、出血、溃疡、肿块等异常表现。同时关注分泌物的量、性质、气味和颜色等信息。

13. 用一只手扶着阴道扩张器的柄，另一只手使用长镊子夹取药液棉球进行擦洗。每次使用一个棉球，以宫颈为中心，按顺序清洁穹隆部和两侧阴道壁。将阴道扩张器旋转 90°，撑开并固定，接着按顺序擦洗上下阴道壁。

14. 擦洗完成后，用干棉球将阴道和穹隆部的积水拭干。检查宫颈和阴道是否清洁，注意有无残留的分泌物或遗漏的棉球。

15. 松开侧部螺丝，轻轻将阴道扩张器旋转至 45° 角，使前后叶自然闭合并缓慢退出阴道扩张器。

16. 协助患者穿好衣裤。

17. 清理使用过的物品，整理检查台，并关闭立灯。

（三）注意事项

1. 尊重并保护患者隐私。确保关上门窗，拉上窗帘。若患者不能下床，需在病床上进行操作时，大房间应使用屏风隔离。

2. 在插入和取出阴道扩张器的过程中，务必旋紧窥器中部螺丝，以避免小阴唇和阴道壁黏膜被夹入两叶侧壁间，导致患者剧痛或不适。操作过程中，动作应轻柔，避免损伤阴道和宫颈组织。

3. 在月经期和产褥期，禁止进行阴道擦洗操作。

五、阴道灌洗

（一）目的

阴道灌洗的目的是清除阴道内的分泌物和病原微生物，预防或治疗阴道炎症、感染等妇科疾病，促进伤口愈合。阴道灌洗应在医师的指导下进行。

（二）操作步骤

1. 洗手并戴口罩。

2. 根据需要，准备 500 ～ 1000mL 的灌洗液，确保其温度为 41 ～ 43℃。

3. 带着所需物品来到操作床边，核对床号和患者姓名。让患者保持膀胱截石位，脱下一侧裤腿，打开立灯，并进行会阴擦洗。

4. 将灌洗筒挂在距离床沿 60 ～ 70cm 的高度处，先排出管内的空气，确认水温适中后备用。首先用灌洗液清洗外阴部，然后分开小阴唇，将灌洗头沿阴道纵侧壁方向插入后穹隆处，同时在阴道内上、下、左、右移动以进行冲洗。

5. 当灌洗液快要用完时（约剩下 100mL），拔出灌洗头，并再次冲洗外阴部。接着，协助患者坐在便盆上，使阴道内残留的液体流出。

6. 收拾便盆，擦干外阴，并整理使用过的物品。关闭立灯。

7. 帮助患者穿好衣裤，并协助下检查台。

（三）注意事项

1. 保持灌洗筒与床沿的距离不超过 70cm，以避免压力过大、水流过快，导致液体或污物进入子宫腔，或使灌洗液与局部作用时间不足。

2. 插入灌洗头时不宜过深，灌洗过程中动作要轻柔，以免损伤阴道和宫颈组织。

3. 活动性出血的宫颈癌患者禁止灌洗，以防止大出血。月经期、产后或人工流产术后宫口未闭者、阴道出血者，一般不进行阴道灌洗，以防引起上行感染。

4. 对于产后十日后或某些妇产科手术后的患者，如果出现阴道分泌物浑浊、异味、阴道伤口愈合不佳、黏膜感染坏死等情况，可以进行低位阴道灌洗。在这种情况下，灌肠筒的高度一般不超过床沿 30cm，以防止污物进入子宫腔或损伤阴道残端伤口。

5. 在必要的情况下，可以使用阴道扩张器将阴道张开，在妇科检查床上进行灌洗。进行灌洗时，需要轻轻旋转阴道扩张器，以确保灌洗液能够覆盖到阴道的各个部位。注意未婚者禁止使用阴道扩张器。

六、阴道上药

（一）目的

阴道上药目的为治疗宫颈炎、阴道炎。

（二）操作步骤

1. 向患者解释操作目的，并指导患者排空小便。

2. 铺设一次性会阴垫，让患者采取膀胱截石位，并脱去一侧裤腿，注意保暖。

3. 戴手套，使用阴道扩张器张开阴道，以便观察宫颈。

4. 使用无菌长镊子夹住干棉球，擦除宫颈、阴道及穹隆部的分泌物。

5. 用湿棉球擦洗宫颈、穹隆部及阴道壁，在此过程中转动阴道扩张器，以确保阴道壁四周黏膜被擦洗干净。

6. 用干棉球将水分擦干净。

7. 将治疗用药物放置于阴道后穹隆部分。

8. 取出阴道扩张器并擦拭外阴部。

9. 协助患者穿好裤子，然后帮助患者下操作台。

10. 清理使用过的物品并整理现场。

（三）注意事项

1. 选择适当的药物和剂量，根据医嘱按时按量进行药物上药。

2. 实施前要告知患者操作的目的、方法和可能的不适感受，以获得患者的配合和信任。

3. 操作结束后，及时清理药物残留，让患者保持安静卧床，避免过度活动。

4. 观察患者是否出现过敏反应或药物不良反应，并及时处理。

5. 操作后及时记录相关信息，包括药物名称、剂量、时间、患者反应等，方便后续的观察和评估。

七、人工剥离胎盘术

（一）目的

人工徒手剥离胎盘是一种常见的妇产科操作，其目的是帮助妇女尽快完成胎盘娩出，避免胎盘滞留、引起产后出血等并发症。

（二）操作步骤

1. 向患者解释操作的目的和过程。

2. 让患者采取截石位，并对外阴进行常规消毒。

3. 洗手、戴口罩、戴双层手套、穿上手术衣并铺设无菌巾。

4. 在必要情况下进行导尿处理。

5. 如果宫口已经缩小，且手无法进入宫腔，可以选择静脉注射或宫颈局部注射地西泮，也可以采用全身麻醉（需确保患者在术前 4 小时内没有进食，以防止麻醉过程中发生呕吐导致窒息）。

6. 左手轻轻拉动脐带，右手四指并拢沿着脐带进入宫腔，寻找胎盘边缘。

7. 手背紧贴子宫壁，进入胎盘与子宫壁之间，然后逐渐对胎盘进行钝性分离。

8. 在胎盘完全剥离后，将其握在手中，并在子宫收缩时将其取出。

9. 立即检查胎盘，如有残缺则立即进行清宫术。操作完成后，清洁外阴部，协助患者穿好衣物，询问患者是否有其他需求。

10. 在分娩记录单上填写好相关记录。

（三）注意事项

1. 如果胎盘与子宫壁之间没有明显的分界，强行剥离可能导致大量出血，这时应考虑植入性胎盘的可能，并停止操作。

2. 术中要密切关注产妇的一般状况，如出现不适，立即停止手术。

3. 术中要注重无菌操作，预防感染，动作应轻柔。

4. 如发现胎盘或胎膜残缺，应立即进行清宫术，必要时可借助 B 超进行复查。

5. 手术结束后，应使用缩宫素和抗生素进行治疗。

八、人工破膜

（一）目的

人工破膜是指在产程中，医护人员通过操作破裂胎膜，加强宫缩，加快分娩进程；有助于胎头下降，降低难产风险；能够减轻产妇疼痛，提高生产效率。

（二）操作步骤

1. 核实患者的床号和姓名。向患者解释操作的目的和过程。

2. 洗手并佩戴口罩。

3. 让孕妇采取膀胱截石位，然后打开阴道检查包。

4. 戴无菌手套，铺设孔巾，并对外阴进行常规消毒。

5. 用右手示指和中指穿过阴道和子宫颈管，触及前胎膜囊。

6. 左手持有齿钳，在阴道内手指的引导下，利用宫缩间歇，在水囊上方刺破胎膜，使羊水缓慢流出。

7. 观察羊水的量、颜色和性质，并聆听胎心音。了解阴道内检查情况。

8. 为患者佩戴消毒的卫生护垫，处理并整理使用过的器具。协助患者穿好衣物。

9. 洗手，整理床单和床边物品。

10. 在病历上详细记录操作过程和相关信息。

（三）注意事项

1. 严格执行消毒操作，使用无菌器械和无菌手套，避免交叉感染。

2. 在宫口开大到4cm以上时再行破膜，否则易引起宫缩过度或者宫缩不足，对母婴均有危害。

3. 在破膜前，要评估羊水的颜色、气味和量，如有异常情况应及时报告医师。

4. 破膜前要告知产妇并征得其同意。

5. 破膜后要密切观察产妇的宫缩情况、胎心情况及宫颈开大情况等，避免出现胎儿窘迫和难产等并发症。

6. 破膜后应告知产妇要注意个人卫生，避免感染。

九、人工断脐

（一）目的

人工断脐的目的是在新生儿出生后，通过断脐将母婴血液循环分开，避免感染和出血的发生。

（二）操作步骤

1. 洗手并佩戴口罩。

2. 向产妇及其家属解释人工断脐的目的和意义。

3. 核对床旁卡和手记，将婴儿带到婴儿间进行人工断脐处理。

4. 暴露脐部，使用75%乙醇棉签从内向外擦拭脐带及其周围区域。

5. 用左手拿镊子牵起脐带上的绳索，暴露脐带根部，然后沿脐轮根部用剪刀剪断脐带。

6. 在创面上撒上消炎粉。如有出血，可以使用云南白药粉止血。

7. 使用护脐带包扎婴儿脐部。

8. 再次核对婴儿的床号、姓名和性别。

9. 处理使用过的器材，清洗并按照消毒规定处理物品。

10. 将婴儿推回到产妇床边，并告知家属断脐的注意事项。

（三）注意事项

1. 严格遵守无菌操作原则，防止感染发生。

2. 注意保暖，避免婴儿受凉。

3. 如有出血，使用云南白药粉包扎后，还需密切观察有无活动性出血。如有需要，及时更换护脐带。

第七章　儿科疾病护理及操作规范

第一节　儿科疾病护理

一、新生儿窒息

新生儿窒息是指在出生后的短时间内（通常在出生后 1 分钟内）由于呼吸系统受到各种原因的干扰，导致新生儿出现呼吸困难、氧气供应不足，出现窒息现象。这是新生儿最常见和最危险的急危重症之一，如果不及时治疗，会对新生儿的生命造成威胁。

（一）护理措施

1. 一般护理

（1）保持温暖：为患儿提供合适的保暖措施，包括置于远红外保暖床、热水袋保暖等方法，以维持患儿肛温在 36.5 ～ 37℃之间。

（2）严格执行无菌操作技术，加强环境管理和勤洗手，保证手术间、病房的清洁卫生，减少感染的风险。

（3）合理喂养：根据患儿胃肠消化、吸收情况，制订合适的喂养方案。必要时，可采用静脉营养以满足患儿的营养需求。

（4）及时、准确用药，严格遵守医嘱，观察药物的疗效和不良反应，对患儿的病情作出相应调整，确保药物治疗的安全性和有效性。

（5）提供情绪支持：为家长提供必要的情绪支持，减轻家长的恐惧心理和焦虑程度，增强其对患儿的信心，积极参与患儿的护理工作。

（6）监测生命体征、尿量、意识、肌张力、反应等指标，随时观察患儿的变化情况，并及时记录护理信息，以便医务人员进行及时干预。同时，对于出现异常情况，如呼吸困难、心率异常等，及时向医师汇报并采取相应措施。

2. 症状护理

（1）最初复苏步骤：最初复苏步骤包括保暖；减少散热；摆好体位；吸净口、鼻分泌物，保持呼吸道通畅；触觉刺激。以上五个步骤要求在 20 秒内完成。

（2）协助医师按 A、B、C、D、E 程序进行复苏

1）气道通畅（A）：患儿仰卧，肩部垫高 2 ～ 3cm，使颈部稍后伸至中枕位；立即清除口、鼻、咽及气道分泌物。

2）建立呼吸（B）：包括触觉刺激；复苏器加压给氧；喉镜下经口或鼻气管插管。

3）恢复循环（C）：采用双拇指法胸外按压心脏，按压频率为 120 次 / 分，压下深度为 1.5 ～ 2cm。按压有效可摸到颈动脉和股动脉搏动。

4）药物治疗（D）：建立有效的静脉通路；保证药物应用，可给予静脉、气管内注入1 ∶ 1000肾上腺素，及时输入纠酸、扩容剂等。

5）评价（E）：每操作一步的同时，均要评价患儿情况。

（3）复苏后处理：窒息复苏后仍需严密观察，随时准备抢救，注意保暖和病情监护。

（二）健康教育

1. 加强社区健康宣教，孕妇定期做产前检查，发现高危妊娠应及时处理，避免早产和手术产。

2. 有后遗症发生的，应指导家长定期随诊。

二、小儿腹泻

小儿腹泻是由多种病原、多因素引起的以腹泻症状为主的一组疾病，是儿科常见病，也是我国儿童保健重点防治的四大疾病之一。其发病年龄以2岁以下为主，一年四季均可发病，但夏、秋季发病率最高。小儿腹泻临床上以呕吐、腹泻为特征。由于呕吐、腹泻造成大量体液、电解质及营养物质丢失，引起脱水、电解质紊乱及能量不足。因感染可出现全身中毒症状。腹泻严重者可出现休克，甚至危及生命。

（一）护理措施

1. 一般护理

（1）防止感染传播：肠道传染病者应进行隔离，防止交叉感染。

（2）饮食护理：合理安排饮食，在补充累积损失阶段可暂禁食4～6小时（母乳喂养者除外）；腹泻次数减少后，给予流质或半流质饮食（如粥、面条等），少量多餐；病情好转后逐渐过渡到正常饮食。双糖酶缺乏者，不宜用蔗糖，并暂停乳类。患者腹泻停止后给予营养丰富的饮食。

（3）臀部护理：腹泻时，肛门周围皮肤容易发生糜烂甚至引起溃疡及感染。需选用柔软布类尿布，勤更换，每次便后用温水清洗臀部并吸干，局部皮肤发红处涂以鞣酸软膏或氧化锌油并按摩片刻，促进局部血液循环。皮肤溃疡，局部可采用暴露疗法。避免使用不透气塑料布或橡皮布，防止尿布皮炎发生。因为女婴尿道口靠近肛门，故应注意会阴部的清洁，预防上行性泌尿系感染。

（4）心理护理：对家长说明患儿的病情，介绍腹泻的有关知识和护理要点等，减轻其焦虑的心理。

（5）病情监测：密切监测患儿体温变化及排便情况、脱水程度，观察有无电解质紊乱和酸中毒的表现。

2. 症状护理

（1）控制感染：病毒性肠炎一般不需应用抗生素。细菌感染者一般需抗生素治疗，如对致病性大肠埃希菌可选用庆大霉素、氨苄西林、小檗碱等治疗。抗生素诱发性肠炎需停用原来的抗生素，根据大便细菌培养结果选用抗生素。

（2）补充液体，纠正水电解质紊乱及酸碱失衡

1）口服补液：用于腹泻时脱水的预防，主要用于轻度和中度脱水而无明显周围循环障碍的患儿。口服补液，一般轻度脱水补液量为 50 ～ 80mL/kg，中度脱水补液量为 80 ～ 100mL/kg，于 8 ～ 12 小时内将累积损失量补足。

2）静脉补液：用于中、重度以上脱水或吐泻较重的患儿。

第 1 日补液，输液总量为轻度脱水 90 ～ 120mL/kg，中度脱水 120 ～ 150mL/kg，重度脱水 150 ～ 180mL/kg，包括补充累积损失量、继续损失量和生理需要量。

溶液种类根据脱水性质而定。等渗性脱水用 1/2 张含钠液；低渗性脱水用 2/3 张含钠液；高渗脱水用 1/3 张含钠液。

输液速度根据脱水程度，遵循先快后慢、先浓后淡、先盐后糖、见尿补钾、惊厥补钙的原则。一般前 8 ～ 12 小时，每小时 8 ～ 10mL/kg，若中度和重度脱水有明显循环障碍应先快速扩容，脱水纠正后，补充生理需要量和继续损失量时速度宜减慢，于 12 ～ 16 小时内补完，每小时 5mL/kg。

第二日及以后的补液，主要补充生理需要量和继续损失量，补液量需根据呕吐、腹泻和进食情况估算，一般生理需要量为每日 60 ～ 80mL/kg；继续损失量是丢多少补多少，将这两部分相加，于 12 ～ 24 小时内均匀静脉滴注。

3）纠正酸中毒：重度酸中毒的患儿，应补充碳酸氢钠或乳酸钠溶液。

4）纠正低钾血症：一般按每日 3 ～ 4mmol/kg（相当于 200 ～ 300mg/kg）补给，轻度脱水时可分次口服，中、重度脱水给予静脉滴入。补钾浓度应小于 0. 3%，每日补钾总量静脉滴注时间不应短于 6 ～ 8 小时，严禁直接静脉注射。

5）纠正低钙或低镁血症：静脉缓慢注射 10% 葡萄糖酸钙或深部肌内注射 25% 硫酸镁。

（3）对症治疗：腹胀明显者可用肛管排气或肌内注射对症药物。呕吐严重者可针刺足三里、内关或肌内注射小剂量氯丙嗪等。

（二）健康教育

1. 宣传母乳喂养的优点，指导合理喂养，避免在夏季断奶，按时逐步添加辅食。指导患儿家长配制和使用 ORS 溶液（口服补液盐溶液）。

2. 嘱患儿家属注意食物新鲜、清洁，食具应定时煮沸消毒，避免肠道内感染。

3. 嘱患儿家属及时治疗小儿营养不良，如佝偻病等。

4. 嘱患儿家属气候变化时防止小儿受凉或过热，夏天嘱小儿多喝水。

5. 嘱患儿家属避免长期滥用广谱抗生素。

三、小儿肺炎

肺炎是指不同病原体或其他因素所致的肺部炎症。小儿肺炎为儿科常见病，居我国小儿死亡的第一位，是我国儿童保健重点防治的四大疾病之一。其主要临床表现为发热、咳嗽、气促、呼吸困难和肺部固定性中、细湿啰音。重症者可累及循环、神经及消化系

统而出现相应的临床症状。婴幼儿以支气管肺炎最为常见。

（一）护理措施

1. 一般护理

（1）给予患儿易消化、营养丰富的流质、半流质饮食，多饮水，呼吸困难者在喂哺同时应给予吸氧；重症不能进食者，给予静脉营养。重症患儿应记录24小时出入量。静脉输液速度应慢且匀速，防止发生心力衰竭。

（2）帮助患儿采取半卧位或抬高床头30°～60°，经常帮助患儿翻身变换体位或抱起患儿。

（3）发热或病情较重者应卧床休息，避免哭闹等活动过度；各种护理、治疗、操作应集中进行。

（4）对新生儿或较小婴儿出现体温过低者，应注意保暖；对体温升高的患儿积极采取降温措施，调节室内温、湿度，对小婴儿（特别是新生儿）可采取散包降温，尽量多给患儿饮水。在采取降温措施后30分钟，应复测体温并做好记录。

（5）密切监测患儿体温，咳嗽、咳痰的性质，呼吸次数、节律及深度，有无鼻翼煽动和三凹征等呼吸困难的表现。观察患儿心率、心律、心音变化，及时发现心力衰竭表现。观察患儿意识状态、瞳孔、肌张力等变化，及时发现颅内压增高表现。

（6）做好患儿皮肤、口腔护理。

（7）护士应关心患儿，保证患儿充足的休息，避免其哭闹；及时与患儿家长沟通，合理解释病情或给予安慰，缓解其焦虑、紧张情绪。

2. 症状护理

（1）保持呼吸道通畅，及时清除患儿鼻腔及咽、喉部分泌物

1）协助患儿更换体位，一般每2小时更换1次。

2）用手轻拍患儿背部，促使痰液排出，边拍边鼓励患儿咳嗽。

3）对痰液黏稠不易咳出者，可按医嘱给予超声雾化吸入。

4）必要时给予吸痰，注意勿损伤黏膜，吸痰不宜在哺乳后1小时内进行，以免引起呕吐。吸痰后宜立即吸氧。

5）按医嘱给予解痉、祛痰等药物，促进排痰。

（2）给氧：凡出现呼吸困难、喘憋、口唇发绀、面色灰白等情况者，立即给氧。一般采用鼻导管法给氧，氧流量为0.5～1L/min；新生儿或鼻腔分泌物较多者，可用面罩、鼻塞、头罩或氧帐；缺氧明显者可用面罩给氧，氧流量为2～4L/min；若出现呼吸衰竭时，则应使用人工呼吸器，以改善通气状况、纠正缺氧。

（3）并发症的护理

1）若患儿出现心力衰竭，应积极处理，让患儿取半卧位，保持安静，尽量避免患儿用力；按医嘱给予吸氧，应用强心剂和利尿剂等药物。

2）中毒性肠麻痹者出现严重腹胀时，应积极处理，遵医嘱禁食，进行胃肠减压或皮下注射新斯的明以促进肠蠕动。

3）如患儿出现肺脓肿、脓胸或脓气胸等并发症，应及时配合医师做好胸腔穿刺或胸腔闭式引流的准备，做好术前护理。

（二）健康教育

1. 指导患儿家长合理喂养，进食高蛋白、高维生素饮食。

2. 嘱患儿家长多让患儿开展户外活动，进行体育锻炼，增强体质，减少呼吸道感染的发生。

3. 嘱患儿家长定期为患儿进行健康检查，按时预防接种。

四、先天性心脏病

先天性心脏病简称先心病，是胎儿期心脏及大血管发育异常而致的先天畸形，是小儿常见的心脏病。在胎儿心脏发育阶段，若有任何因素影响了胚胎心脏发育，使心脏某一部分发育停顿或异常，即可造成先天性心脏畸形。根据左、右心腔或大血管间有无直接分流和临床有无青紫，先天性心脏病可分为三类，一是左向右分流型（潜伏发绀型），如室间隔缺损、动脉导管未闭和房间隔缺损等；二是右向左分流型（发绀型），某些原因致使右心压力增高并超过左心，使血流经常从右向左分流时，或因大动脉起源异常，使大量静脉血液入体循环，均可出现持续性发绀，如法洛四联症和大动脉转位等；三是无分流型（无发绀型），即心脏左、右两侧或动、静脉之间无异常通路、无异常分流，如肺动脉狭窄和主动脉缩窄等。

先天性心脏病患儿，轻症可无症状或症状轻微，重者可出现心率增快、心脏增大、心脏杂音；活动耐力低下，如活动后气促、多汗、呼吸困难、发绀；反复呼吸道感染；生长发育迟缓；杵状指（趾）等。常见的并发症有支气管肺炎、充血性心力衰竭、亚急性感染性心内膜炎等。法洛四联症患儿还可并发脑血栓、脑脓肿等。

（一）护理措施

1. 休息　建立合理的生活制度，安排好患儿作息时间，保证患儿有充足的睡眠与休息。

2. 饮食护理　为患儿供给充足营养，注意营养搭配；供给足够能量、蛋白质和维生素，保证营养需要，以增强体质，提高其对手术的耐受。喂养困难的患儿可少量多餐。

3. 保暖　注意体温变化，按气温改变及时加减衣服，避免受凉引起呼吸系统感染。

4. 用药护理

（1）应用洋地黄制剂时要注意给药方法，仔细核对剂量、密切观察洋地黄的中毒症状。

（2）应用利尿剂时注意用药时间、剂量及患儿的反应等。用药期间应鼓励患儿进食含钾丰富的食物，以免出现低钾血症和增加洋地黄的毒性反应。同时应观察患儿有无低钾的表现，如四肢乏力、腹胀、心音低钝、心律失常等，一经发现，应及时处理。

5. 病情监测

（1）注意监测患儿心率、心律、脉搏、呼吸、血压，注意观察心前区有无隆起，心尖冲动的位置、强弱及范围，心前区有无抬举冲动感及震颤，观察发绀程度的变化。必要时使用监护仪监测。

（2）密切监测法洛四联症患儿在哭闹、进食、活动、排便时有无缺氧发作。

（3）发绀型先天性心脏病患儿，由于血液黏稠度高，暑天、发热、多汗、腹泻时应注意多饮水，必要时静脉输液。

（4）观察患儿有无心率增快、呼吸困难、端坐呼吸、吐泡沫样痰、水肿、肝大等心力衰竭的表现。

6. 心理护理　应向患儿及其家长做好解释工作，使其具有充分的心理准备，密切配合，确保诊疗、护理工作的顺利进行。

（二）健康教育

1. 向患儿及其家属讲解先天性心脏病的致病原因、主要表现、护理及对症治疗要点。
2. 指导患儿家属合理喂养，给予患儿高蛋白、高维生素、高能量的饮食。
3. 指导患儿家属合理安排患儿的生活作息和活动量，做到劳逸结合。
4. 做好用药指导，向患儿家属介绍所用药物的名称、用法、剂量、作用、不良反应和使用时间。
5. 出院时指导患儿家属做好家庭护理，介绍本病的预防知识，强调预防各种感染，尤其是预防呼吸道感染的重要性。
6. 督促患儿家属带患儿定期复查。

第二节　儿科护理操作规范

一、新生儿更换尿布法

（一）目的

1. 使婴儿臀部清洁、干燥。
2. 使婴儿舒适并预防红臀的发生。

（二）操作步骤

1. 洗手，携用物至患儿床旁。
2. 松开婴儿下半身的包被，揭开污湿的尿裤，轻提患儿的双足，使臀部抬高。
3. 将粘在婴儿臀部的大便用尿裤未污染的部分擦去，并包裹起来垫于臀下。
4. 将婴儿臀部残余的大便用婴儿湿纸巾擦净。
5. 将污尿裤丢入污物桶内。
6. 将婴儿抱起，用温水冲洗臀部并用小毛巾蘸干。
7. 轻提婴儿的双足，使臀部抬高，垫干净的尿裤于臀下。
8. 用棉签蘸鞣酸软膏轻涂于婴儿臀部，并为其穿好尿裤。

9. 整理床单位、清理用物、洗手并记录。

（三）注意事项

1. 换尿布时动作应轻柔、敏捷，避免暴露时间过长。

2. 尿裤大小应合适、松紧适宜。过紧容易导致皮肤割破并影响下肢循环；过松易致大、小便溢出而污染衣物。

3. 换尿布应在喂哺前进行，以防溢乳发生。

二、新生儿脐部护理技术

（一）目的

1. 保持脐部清洁干燥，避免脐炎的发生。

2. 及时处理脐炎，防止败血症的发生。

（二）操作步骤

1. 洗手，携用物至患儿床旁。

2. 松开下半身的包被，揭开污湿的尿裤，轻提患儿的双足，使臀部抬高。

3. 将黏在臀部的大便用尿裤未污染的部分擦去，并包裹起来垫于臀下。

4. 将臀部残余的大便用婴儿湿纸巾擦净。

5. 将污尿裤丢入污物桶内。

6. 将患儿抱起，用温水冲洗臀部并用小毛巾蘸干。

7. 轻提患儿的双足，使臀部抬高，垫干净的尿裤于臀下。

8. 检查脐部，根据不同情况做相应的脐部护理。

（1）脐部干燥或潮湿：将脐带残端提起，用 95% 乙醇旋转涂擦。

（2）脐部渗血：先将脐带残端提起，用 3% 过氧化氯洗净陈旧的血渍；再用 0. 5% 碘伏溶液消毒脐部；如果渗血较多则可在脐窝中使用止血药物并用无菌纱布覆盖并用胶布固定。

（3）有脓性分泌物：首先将脐带残端提起，用 3% 过氧化氯清洗脐窝，可反复涂擦直至洗净。其次用 0. 5% 碘伏溶液消毒脐部。最后用 95% 乙醇干燥脐部。

（4）脐轮红肿、有脓性分泌物：先将脐带残端提起，消毒脐部及脐轮周围皮肤。再将无菌纱布用庆大生理盐水浸湿，覆盖于脐部并用胶布固定。

9. 将棉签蘸鞣酸软膏轻涂于臀部，并穿好尿裤。

10. 整理床单位、清理用物，洗手并记录。

（三）注意事项

1. 处理脐部时应将脐带残端提起，充分暴露脐窝，才能彻底消毒脐部。

2. 消毒的范围应包括脐轮、脐窝和脐周的皮肤。

3. 尿裤应穿在脐部以下，避免大小便的污染。

三、新生儿桡动脉穿刺术

（一）目的

取血作血气分析或其他化验检查。

（二）操作步骤

1. 核对化验单，并准备试管。
2. 备齐用物，洗手，戴口罩。
3. 携用物到患儿床旁，核对患儿信息，向家属解释采血的目的。
4. 将注射器连接头皮针放于无菌垫内。
5. 触摸桡动脉搏动点，确定穿刺部位。
6. 用 75% 乙醇消毒穿刺部位（5cm×5cm），戴手套。
7. 以 30° 角进针，见有鲜红色血停止进针，抽取所需血量。
8. 拔针，按压穿刺部位 3 ～ 5 分钟，并用胶布固定干棉球。
9. 将血顺试管壁注入试管内，立即送检。
10. 整理床单位及用物，将针头和注射器按常规毁形。
11. 去除手套并毁形，洗手、签字。

（三）注意事项

1. 避免在同一部位重复穿刺而引起血肿。
2. 拔针后一定要按压至不出血为止。

四、温箱的使用

（一）目的

温箱能够为出生体重低于 2kg 者及异常新生儿提供一个适宜的中性环境温度，以维持其体温在正常范围。

（二）操作步骤

1. 清洁、消毒暖箱，铺好箱内婴儿床的棉垫、床单及枕头。
2. 连接暖箱地线，将蒸馏水加入暖箱水槽中，插上电源插头，打开电源开关，加热指示灯亮。
3. 调箱温至 34℃，然后根据小儿体重和出生天数调节所需温度。
4. 调节箱内湿度，保持相对湿度在 55% ～ 65%。
5. 将小儿穿上单衣，更换洁净尿布，放入温箱内，并记录箱内温湿度。

（三）注意事项

1. 经常检查暖箱的工作情况，是否处于功能状态。
2. 根据患儿体温的高低随时调节箱温，保持患儿体温维持在正常范围。定时记录箱内温度及湿度。

3. 注意暖箱的清洁消毒，每周更换温箱 1 次。

五、头皮静脉穿刺术

（一）目的

1. 补充水分、电解质，纠正脱水，维持体内水、电解质及酸碱平衡。
2. 补充血容量，改善血液循环，提高血压，纠正休克。
3. 使药物快速进入体内，维持营养、供给热量。

（二）操作步骤

1. 备好输液架，向患儿及其家属说明，做好输液准备。
2. 备齐静脉输液用物，核对并检查所需液体。
3. 洗手，戴口罩。
4. 选择静脉，常用的静脉包括颞浅静脉、额上静脉、眶上静脉、枕后静脉、耳后静脉。
5. 剃净穿刺部位毛发，备好胶布。助手协助妥善约束患儿。
6. 排净输液管、头皮针内空气，关闭活塞，再次核对。
7. 常规皮肤消毒，去除头皮针套，左手拇指、示指绷紧静脉两端皮肤，右手持针柄沿静脉走向与皮肤呈 15° ～ 30° 角进入皮下，然后平行进入静脉，见回血后松开活塞，用胶布固定针头。
8. 调节速度，将患儿置舒适的卧位。
9. 记录输液时间、滴数，签名。
10. 再次核对，整理用物。

（三）注意事项

1. 严格执行查对制度，遵守无菌技术操作原则。
2. 在穿刺中注意观察患儿面色和一般情况，发现不适及时处理。
3. 密切观察输液是否通畅、局部有无红肿，注意有无药物不良反应。
4. 根据患儿病情、年龄及药物性质，合理调节输液速度。

六、股静脉穿刺术

（一）目的

1. 适用于 3 岁以下小儿，采血进行化学检验。
2. 协助诊断及治疗效果的观察。

（二）操作步骤

1. 备齐用物，向患儿及其家属说明。
2. 更换尿布洗净患儿臀部及会阴部。
3. 洗手，戴口罩。
4. 核对。

5. 患儿仰卧于治疗台上，脱去一侧裤腿覆盖会阴部，穿刺侧大腿外展、外旋，用砂袋垫高穿刺侧臀部，暴露腹股沟区域。

6. 助手站在患儿穿刺对侧，用两前臂约束患儿躯干及上肢，使穿刺侧髋部外展45°角并屈膝约90°角，助手左手及前臂压住患儿左下肢，右手固定患儿的右膝关节处。

7. 操作者站在患儿足端，面对患儿，常规消毒穿刺部位皮肤及操作者左手示指。

8. 在患儿腹股沟中、内1/3交界处，用左示指触摸股动脉搏动点，右手持注射器自股动脉点内侧垂直进针，然后逐渐向上提针并同时抽吸，见有回血后固定针头，抽取所需血量。

9. 拔出针头，用无菌干棉球压迫约5分钟。

10. 整理用物，送患儿回病室。

（三）注意事项

1. 严格无菌操作，做好核对工作。

2. 消瘦患儿可改用斜刺法，即在离股动脉搏动点下方1.5cm左右处进针，针头方向与腿轴平行刺入血管抽血。

3. 如抽出血液为鲜红色，是股动脉血液，必要时停止穿刺，并用无菌干棉球压紧局部10分钟，放松后仍需观察有无血肿。

4. 有出血倾向者，穿刺时应谨慎，拔针后延长加压时间。

5. 抗凝血标本，应水平位摇匀，以免凝血。

七、颈静脉穿刺术

（一）目的

颈静脉穿刺术适用于3岁以下小儿，采血做化验检查，协助诊断及治疗效果的观察。

（二）操作步骤

1. 备齐用物，向患儿及其家属说明操作目的、步骤，取得家长的理解和配合。

2. 操作者洗手，戴口罩。

3. 核对。

4. 患儿取仰卧位，全身用约束法包裹患儿肩部平放于操作台边缘，头稍偏向一侧下垂或垫软枕，露出颈静脉。

5. 助手面对患儿，双手固定其头部，操作者站立患儿头端，选好穿刺部位，常规消毒皮肤，左手示指压住静脉近心端，右手持注射器沿静脉走向呈30°向心侧斜刺入静脉，见回血后松开左手，固定针头，抽取所需血量拔出针头。也可用头皮针连接注射器，手持针柄，呈30°角进针，若无回血，可将针头缓慢退出，边抽边退，抽到血液后固定针头，抽取所需血量后拔出针头。

6. 拔针后，迅速用棉球按压穿刺部位，将患儿抱起，压迫止血5～10分钟，将针头取下，根据需要分别把血液注入相应的试管内，送检。

7. 整理治疗室，将患儿送回病室休息。

（三）注意事项

1. 严格无菌操作，做好核对工作。

2. 操作中助手应密切观察小儿面色、呼吸等情况，如有异常应立即告诉操作者，必要时停止穿刺。

3. 新生儿因颈项短小，不宜选用此处；有出血倾向者穿刺时应谨慎，拔针后延长加压时间。

4. 抗凝血标本，应水平位摇匀，以免凝血。

第八章　眼、耳鼻喉科疾病护理及操作规范

第一节　眼科疾病护理

一、原发性闭角型青光眼

（一）护理措施

1. 术前护理

（1）术前宣教：向患者详细介绍手术过程和注意事项，包括手术目的，术前术后的饮食、活动和药物禁忌等。

（2）检查：进行必要的检查，如测量患者的眼压、角膜厚度和视力等，评估患者的健康状况和手术风险。

（3）药物管理：核对患者的用药情况，特别是抗凝药物和抗血小板药物的使用情况，避免出现手术并发症。

（4）饮食管理：术前一日，告知患者忌口，禁止进食含有酒精、刺激性食品，以及高脂肪和高纤维的食物，以免影响手术和麻醉效果。

（5）清洗眼部：指导患者在手术前清洗眼部，防止眼部感染。

（6）精神护理：安抚患者情绪，增强其信心，减轻紧张和恐惧情绪，以促进手术的顺利进行。

（7）睡眠管理：确保患者有充足的睡眠，以提高手术的安全性和成功率。

2. 术后护理

（1）观察患者病情：手术后，护士应密切观察患者的病情，特别是眼部状况和眼压变化等。如发现病情异常，应及时与医师沟通，并采取相应的护理措施。

（2）控制眼压：手术后的患者需要控制眼压，护士要及时监测患者的眼压，并按照医师的要求给予相应的药物治疗。在用药过程中，应注意药物的种类、用量、用法和用时等，以免过度用药或误用药物导致不良反应。

（3）防止感染：手术后的患者眼部比较敏感，容易感染，因此护士要指导患者做好眼部卫生，定期清洗眼部，并使用消毒液对周围环境进行消毒，以预防术后感染。

（4）饮食管理：手术后的患者需要遵守医师的饮食建议，忌口刺激性食物，保持清淡、易消化的饮食，戒烟、戒酒，以促进伤口的愈合和恢复。

（5）活动管理：手术后的患者需要适当的休息和活动，护士要指导患者如何正确地活动，避免眼部用力或摩擦，以减少术后并发症的发生。

（6）药物管理：手术后的患者需要遵医嘱正确使用眼药水和其他药物，护士要向

患者讲解药物的用法和用量，并告知患者注意事项，避免药物的滥用或误用导致不良反应。

（7）精神护理：手术后，患者可能会感到焦虑、紧张或不适，护士要与患者进行沟通，及时解答患者的疑虑和问题，消除其不良情绪，并为其提供必要的心理支持和安慰。

（二）健康教育

1. 疾病知识　向患者介绍闭角型青光眼的病因、发病机制、症状、治疗和管理等方面的知识，帮助患者了解自身病情和治疗方案。

2. 视力保护　嘱患者注意保护视力，如防止眼部受伤，保持充足的睡眠，避免长时间看电脑、阅读等。

3. 药物治疗　指导患者闭角型青光眼的治疗需要长期用药，以及如何正确使用和存储眼药水，避免因用药不当导致疾病进展。

4. 病情监测　向患者介绍病情监测的重要性，如测量眼压、检查视力等，及时发现疾病变化。

5. 饮食和生活方式调整　向患者介绍如何保持健康的饮食和生活方式，如控制摄入盐分、多吃新鲜蔬菜和水果、保持适度运动等。

6. 并发症预防　告知患者闭角型青光眼可能引起的并发症，如白内障、视神经萎缩等，并提供相应的预防措施。

二、视网膜脱离

（一）护理措施

1. 术前护理

（1）术前宣教：向患者及其家属详细介绍视网膜脱离的病因、症状、治疗和手术等方面的知识，帮助患者及其家属了解疾病及手术风险。

（2）心理护理：术前安抚患者情绪，减轻紧张和恐惧情绪，增强其信心，促进手术的顺利进行。

（3）检查：进行必要的检查，如测量患者的眼压、视力、眼部结构和血糖等，评估患者的身体状况和手术风险。

（4）药物管理：核对患者的用药情况，特别是抗凝药物和抗血小板药物的使用情况，避免出现手术并发症。

（5）饮食管理：术前一日，告知患者忌口，禁止进食含有酒精、刺激性食品，以及高脂肪和高纤维的食物，以免影响手术和麻醉效果。

（6）卫生处理：指导患者在术前做好眼部卫生处理，包括清洗眼部和更换干净的衣物等，以预防术后感染。

2. 术后护理

（1）观察患者病情：视网膜脱离手术后，护士应对患者的病情变化密切观察，特别是眼部状况和视力变化等，如有异常，及时与医师沟通，采取相应的护理措施。

（2）控制眼压：视网膜脱离手术后，护士要及时监测患者的眼压，并按照医师的要求给予相应的药物治疗，以控制眼压，促进视网膜的愈合和恢复。

（3）防止感染：注意术后患者眼部卫生，定期清洗眼部，并使用消毒液对周围环境进行消毒，以预防感染的发生。护士要指导患者正确使用消毒液和洗眼液，并注意洗手卫生。

（4）饮食管理：同“原发性闭角型青光眼”的饮食管理。

（二）健康教育

1. 指导患者保持头部定位，安静休息。

2. 嘱患者半年内勿剧烈运动或从事重体力劳动，避免低头持重物和头部震动。

3. 嘱患者遵医嘱按时服药，定期复查。如有不适应及时就诊。

4. 告知玻璃体注硅油者，一般在术后半年至一年内行硅油取出术。

三、视神经炎

（一）护理措施

1. 一般护理

（1）视神经炎患者发病急速，视力急剧下降并伴有眼球转动疼痛，容易引发患者的焦虑和恐慌。护士应热情主动地接待患者，关心和体贴他们的需求；加强与患者的沟通，了解其心理状况，向其解释病情，以缓解其心理压力，为治疗和康复创造最佳的身心环境。

（2）按照医嘱及时、准确地使用激素、扩张血管和营养神经等治疗措施。

（3）患者需要长时间、大剂量的静脉输液，这对血管有较大刺激性。因此，护士应注意保护患者的血管，从远端到近端、从细到粗地选择静脉，并严格执行无菌操作技术。

（4）对视力严重受损的患者，应加强生活照顾，避免其因行动不便导致其他意外伤害。

2. 症状护理

（1）激素治疗的护理：虽然激素类药物是目前治疗视神经炎最有效的手段，但长期使用激素可能引发一系列药物不良反应。因此，护士应密切观察患者的全身状况，及时发现并处理异常情况。在用药期间，应限制患者摄入钠盐，并每日测量血压，每周测量体重一次，定期按医嘱复查肝功能和血液生化指标，了解血钾、血钠的变化情况。

（2）注意消化道反应：观察患者有无腹部不适、腹泻、腹痛、便秘、胃痛等消化道功能紊乱症状。重视患者的自觉症状，并观察大便颜色变化。

（3）观察意识变化：关注患者是否出现意识改变、精神亢奋、易激动、行为异常或失眠等症状。一旦发现病情变化，应及时采取措施，预防意外事故的发生。

（4）观察眼部情况：尽管全身激素治疗较少引发眼部并发症，如皮质类固醇性青光眼和白内障，但仍需保持警惕。在用药期间，应每日测量患者的眼压。

（二）健康教育

1. 引导患者选择清淡、易消化、营养丰富的食物，避免烟、酒、辛辣、油炸和烤制食物，防止暴饮暴食。

2. 建议患者保持情绪稳定，积极配合医师和护士的治疗方案。

3. 指导患者保持有规律的生活作息，注意劳逸结合，减少用眼时间，积极锻炼身体，增强体质，预防感冒，以减少疾病复发的可能性。

4. 携带药物出院的患者详细介绍用药方法及可能出现的药物不良反应，强调按时服药的重要性，嘱患者不可擅自停药或更改用药方案。

5. 督促患者在出院后的一个月内，每周到医院复查 1 次。之后，根据病情需要，每 1 ～ 2 个月复查一次，持续进行随访半年以上。若患者出现视力下降或其他不适症状，应立即就医。

第二节　耳鼻喉科疾病护理

慢性化脓性中耳炎是一种中耳黏膜、骨膜或深至骨质的慢性化脓性炎症，通常伴随慢性乳突炎。其临床特征包括耳内长期间歇性或持续性流脓、鼓膜穿孔及听力下降。

一、慢性化脓性中耳炎

（一）护理措施

1. 术前护理

（1）为患者提供心理护理，帮助其减轻焦虑情绪。

（2）在手术前清洁并剃除患者手术侧耳郭周围 5 ～ 7cm 范围内的头发。

（3）在手术前 30 分钟，按照医嘱为患者提供术前用药。

（4）按时清洗患者的外耳道，并使用滴耳药物。

2. 术后护理

（1）全身麻醉的患者术后需去枕平卧 6 小时，局部麻醉的患者保持健侧卧位。

（2）为患者提供半流质饮食 3 ～ 5 日，逐渐过渡到普通饮食，并避免食用刺激性食物。

（3）观察患者手术刀口是否有渗血、渗液现象，并在术后第 6 ～ 7 日拆除缝线。

（4）根据需要为患者提供止痛剂，如有颅内并发症疑虑，谨慎使用止痛药。

（5）密切关注患者病情变化，注意是否出现面瘫、眩晕、眼球震颤、头痛、意识障碍等。嘱患者禁止用力擤鼻。

（6）预防感染。保持手术侧耳部敷料清洁干燥，避免掏耳、挖耳，防止水进入耳内。按医嘱为患者提供抗生素。

（二）健康教育

1. 督促患者定期到门诊复查。

2. 提醒患者注意保暖、预防感冒，避免中耳炎复发。

3. 教育患者避免用力擤鼻涕，勿掏耳、挖耳。

4. 嘱患者保持外耳道干燥，在洗澡时防止污水进入耳内。

5. 嘱患者在未经医师允许之前禁止游泳。

二、慢性化脓性鼻窦炎

慢性化脓性鼻窦炎是鼻窦黏膜的慢性化脓性炎症，通常由于急性鼻窦炎的反复发作未得到彻底治疗而引发。其最常见的是上颌窦炎，可能是单侧或单窦发病，但双侧或多窦发病也非常普遍。

（一）护理措施

1. 术前护理

（1）使用抗生素以控制炎症。

（2）完成术前所有必要检查。

（3）备皮，修剪鼻毛，为男性患者剃须。

（4）术前禁止患者抽烟、喝酒及食用刺激性食物。

（5）按照医嘱为患者提供术前用药。

2. 术后护理

（1）全身麻醉的患者在术后6小时后采取半卧位，局部麻醉的患者则采取半卧位。

（2）全身麻醉的患者在术后 6 小时，局部麻醉的患者在术后 2 小时后进食流质或半流质饮食。术后 3 ～ 5 日后，逐渐过渡到普通饮食，并避免食用刺激性食物。

（3）上颌窦根治术后的患者需保持口腔清洁，加强口腔护理，防止感染。

（4）遵医嘱进行止血、止痛及抗生素治疗。

（5）保持鼻腔清洁湿润，避免抠鼻及用力擤鼻。

（6）每日进行鼻腔冲洗，以减轻局部炎症和水肿。

（7）密切关注患者是否出现剧烈头痛、恶心、呕吐等症状，检查鼻腔内是否有清水样液体流出，留意是否存在视力障碍或眼球运动障碍，预防脑脊液漏、颅内感染和球后视神经炎等并发症的发生。

（二）健康教育

1. 教会患者如何增强体质以预防感冒。

2. 引导患者养成保持鼻腔清洁的良好卫生习惯，避免抠鼻及用力擤鼻。

3. 建议患者戒烟、戒酒及避免辛辣食物。

4. 告知患者一旦出现头痛、鼻塞、出血等症状应及时就诊。

三、鼻咽癌

鼻咽癌是我国常见的一种恶性肿瘤，位居耳鼻咽喉恶性肿瘤之首。病因尚不明确，目前认为可能与遗传、病毒及环境等因素有关。鼻咽癌 98% 为低分化鳞癌。鼻咽癌早期可能出现颈淋巴结转移，晚期可能出现远处转移，常见部位包括骨、肺、肝等。放射治疗是鼻咽癌的首选治疗方法。

（一）护理措施

1. 止血护理　协助医师止血。对于少量出血，采用药物保守治疗；对于大量出血，按照医嘱使用止血剂或进行鼻腔填塞、血管结扎、血管栓塞等措施。失血严重的患者需要进行血型鉴定，做好输血准备。

2. 疼痛护理　对于头痛严重的患者，根据医嘱及时给予镇静药或止痛药，以减轻患者痛苦。协助患者尽可能完成放疗及化疗的规范疗程。

3. 口腔护理　鼓励患者在饭前、饭后和睡前漱口。如果患者的黏膜出现破溃，可以使用具有杀菌、抑菌和促进组织修复功能的漱口液来进行含漱。

4. 饮食护理　努力改善患者的营养状况，以减轻肿瘤本身和放疗所带来的消耗，确保顺利完成放疗计划。建议患者食用清淡、高蛋白、高维生素、高热量、富含铁的无刺激性食物。督促患者戒烟、戒酒，采取少量多餐的方式，并鼓励患者多喝水。

5. 照射野皮肤护理　确保照射部位的皮肤保持清洁干燥，避免使用碱性肥皂、油膏和化妆品。防止机械刺激、摩擦和抓挠，以及避免热敷。

6. 鼻咽护理　保持鼻咽腔的清洁，每日进行两次鼻腔冲洗，并避免用力擤鼻或抠鼻。

7. 心理护理　评估患者的恐惧程度，并采取相应的疏导措施。

（二）健康教育

1. 通过各种方式向患者解释鼻咽癌对放射治疗的敏感性和良好疗效，强调及时接受治疗的重要性。

2. 有家族遗传史的患者，应定期进行鼻咽癌的筛查。

3. 嘱患者在放射治疗过程中，关注骨髓抑制、消化道反应、皮肤反应、唾液腺萎缩、放射治疗性肺炎等并发症。提醒患者注意口腔卫生，以防感染。

4. 指导患者食用高蛋白、高热量、高维生素饮食，并多吃水果，以改善营养状况，增强机体免疫功能。同时提醒患者戒烟、戒酒。

5. 督促患者定期复查，建议随访时间分别为 3 个月、6 个月、12 个月。

第三节　眼耳鼻喉科护理操作规范

一、滴眼药水

（一）目的

1. 预防和治疗眼部疾病，以及协助诊断眼部问题。

2. 实现局部麻醉。

（二）操作步骤

1. 洗手并戴上口罩。

2. 准备好所有用品，并将推车推到患者床边。

3. 向患者解释相关用药信息及配合事项。

4. 核对床号、姓名、眼别和治疗时间。

5. 核对眼药水名称、浓度、有效期，并检查眼药水是否有浑浊沉淀等现象。

6. 协助患者平卧或坐姿，让患者头部向后仰，眼睛向上看。

7. 站在患者头侧，用棉签擦去患眼的分泌物。

8. 打开眼药水，将瓶盖口朝上放在合适的位置。

9. 用左手拇指和示指轻轻分开患者上下眼睑，充分暴露下穹隆结膜囊。右手持药瓶使药液距离眼睛 1 ～ 2cm 滴入下穹隆（避免直接滴在角膜上），然后轻轻将上眼睑覆盖眼球。

10. 患者闭眼 1 ～ 2 分钟。滴入毒性较大的药物（如阿托品）时，需使用点眼纸在泪囊区压迫 2 ～ 3 分钟。

11. 用棉签擦去流出的药水。

12. 整理床单位，询问患者的需求。

13. 清理用品并消毒双手。

（三）注意事项

1. 避免眼药水瓶口接触睫毛。

2. 操作时动作应轻柔，不要压迫眼球。

3. 如果双眼需要用药，应先滴入健康侧或病情较轻的一侧。

4. 如果需要同时滴入多种眼药，两种药物之间应间隔 5 ～ 10 分钟。

5. 易沉淀的眼药水在使用前应充分摇匀。

6. 注意无菌操作，防止发生交叉感染。

二、涂眼药膏

（一）目的

1. 检查、治疗眼部疾病，并可保护角膜。

2. 散瞳。

（二）操作步骤

1. 洗手，戴口罩。

2. 备齐用物，携至患者床旁。

3. 向患者做好解释（介绍用药及配合事宜）。

4. 核对床号、姓名、眼别、治疗时间。

5. 核对眼药膏的名称、浓度、有效期。

6. 协助患者平卧或坐位将头向后仰，眼向上注视。

7. 打开眼药膏，先挤出一段弃去。

8. 用左手的拇指和示指分开患者的上下眼睑，充分暴露下穹隆结膜囊，另一手将眼药膏挤入下穹隆部，轻提眼睑使之闭合。

9. 用棉签擦净外溢眼药膏。

10. 用无菌纱布覆盖患眼并用胶布固定。

11. 嘱患者闭眼休息。

12. 整理床单位，询问患者需要。

13. 清理用物，消毒双手。

（三）注意事项

1. 眼药膏管嘴勿触及睫毛及结膜。

2. 涂眼药膏时勿将睫毛卷入眼内。

3. 动作轻柔，勿压迫眼球。

4. 如双眼用药，应先涂健侧或患病较轻一侧。

5. 注意无菌操作，防止发生交叉感染。

三、鼻腔备皮

（一）目的

清洁和观察鼻腔，暴露患者手术野，便于消毒操作。

（二）操作步骤

1. 向患者解释，嘱患者排空大小便。

2. 洗手，戴口罩，准备用物。

3. 携用物至患者床旁，核对床号和姓名，协助患者取坐位，护士站在患者右侧。

4. 用电筒检查患者鼻腔，清洁鼻腔。

5. 打开无菌包，取出无菌小剪刀，涂抹软膏于棉签上，再涂于剪刀上，棉签夹于左手环指与中指之间。

6. 嘱患者头稍后仰，抿唇。护士左手拇指与示指固定患者鼻尖、鼻翼，右手持剪刀。

7. 先剪患者近侧鼻腔鼻毛，再剪对侧鼻腔鼻毛。每侧鼻腔按照近侧、下侧、对侧、上侧顺序剪。

8. 剪完后，再次清洁鼻腔并观察鼻腔。

9. 询问患者需要，整理床铺。

10. 清理用物，消毒备用。

（三）注意事项

1. 备皮过程中注意动作轻柔，避免损伤鼻腔黏膜。

2. 尽量将备皮部位鼻毛剪干净。

3. 备完一侧鼻腔后，患者适当休息，询问患者是否有其他需要。

四、鼻腔冲洗

（一）目的

清除鼻腔内的分泌物，以促进鼻腔通气功能。

（二）操作步骤

1. 洗手并戴口罩。携带所有用品到患者床边，核对床号和姓名。向患者解释操作步骤，以获得患者的合作。

2. 让患者采取坐姿，身体稍微前倾。在患者颈肩部围上干毛巾，并将弯盘放在患者下巴下方。

3. 检查 50mL 注射器的日期和包装，确认无漏气后剪开包装袋。

4. 连接注射器乳头和针头，揭开治疗碗上的纱布，抽取生理盐水，然后拔下针头。

5. 将注射器乳头与橡皮头连接，对准需要冲洗的鼻腔。

6. 告诉患者屏住呼吸。用左手持注射器，右手推动活塞，将盐水冲入鼻腔，注意不要用力过猛。

7. 关注患者的感受，如有需要，可以让患者稍作休息后继续冲洗。

8. 观察冲洗出的分泌物。如果呈鲜红色，且患者感到不适、发现鼻腔出血时应立即停止冲洗。

9. 冲洗至鼻腔无分泌物后，用毛巾擦干患者的面部和鼻子。

10. 检查患者鼻腔的情况。

11. 协助患者采取适当的体位，询问患者的需求，整理床单位并清理用品。

（三）注意事项

1. 在冲洗过程中要密切关注患者的反馈，观察病情变化。

2. 冲洗时，患者不可吸气，以免造成误吸或呛咳。

3. 鼻腔处于急性炎症期时不宜进行冲洗，以免引起并发症。

五、咽鼓管吹张法

（一）目的

1. 评估咽鼓管的通畅性。

2. 排除中耳积液，治疗分泌性中耳炎。

（二）操作步骤

1. 洗手并戴上口罩。核对患者姓名，并向患者解释操作过程，以获得患者的合作。

2. 让患者擤净鼻腔分泌物，并坐在治疗椅上。

3. 使用 1% 的麻黄碱棉片和丁卡因棉片分别收缩和麻醉患侧下鼻甲黏膜。

4. 将听诊橡皮管一端塞入患者患侧外耳道，另一端塞入检查者的外耳道。

5. 将咽鼓管导管弯端向下，从患侧一侧鼻腔沿鼻底缓缓插入。当到达鼻咽后壁时，将弯端向外旋转 90°，然后稍微退出，使弯端越过咽鼓管圆枕，滑入咽鼓管咽口。

6. 再将导管向外上方旋转 45°，一手固定导管位置，另一手用鼓气球将空气从导管后端经咽鼓管吹入中耳。此时，可以听到“嘘、嘘”的声音及鼓膜振动声。如果吹不通，可以稍微调整导管的位置和角度。在吹张过程中，可以加入药物进行治疗。

（三）注意事项

1. 对于上呼吸道存在急性炎症的患者，应暂缓施术。

2. 插入导管和吹张过程中，应保持耐心和细致，动作要轻柔，以免损伤患者的鼻咽部和咽鼓管开口处黏膜。

3. 吹张时，不要用力过猛，以免导致鼓膜穿孔。

4. 选择粗细适中的导管。

5. 在吹张前，务必清除鼻腔和鼻咽部的分泌物或痂皮。

第九章　重症监护室护理操作规范

第一节　心肺复苏基本生命支持技术

一、目的

1. 通过徒手操作，尝试恢复猝死患者的自主呼吸和意识，挽救患者生命。

2. 建立有效的人工呼吸和人工循环，以迅速有效地恢复生命器官的血液供应和氧气供应。

二、操作流程及行为规范

（一）操作准备前

1. 操作流程

（1）遵循规定的穿着要求。

（2）准备操作所需物品（按压板、简易呼吸器、面罩、纱布等）并放置在床边。

2. 行为规范　评估周围环境的安全性，如地面是否有水、周围是否有观众等；如地面有水，应将患者转移到无水的地方。

（二）操作中

1. 操作流程

（1）评估

1）判断患者的意识状态。

2）同时判断患者的脉搏和呼吸。

3）通知医师或按铃求救。

（2）心脏按压

1）将复苏板或硬板床放置在患者身下，以两乳头连线的中点为按压位置，双手叠加，双臂肘关节伸直。

2）按压使胸廓下陷 5 ～ 6cm，迅速放开，让胸廓充分回弹。按压频率为每分钟 100 ～ 120 次，连续按压 30 次。

（3）开放气道

1）清理患者呼吸道，取下义齿。

2）采用仰头抬颏法，即将左手放在患者前额，用力向后推，使头部向后仰，右手的手指放在颏部，向上抬。

（4）使用简易呼吸器

1）连接氧气管，氧流量为 8 ～ 10L/min。

2）固定面罩，另一只手挤压简易呼吸器。

3）每次送气量为 400 ～ 600mL（单手），频率为每分钟 8 ～ 10 次，进行 5 个循环。

（5）观察有效指征

1）颈动脉搏动恢复。

2）面色、口唇、甲床变为红润。

3）面罩内出现雾气，出现自主呼吸。

4）观察瞳孔大小一致，对光反射灵敏。

（6）安置患者

1）移除复苏板，并使用枕头。

2）让患者采取舒适的体位，并保持温暖。

2. 行为规范

（1）大声呼唤患者，并摇动患者的肩部，呼喊："×× 患者（或同志），您怎么了？"

（2）在进行 5 个循环后，观察瞳孔，并询问："×× 患者（或同志），您能听到我说话吗？如果能听到，请眨眨眼睛。"

（3）告知患者相关情况，如："×× 患者，您目前的病情已经稳定，我们将继续加强对您的监护。我就在您身边，如果您感到不适，请告诉我们。"

（三）操作后

1. 健康教育　通过健康教育，向患者传达病情信息，并使患者了解相关知识。

2. 洗手记录　洗手，正确记录护理文件，并进行登记。

三、注意事项

1. 进行胸外按压时，应确保足够的频率和深度，尽量减少中断。每次胸外心脏按压后，要让胸廓充分回弹，以保证心脏得到充分的血液回流。如需建立人工气道或除颤时，中断不应超过 10 秒。

2. 胸外按压时，肩、肘、腕应在一条直线上，并与患者身体长轴垂直。按压时，手掌根部不能离开胸壁。

3. 进行人工通气时，避免过度通气。送气时，送气量不宜过大，以免导致胃部胀气。

4. 成人使用 1 ～ 2L 的呼吸器。如果气道畅通且无漏气，1L 简易呼吸器挤压 1/2 ～ 2/3，2L 简易呼吸器挤压 1/3。

5. 如果患者没有人工气道，在吹气时稍微暂停按压；如果患者有人工气道，吹气时无须暂停按压。

第二节　中心静脉压（CVP）监测技术

一、目的

1. 评估有效血容量、心脏功能和周围循环阻力的整体状况。

2. 可作为参考指标，指导输血、输液量和速度的调整。

3. 辨别原因不明的急性循环衰竭的性质。

4. 鉴别少尿或无尿的原因。

5. 协助或鉴别诊断心脏压塞的存在。

二、评估

1. 评估患者的病情、血压、尿量、凝血状况，以及患者是否咳嗽、心理状态和配合程度。

2. 评估中心静脉置管的通畅性、置管深度和穿刺部位的皮肤状况。

3. 评估输液量和输液速度。

4. 评估周围环境是否安静、清洁、安全，并调整工作空间以便于操作。

三、用物准备

1. 治疗车上层心电监护仪、监测压力插件、一次性压力传感器 1 套、连接管、肝素稀释液、三通 2 个（传感器上自带 1 个）、无菌生理盐水、无菌治疗巾、无菌治疗碗、医嘱执行单、消毒用物。

2. 治疗车下层弯盘、电插板、医疗废物桶、生活垃圾桶，必要时备剪刀。

四、操作步骤

操作步骤如图 9-1 所示。

五、注意事项

（一）操作前

1. 调整室温，并使用隐私帘保护患者隐私。

2. 判断置管位置和通畅度。

3. 告知患者在操作过程中需注意配合事项。

4. 让患者在安静状态下等待 10 ～ 15 分钟后进行测压。

（二）操作中

1. 让患者平卧，保持安静状态。将压力传感器置于心脏同一水平（腋中线第 4 肋间），体位变动时应重新调整。

2. 测压时暂停静脉输液，观察监护仪上显示的数据，取一个相对稳定的 CVP 数值。

CVP 的正常值为 6 ～ 12cmH_2O。

3. 在操作过程中，要密切关注患者的反应，确保他们在整个过程中感到舒适。

4. 在操作过程中务必严格执行无菌操作原则，并确保无气泡进入管路。

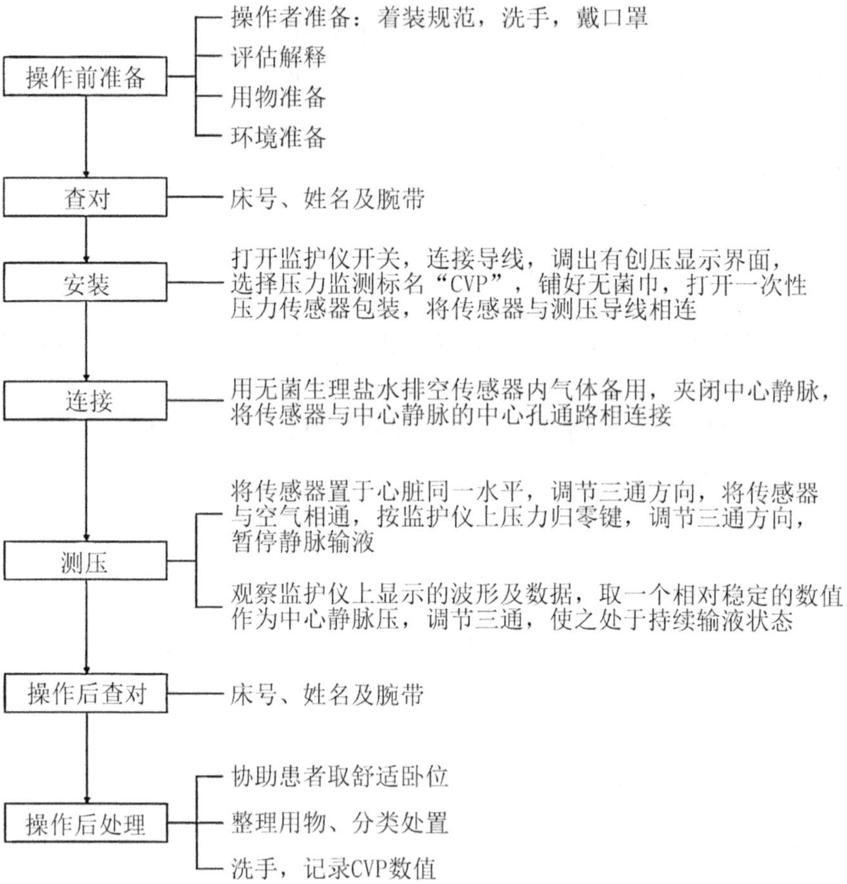

图 9-1　中心静脉压监测操作步骤及程序

（三）操作后

1. 询问患者对整个操作过程的感受，并告知他们注意事项。

2. 确保管道保持畅通。在每次测压之后，应清洗管道内的血液。如果怀疑管道堵塞，不要强行冲洗，而是拔除管道，以防止血管栓塞。

3. 妥善固定中心静脉导管，以防止导管意外脱出。

4. 准确记录 CVP 值。如有异常情况，及时报告医师。

5. 每日对穿刺部位进行消毒，并更换敷料。

六、并发症

感染是中心静脉压监测的主要并发症。

1. 感染的临床表现包括穿刺部位出现红肿、硬结、温度升高、渗出物，甚至脓液排出。

患者可能会出现寒战、高热、白细胞计数升高和血细菌培养阳性。

2. 感染的主要原因包括无菌操作不严格、穿刺部位污染、敷料更换不及时、输液器具更换不及时、患者自身免疫力低下和置管时间过长等。

3. 为预防感染发生，应采取以下措施：一是穿刺时严格执行无菌操作；二是保持穿刺部位清洁干燥，及时更换敷料，定时更换输液器具；三是加强临床监测，每日监测体温 4 次，定期检查血常规。

4. 感染发生后，如果患者出现高热和寒战，应及时寻找感染源，尽快拔除导管；必要时，采集创面分泌物进行培养或进行血培养以协助诊断。此外，还应提高患者的免疫力，注意合理使用抗生素。

七、健康教育

1. 向患者解释 CVP 监测的目的，确保导管固定牢固，并争取患者的积极配合。

2. 告知患者 CVP 监测的正常范围及测量结果。

3. 提醒患者，若中心静脉置管穿刺处出现渗血、渗液、红肿或疼痛等情况，需及时告知护士进行处理。

4. 在测压前，指导患者排空膀胱。测压时告知患者避免咳嗽和打喷嚏。

第三节　除颤技术

一、目的

1. 电除颤利用短暂的高流量脉冲电流直接或间接作用于心脏，使所有心肌同时除极，中断折返通道，消除异常心律，恢复正常窦性心律。

2. 电除颤技术主要适用于心室颤动或心室扑动的紧急情况，此时心脏已失去有效的收缩功能，血液循环停顿。

二、操作流程及行为规范

（一）操作前

1. 评估患者的意识、心电图状况，以及心室颤波的存在。

2. 计时，并在医师的指导下准备进行除颤。

（二）操作中

1. 操作流程

（1）用物准备：备好除颤仪、导电糊（或生理盐水纱布）、除颤仪电极片、记录单和笔、接线板；备好抢救物品及药品至床旁。

（2）患者准备：核对患者姓名、年龄，暴露除颤部位，取下金属物品。

（3）仪器准备：按要求连接导联，注意避开除颤部位；确认患者需要除颤。涂抹导电糊；遵医嘱选择放电模式（非同步）；调节能量，充电。

（4）除颤：将电极板分别放置在右锁骨中线第二肋间和左腋中线第五肋间平。确保电极板紧贴胸壁，再次确认需要除颤。嘱他人离开床旁，充电；充电结束后适当加压，双手大拇指同时按放电按钮放电。

（5）观察：观察患者心电图波形，口述除颤成功。

（6）安置患者

1）移除枕头，清除导电糊，并观察患者皮肤状况。

2）为患者安排舒适的体位，并确保保暖。

2. 行为规范

（1）呼唤患者，同时轻摇患者的肩部，大声询问：“×× 患者，你怎么了？”

（2）告知患者相关信息，如：“×× 患者，请不要担心，您的病情已经稳定，我会一直在您身边照顾您。如有不适，请及时告知我们。”

（三）操作后

1. 整理用物　清洁电极板，充电以备用。

2. 洗手记录　洗手并记录正确的护理文书，登记相应信息。

三、注意事项

1. 关于先进行电除颤还是先进行胸外心脏按压，建议在能立即取得自动体外除颤器（AED）时尽快使用；若无法立即取得 AED，则立即开始心肺复苏，并让他人尽快取来 AED，根据实际情况尽早尝试除颤。

2. 若患者心律不适合电除颤，应尽早给予肾上腺素。

3. 除颤时远离水源和导电物质。

4. 清洁并擦干患者皮肤，避免使用乙醇、含苯酊剂或止汗剂。

5. 手持电极板时，两极不可相对。

6. 放置电极板时避开瘢痕和伤口。

7. 如电极板附近有医疗器械，除颤时应使电极板与器械保持至少 2. 5cm 以上的距离。

8. 患者右侧卧位时，将 STERNUM 手柄电极置于左肩胛下区与心脏同高处；将 APEX 手柄电极置于心前区。

9. 植入起搏器的患者除颤时，电极板应距离起搏器至少 10cm。

10. 若一次除颤未能消除室颤，应在移开电极板后立即进行胸外心脏按压。

11. 操作后需保留并标记除颤时自动记录的心电图。

12. 使用后，充分擦干电极板，及时充电备用；定期充电并检查设备性能。

第四节　心电监测技术

一、目的

1. 持续动态监测患者生命体征的变化。

2. 实时显示心电活动，及时识别心律失常。

3. 持续观察ST段与T波变化，以便实时评估心肌损伤、缺血及电解质紊乱状况。

4. 监测药物治疗效果，以便及时发现医护人员无法通过感觉器官判断或来不及判断的紧急状况，并为临床诊断、治疗和护理提供可靠依据。

二、操作流程及行为规范

（一）操作准备前

1. 操作流程

（1）按规定穿戴制服。

（2）了解患者的病情、意识状态和胸部皮肤状况。

（3）准备所需物品，包括心电监护仪、电极片、75%乙醇棉球、清洁纱布、弯盘等。

（4）洗手、佩戴口罩。

2. 行为规范　告知患者有关信息，并请患者配合，如：“××患者您好！因为您的病情需要，现在要为您进行心电监护，便于观察病情，请您配合！我先检查一下您的皮肤情况，好吗？”

（二）操作中

1. 操作流程

（1）监护仪准备

1）连接监护仪电源。

2）开机检测监护仪，待机状态正常。

（2）患者准备

1）核对患者的住院号和姓名，向患者解释操作。

2）协助患者采取仰卧位。

3）暴露患者操作区域。

（3）连接各导联线

1）用乙醇棉球擦净胸部皮肤，贴上电极。

2）连接心电图、血氧饱和度探头、血压计袖带。

3）打开监护仪。

4）设置并调整监护参数。

5）整理并固定各导线，避免折叠。

（4）健康教育：告知清醒患者监测目的和注意事项，获得配合；告知患者及其家属避免电磁波干扰（如使用手机、电脑等）。

2. 行为规范

（1）在连接监护仪过程中，不断询问患者的感受，如："×× 患者您好！现在所有准备工作已经完成，我们将为您的皮肤进行消毒，可能会有些凉，请您配合一下，谢谢！"

（2）告知患者相关信息，提醒患者注意事项，如："×× 患者您好！现在监护仪已经连接成功，请在翻身时留意不要让导联线压在身体下面，以免损伤皮肤；此外，在使用监护仪期间，请避免使用电子产品，防止电磁干扰影响监测效果，并确保设备不在充电状态以保证安全，谢谢您的配合！"

（三）操作后

1. 整理用物

（1）不要将任何物品放在监护仪上。

（2）确保患者舒适地安置好，了解其需求。

2. 洗手记录　洗手后，正确填写护理记录，并进行登记。

3. 行为规范　告知患者相关信息，如"×× 患者，您好！现在监护仪已经成功连接，您有什么不适吗？如果您需要帮助，请随时按铃呼叫我，我会时刻关注您的状况，感谢您的配合。"

三、注意事项

1. 在放置电极片时，应避开患者的伤口、瘢痕、中心静脉插管、心脏起搏器及电除颤时电极板的放置部位。

2. 不要在输液侧或有动、静脉瘘的肢体上测量血氧饱和度和血压。每 2 ～ 4 小时更换血压袖带和血氧饱和度探头的位置。

3. 密切观察心电图波形，及时处理干扰和电极脱落问题。

4. 每日定时回顾患者过去 24 小时的心电监测情况，如有必要，进行记录。

5. 正确设置报警范围，不要关闭报警声音。如有报警发生，及时评估并处理。

6. 定期检查患者粘贴电极片处的皮肤状况，并定时更换电极片及其位置。

7. 针对烦躁不安的患者，务必确保电极和导线牢固地固定，避免电极脱位和导线折断缠绕。

8. 在关闭监护仪时，先向患者解释原因，获得患者的配合后再关机并断开电源。

第五节　连续性血液净化机的使用

一、目的

1. 实现氮质血症、电解质和水盐代谢的持续稳定控制。

2. 有效清除循环中的毒素和中分子物质。

3. 根据患者需求提供营养补充和药物治疗，为重症患者的抢救提供至关重要的内稳态平衡。即使在低血压情况下仍可使用，同时创造良好的营养支持条件。

二、操作步骤

1. 向患者解释治疗目的和操作过程。
2. 开启血滤机，加载程序。
3. 程序加载完成后，进行显示测试和空载测试。
4. 空载测试时注意，此时挂钩上不能有任何物品。如测试正常，按“EQ”键。
5. 选择治疗模式。
6. 进行自检与预冲（自检时不能安装任何耗材）。
7. 以连续性静脉 - 静脉血液滤过治疗为例，共分 8 个操作步骤，需按照要求完成。

（1）在挂钩上挂 2 包生理盐水和置换液。

（2）放置滤器，注意蓝色端朝上。

（3）安装置换液管路（绿色）并将其与置换液袋连接，打开连接处夹子。

（4）往挂钩上挂废液袋，并关闭夹子。

（5）安装废液管路（黄色）并将其与废液袋连接，打开连接处夹子。

（6）安装静脉管路（蓝色）并将其与静脉收集袋和滤器蓝端连接，打开连接处夹子。将静脉收集袋挂在悬挂架上。

（7）安装动脉管路（红色）并将其与生理盐水和滤器的红色端口连接，接着打开连接处的夹子。

（8）将置换液管路与动脉管路连接。

8. 在所有管路都已连接好之后，务必再次仔细检查各支路夹子的状态是否正确。如果正确，便可开始预冲操作。
9. 预冲完成后，进入治疗界面，准备开始治疗。
10. 治疗过程中的操作包括以下步骤。

（1）暂停血泵运行。

（2）将动脉管路与导管的动脉端相连，或连接至动脉穿刺针。

（3）重新开启血泵，并调整血流量。

（4）检查动脉端引血压力是否处于正常范围内。

（5）当引血快要到达静脉管路出口时，停止血泵并将静脉管路连接至导管的静脉侧或静脉穿刺针。

（6）重新开启血泵，并根据患者状况逐渐调整血流量。

（7）检查屏幕显示的动脉和静脉压力是否在正常范围内。

三、注意事项

1. 预防出血和血栓形成。监测凝血时间，采用正确的肝素预冲技术。

2. 预防感染和败血症。注意无菌操作，加强对患者体温的监测。

3. 确保循环管路内不进入空气。

4. 在血滤过程中，密切观察凝血迹象，并及时处理。

第六节　呼吸机辅助通气技术

一、目的

1. 主要用于治疗呼吸系统疾病，如治疗肺部感染、肺不张、哮喘、肺水肿等影响肺内气体交换功能的患者，有助于改善肺内气体交换、提高血液中氧浓度、排出二氧化碳。

2. 主要适用于外科手术，有助于患者麻醉恢复，维持正常的呼吸功能，减少呼吸肌运动，降低氧耗量。

3. 用于治疗睡眠呼吸暂停患者，通过一定的压力解决上气道堵塞情况。

二、操作流程及行为规范

（一）核对医嘱

责任护士需了解病情，核对医嘱，并确认无误。

（二）解释评估

1. 操作流程

（1）核实患者身份，向患者解释操作目的和方法。

（2）协助患者采取合适的体位。

（3）询问患者是否有义齿，如有应取下义齿，并妥善处理。

（4）评估患者的意识和合作程度，了解呼吸机参数设定和报警设定情况。

2. 行为规范　核对床位牌（按照身份识别制度），并解释、评估，如“××床××患者，您好！因为您现在严重缺氧无法改善，现在要给予您气管插管，接呼吸机辅助呼吸，这个管子是经口插入气管里的，在插管过程中可能会有些不适感觉，我们会尽量轻一点的，请您放松配合一下好吗？”

（三）操作准备

1. 操作流程

（1）护士准备：护士需仪表端庄、服装整洁，按六步洗手法洗手，戴口罩。

（2）物品准备：检查呼吸机各管道连接是否正确；湿化瓶内加入呼吸机专用湿化水至标准刻度，并打开开关；将呼吸机放置于病床合适位置。

（3）环境准备：保持环境宽敞、明亮，使用隔帘遮挡。

（4）患者准备

1）核实患者信息，向清醒患者解释操作流程并取得他们的合作。

2）安排患者采取适当的体位（如平卧位去枕头后仰）。

3）协助医师进行气管切开、气管插管或无创通气的准备工作。

2. 行为规范

（1）操作者确保自身准备、物品准备和环境准备均符合要求，注意保护患者的隐私。

（2）协助患者选择舒适的卧位，取得患者的配合，并再次进行双向核对。例如，“我们现在要为您进行插管操作，请您闭上眼睛，放松呼吸。在插管过程中，您可能会感到恶心和呛咳，请尽量放松。在过程中，请不要用手乱抓，如果您实在无法忍受，请举手示意我们。”

（四）操作过程

1. 操作流程

（1）连接电源、氧气和气源，打开压缩机开关，调整压力至 0.35 ～ 0.4MPa，氧气压力 0.4 ～ 0.6kg/cm^2。

（2）打开主机开关，调整呼吸机模式、各种参数和报警值。

（3）使用模拟肺检查呼吸机是否正常工作。

（4）将呼吸机的管道与患者连接。

2. 行为规范　向患者解释使用呼吸机时的注意事项，并取得配合。例如，“亲爱的 ×× 床 ×× 患者，您好！您的管子已经插好，并已连接到呼吸机。请问您现在是否感到不舒服？请尝试与呼吸机同步呼吸，避免人机对抗，以免影响治疗效果。谢谢您的配合。”

（五）操作后

1. 操作流程

（1）协助患者采取舒适的体位，整理床单位。

（2）宣传教育注意事项。

（3）观察呼吸机是否正常运行。

（4）按照要求对物品进行消毒。

（5）洗手、脱口罩并记录操作情况。

2. 行为规范　在操作完成后，协助患者整理床铺和衣物，调整他们的卧位，教会患者使用非语言沟通方式，以便了解他们的需求。例如，“亲爱的 ×× 床 ×× 患者，您好！在接受呼吸机治疗期间，请不要擅自拔管或调整呼吸机参数。如果您有任何需要，请用肢体语言表达。我们已经为您准备了纸和笔，您可以用它们来写下您的需求。感谢您的配合。”

三、注意事项

1. 保持呼吸道畅通。帮助患者采取半卧位，增强气道湿化，缓解痰液阻塞或支气管痉挛。在治疗前后，协助患者翻身、拍背以促进痰液排出。若痰液黏稠或患者无法咳嗽排痰，可以采用雾化吸入和吸痰治疗。

2. 观察患者与呼吸机的配合情况，特别是在开始使用呼吸机的前一个小时内，要注意患者与呼吸机是否协调，是否存在人机对抗现象。

3. 在通气过程中，注意询问患者的感受，积极满足患者的各种生理需求，提高患者的治疗依从性。

4. 预防并发症的发生，如胃胀气、误吸、肺炎、面部压疮、刺激性角膜炎等。为避免这些问题，应密切观察患者的状况，采取相应的预防措施，并及时调整治疗方案。

第十章　急诊护理操作规范

第一节　现场急救中的护理

现场急救是指在突发的紧急情况下，及时进行的抢救措施，以保护患者的生命安全和减轻病情的严重程度。现场急救通常是由医护人员、急救志愿者或普通民众等人员组成的急救小组进行的。

现场急救的护理工作非常重要，需要在短时间内准确评估患者病情，并迅速采取合适的急救措施。在急救过程中，护理人员需要充分发挥其专业技能，配合医师或其他急救人员的工作，尽快将患者转运到医疗机构进行进一步治疗。

一、现场护理体检

现场护理体检是指在现场对患者进行身体检查，以确定其身体状况和需求的一系列护理活动。它是一项重要的护理工作，可以帮助护士及时识别患者的问题并提供必要的护理措施，以避免并发症的发生。

（一）生命体征

现场护理体检中，生命体征是必须要检查的内容，主要包括呼吸、脉搏、血压、体温四个方面。

1. 呼吸　检查患者呼吸频率和呼吸深度，正常成人呼吸次数一般为 12 ～ 20 次 / 分。观察患者呼吸时是否有困难、声音是否异常，是否出现胸闷、咳嗽等症状。

2. 脉搏　检查患者的脉搏，注意频率、节律和强度，正常成人脉搏频率一般为 60 ～ 100 次 / 分。观察脉搏的节律是否正常，强度是否均匀，是否有明显的跳跃感或弱强交替现象。

3. 血压　测量患者血压值，一般情况下正常血压为 120/80mmHg。血压值的异常变化可能与身体疾病有关，如高血压、低血压等。

4. 体温　检查患者体温，正常体温为 36 ～ 37℃。体温异常变化可能与身体疾病有关，如发热、低体温等。

以上四项生命体征的检查是现场护理体检中必不可少的内容，有助于及时发现和处理患者的生命体征异常情况。

（二）意识

护士需要观察患者的神志状态，了解患者是否清醒、反应迟钝、昏迷等。这个检查可以通过询问患者的姓名、年龄、当前时间等方式来判断其意识状态。如果患者不清楚或反应迟钝，就需要及时报告医师或急救人员。

（三）瞳孔

护士需要检查患者的瞳孔大小、对光反应等。正常情况下，两侧瞳孔大小一致，直径约为 3 ～ 5mm，对光反应灵敏。如果瞳孔大小不一致、反应迟钝或无反应，可能提示患者存在颅内压增高等情况，需要及时报告医师或急救人员。

（四）头部体征

1. 头颅骨　观察头颅骨是否有明显外伤、疼痛、凹陷、肿胀等异常情况。如果怀疑颅骨骨折，应及时进行相关检查。

2. 面部　观察面部是否有明显外伤、疼痛、肿胀等异常情况，如鼻梁骨骨折等。另外，还应观察面部是否有流血、口角歪斜、牙齿磕碰等情况。

3. 口腔　观察口腔内部是否有明显的出血、撕裂、脱臼等情况。如果患者出现口唇发绀、口唇干燥、口臭等情况，也要及时进行护理和处理。

4. 鼻　观察鼻子是否有明显外伤、流血等异常情况，如鼻骨骨折等。如果有可能存在鼻出血、呼吸困难等症状，应及时进行护理和处理。

5. 眼　观察眼睛是否有明显外伤、红肿、出血、瘀斑等异常情况，如眼眶骨折等。如果患者出现视物模糊、双眼异物感、眼痛等症状，也要及时进行护理和处理。

6. 耳　观察耳郭是否有明显外伤、疼痛、出血、流脓等异常情况。如果患者出现耳鸣、听力下降等症状，也要及时进行护理和处理。

（五）颈部

颈部体检包括颈部外观、淋巴结、甲状腺等检查，观察颈部外形、对称性、颈静脉充盈情况、淋巴结增大及触痛等。

（六）脊柱

脊柱体检包括脊柱的形态、弯曲度、活动度、叩击痛等检查，观察脊柱的外形、是否有驼背，观察脊椎的弯曲度、活动度及触痛等。

（七）胸部

胸部体检包括胸廓外形、呼吸运动、乳房等检查，观察胸廓外形、胸部呼吸运动、乳房对称性及触痛等。

（八）腹部

腹部体检包括腹部外形、触诊、听诊等检查，观察腹部外形、腹部皮肤情况，观察肝、脾、肾等器官位置、大小、形状、压痛及听诊等。

（九）骨盆

骨盆体检包括骨盆外形、骨折等检查，观察骨盆外形、骨折部位、骨折程度、疼痛等。

（十）四肢

1. 上肢

（1）观察上肢的形态、颜色和肿胀情况。

（2）检查上肢的活动度和关节的活动度，包括肩关节、肘关节、腕关节和手指关节。

（3）检查上肢的感觉是否正常，包括冷热觉、触觉和疼痛感觉。

（4）检查上肢肌肉的力量，包括肩部、上臂、前臂和手指肌肉。

2. 下肢

（1）观察下肢的形态、颜色和肿胀情况。

（2）观察患者的步态是否正常，包括行走、站立和蹲下等动作。

（3）检查下肢的活动度和关节的活动度，包括髋关节、膝关节、踝关节和趾关节。

（4）检查下肢的感觉是否正常，包括冷热觉、触觉和疼痛感觉。

（5）检查下肢肌肉的力量，包括大腿肌肉、小腿肌肉和足底肌肉。

二、检伤分类

检伤分类是现场急救的第一步，其目的是根据伤情的严重程度和生命威胁程度，将患者分为三类：轻微伤、轻伤和重伤。在现场急救中，护士要根据不同的检伤分类进行相应的护理措施。

（一）分类方法

在进行检伤分类时，可以采用以下方法。

1. 视觉法　对患者进行全身检查，观察有无明显外伤，判断是否需要进行急救处理。

2. 初步判断法　通过询问患者或目击者，了解受伤情况，以初步判断伤情的轻重缓急。

3. 病情分级法　根据患者伤情轻重，分为轻微伤、轻伤和重伤。

（二）不同分类的护理措施

根据不同的检伤分类，护士可以进行相应的护理措施。

1. 轻微伤　对于轻微外伤，如擦伤、挫伤等，护士可以进行简单的处理，如清创消毒、冰敷等。

2. 轻伤　对于较为严重的外伤，如骨折、创伤、烧伤等，护士要进行更加细致的处理，如止血、包扎、固定等。

3. 重伤　对于危及生命的伤情，如头部外伤、严重出血等，护士要迅速进行急救处理，并及时将患者转送至医院进行进一步的治疗。

（三）其他注意事项

在现场急救中，护士还需要注意以下事项。

1. 保证自身安全　在进行现场急救时，护士要注意保护自己的安全，避免出现二次伤害。

2. 高效协作　在急救现场，护士需要与其他医护人员高效协作，分工明确，做到有序进行急救。

3. 心理疏导　在急救现场，护士需要对患者进行心理疏导，帮助其保持冷静，减轻紧张和恐惧感。

4. 定期复查　在进行急救处理后，护士需要定期复查患者的病情，确保其病情得到有效控制。

三、现场救援护理措施

（一）脱离险境，解除致伤因素

在现场救援中，首先要考虑的是脱离险境，解除致伤因素。这是保证患者安全的首要条件。如果患者还处于危险中，护士首先要把患者移出险境，以避免进一步受伤。在脱离险境的过程中，护士应该根据具体情况采取相应的措施，比如拉拽、推拉、拖曳、协助行走等。

在进行脱离险境的过程中，护士还需要尽可能地解除致伤因素。比如，在火灾中，护士要帮助患者脱离火源，并切断燃料源，防止火势扩大。在交通事故中，护士要尽快将患者从车辆中解救出来，并切断车辆上的电源，以免造成火灾或爆炸。如发现有毒气、有害气体等情况，需要隔离区域，防止患者继续受到伤害。如发现有墙体、屋顶、柱子等有倾斜或崩塌的情况，需要将患者移至安全区域，并采取固定措施，防止二次伤害。如发现有刀具、玻璃等锐器，需要及时清理并做好防护措施，防止患者再次受伤。

（二）保持气道通畅防止窒息

在现场救援中，保持气道通畅、防止窒息是十分重要的。因为气道受阻会导致缺氧，甚至引起窒息。如果患者意识不清或者无意识，就容易出现气道受阻的情况。在这种情况下，护士应该尽快采取措施，保持其气道通畅。

1. 头后仰　将患者的头向后仰，这样可以使口腔和喉部的气道通畅，方便呼吸。

2. 清理口腔　如果患者口腔里有食物、呕吐物等物质，需要及时清理，防止气道阻塞。

3. 侧卧头前俯　对于患者意识障碍、喉部有分泌物等情况，需要将其侧卧头前俯，以保证呼吸道通畅。

4. 喉镜吸痰　如有大量的分泌物或异物，需要使用喉镜进行吸痰，保持呼吸道通畅。

在保持气道通畅的同时，护士还需要控制患者的呼吸，确保其呼吸频率和深度正常。如果患者呼吸困难或呼吸暂停，应立即进行心肺复苏。在这种情况下，护士需要进行口对口呼吸和胸外心脏按压，直到救护车到达现场。

（三）创伤出血的现场处理

创伤出血是现场急救中常见的问题，需要采取正确的处理方法，防止出血过多引发危及生命的情况。以下是创伤出血的现场处理措施。

1. 停止出血　创伤出血的第一步是要迅速停止出血。在进行任何其他处理前，要先采取措施止血。可以采用手压止血的方法，将手掌用力压在伤口处，直到出血停止。

2. 提升患肢　对于四肢出血的情况，可以提升患肢，将伤口处抬高至比心脏高，可以减少出血量。

3. 使用止血剂　可以使用止血剂加快止血的速度。

4. 使用压迫包扎　在伤口处使用压迫包扎来控制出血。使用干净的绷带或毛巾等物品，将其紧紧包扎在伤口处，并用力压迫。注意不要过紧，否则会影响血液循环。

5. 拴带止血　在出血严重的情况下，可以使用拴带进行止血。拴带应该紧紧绑在伤口处的上方，紧绷直至停止出血，但要避免过紧，以免导致缺血和坏死。

6. 找到并控制出血点　某些情况下，出血是由于动脉或静脉破裂所导致的。在这种情况下，需要尽快找到出血点，并使用手压或止血夹等方法进行止血。

7. 及时就医　以上措施仅是在现场进行紧急处理的临时方法，需要尽快将患者送往医院进行进一步处理。在急救过程中，要保持患者的安全，避免出现意外。在前往医院的路上，应继续进行止血处理，保持患者的体温和呼吸道通畅。

（四）合理放置患者体位

患者的体位对于救援的成功与否起到至关重要的作用，合理的体位可以有效地减轻患者的痛苦，稳定病情，并且在后续救治过程中起到十分重要的作用。

1. 头部抬高体位　是指患者仰卧，头部抬高，这样可以减轻颈部、腰部及下肢的血流量，使心血管系统得到缓解，有助于避免头晕、呕吐等不适症状。适用于脑部损伤、胸痛等急症。

2. 平卧体位　是指患者仰卧或俯卧平放，适用于多数急性疾病和损伤，如心搏骤停、大面积烧伤、低血糖、低血压等状况。但要注意，患者若有颈椎损伤、腰椎损伤等情况，不能采取平卧体位。

3. 侧卧体位　是指患者侧卧，有时又称侧卧位，适用于呼吸困难、胸痛、脑卒中、晕厥等情况。对于一些胃肠道疾病患者，如消化性溃疡患者、胆囊炎患者等，也可采用侧卧位，这样有助于缓解疼痛。

4. 半坐半卧体位　是指患者半坐半卧，这样可以减轻肺部的负担，有利于呼吸。适用于慢性支气管炎、哮喘等疾病。

（五）建立良好的静脉通道

在现场救援中，建立良好的静脉通道可以有效地给予患者输液等支持治疗，防止伤势加重。以下是关于建立静脉通道的一些措施和注意事项。

1. 选择适当的静脉通道　应根据患者的情况选择适当的静脉通道，如肘部内侧、手腕静脉等。在选择时应尽可能选择较大的静脉通道，以方便输液和药物的注射。

2. 消毒和穿刺　建立静脉通道前，应对穿刺部位进行消毒，减少细菌感染的风险。同时，穿刺时需要注意角度和力度，避免损伤血管。

3. 固定和检查　建立静脉通道后，应及时进行固定和包扎，防止静脉通道脱出或滑动。同时，还需要定时检查静脉通道是否畅通，以及输液速度是否合适。

4. 监测反应和并发症　建立静脉通道后，需要密切观察患者的反应情况，如有过敏反应、感染等并发症，应及时处理。

5. 保持通畅和清洁　静脉通道建立后，应保持通畅和清洁，避免静脉内血块或气泡等现象。在输液期间，还需要注意保持静脉通道的通畅和清洁，避免感染和并发症的发生。

在建立静脉通道过程中，需要护士具备相关的技能和知识，熟练掌握穿刺技巧和处理并发症的方法，以确保安全有效地进行现场救援。

（六）松解患者衣物技巧

在现场救援中，当患者出现头部、颈部、胸部、腹部等部位的外伤，需要对其进行紧急的护理。此时，患者身上的衣物会阻碍护理人员的操作，因此需要松解患者的衣物。以下是松解患者衣物的技巧。

1. 脱除头盔法　如果患者佩戴头盔，应首先脱下头盔。正确的方法是：先解开头盔下方的松紧带，然后将头盔向上抬起，从后脑勺处脱下头盔。在脱下头盔的过程中，要避免强行扯拽头盔，以免对患者造成二次伤害。

2. 脱上衣法　脱上衣的方法可以根据患者的伤情和身体情况来选择。如果患者的伤势较轻，可以让其自己脱掉上衣。如果患者身上有外伤，需要在保护伤口的前提下，尽快脱掉上衣。正确的方法是：先剪开上衣的前襟或是解开上衣的扣子，再轻轻地将上衣向下拽，最后将上衣从患者身上脱下来。

3. 脱长裤法　脱长裤的方法可以根据患者的伤情和身体情况来选择。如果患者的伤势较轻，可以让其自己脱掉裤子。如果患者身上有外伤，需要在保护伤口的前提下，尽快脱掉长裤。正确的方法是：先剪开长裤的裤腰带或是解开裤子的扣子、拉链，然后将长裤向下拽，最后将长裤从患者身上脱下来。

4. 脱鞋袜法　脱鞋袜的方法可以根据患者的伤情和身体情况来选择。如果患者的伤势较轻，可以让其自己脱掉鞋袜。如果患者身上有外伤，需要在保护伤口的前提下，尽快脱掉鞋袜。以下是脱鞋袜法的具体步骤。

（1）让患者平躺，放松脚部肌肉。

（2）询问患者是否有任何不适，如疼痛或者麻木。

（3）轻轻拿起患者受伤的脚，使用一只手握住脚踝，将脚掌向下弯曲。

（4）使用另一只手，从脚跟开始，慢慢地将袜子和鞋子往下滑，直至完全脱下。

（5）检查脚部是否有任何明显的外伤，如骨折、撕裂、瘀伤等。如果有明显的外伤，需要采取相应的处理措施。

（6）如果患者需要进一步治疗，须将其送往医院，同时要记得给患者穿上鞋袜或者盖上毯子，采取保暖措施。

在脱鞋袜的过程中，需要注意不要过度扭曲或者牵拉受伤的脚部，以免加重伤情。同时，要注意避免将鞋子或袜子拉扯到受伤部位，以免引起疼痛或者伤口感染。

四、安全转运

现场急救护理中的安全转运指将受伤或病情不稳定的患者从现场运送至医院进行进一步的治疗。安全转运是一个非常关键的环节，不仅需要保障患者的生命安全和身体健康，同时也需要保障医护人员的安全。以下是搬运患者至医院的注意事项。

（一）评估患者情况

在进行搬运前，要评估患者的伤情和生命体征，判断其是否能够承受搬运的过程。

（二）组织人员

需要有足够的人员组织搬运工作，确保患者能够平稳安全地移动。

（三）选择合适的担架或担架车

根据患者情况和现场情况，选择合适的担架或担架车进行搬运，确保患者能够平稳舒适地移动。

（四）确保安全通道

在搬运过程中，要确保通道畅通，避免其他物品或人员阻碍搬运工作，同时要注意通道的坡度、弯曲和高低差等因素，以确保搬运的平稳性和安全性。

（五）合理分配任务

在搬运过程中，要合理分配任务，确定各个搬运人员的职责和角色，确保工作有序、高效。

（六）注意安全体位

在搬运过程中，要注意患者的安全体位，避免过度摇晃或姿势不当造成二次伤害。

（七）及时调整

在搬运过程中，如发现患者出现异常情况，如呼吸急促、出汗过多等，要及时停止搬运，并调整姿势或处理异常情况。

（八）将患者移至医院

在将患者移至医院后，要继续观察其生命体征和伤情情况，并做好进一步的救治和转运准备。

第二节　患者转送途中的护理

一、患者转送途中护理的必要性

患者在转送途中需要接受护理，这是因为在运输过程中可能会出现各种情况，如病情恶化、伤口感染、伤口出血等，而这些情况可能会对患者的生命安全造成威胁。因此，在转送途中给予护理是非常必要的。

首先，护理人员需要对患者的病情进行实时观察和监测，包括监测生命体征、疼痛程度、伤口情况等，并及时采取必要的处理措施。例如，对于病情恶化的患者，护理人员应及时给予急救措施，如吸氧、心肺复苏等，以确保其生命安全。

其次，护理人员需要保持患者的舒适和安全。例如，如果患者需要长时间卧床或乘坐车辆，护理人员需要注意保持其体位的合适性和舒适性，以避免伤口受到过度摩擦或其他不适。同时，在车辆行驶过程中，护理人员需要时刻保持警觉，避免发生交通事故。

最后，护理人员需要与医疗机构和家属保持及时的沟通和联系，及时向其汇报患者的病情和治疗进展，并根据需要进行医疗转诊或安排住院治疗等。这有助于保证患者在转送过程中得到及时、有效的治疗和照顾，以提高其康复率。

二、不同转运工具转送的特点与途中护理要求

转运患者所用的工具，包括担架（木板）、平板车、马车、汽车、火车、轮船、飞机等。下面，本书根据不同转运工具的注意事项和护理要求逐一进行阐述。

（一）担架（木板）转运患者途中的护理

担架（木板）转运患者途中是一个关键的环节，需要护士提供专业的护理服务，确保患者的安全和舒适。以下是担架（木板）转运患者途中的护理措施。

1. 安全稳固的转运　在将患者放置在担架（木板）上后，要确保担架（木板）稳固，并使用固定带将患者固定在担架（木板）上，以防止患者在转运过程中滑动或摇晃。

2. 保持通畅的气道　在转运过程中，护士应定期检查患者的呼吸和血氧饱和度，确保气道通畅，避免窒息或低氧血症的发生。

3. 监测生命体征　护士应监测患者的生命体征，包括血压、心率、呼吸和体温等，随时掌握患者的情况。

4. 注意患者的疼痛管理　转运过程中可能会加重患者的疼痛，因此护士应定期询问患者的疼痛程度，及时进行疼痛管理。

5. 防止交叉感染　在转运过程中，护士应注意个人卫生和手卫生，使用一次性手套等防护用具，并定期清洁消毒担架（木板）和其他工具，以避免交叉感染。

6. 安慰和疏导患者　患者可能因疼痛和情绪波动而感到恐慌和不安，护士应给予患者充分的安慰和疏导，使其情绪稳定下来，减轻疼痛和不适感。

7. 与转移方沟通　护士应与转移方沟通，了解转运途中的路线和目的地，以便做好相关的准备和安排。

（二）汽车转运患者时的护理

汽车因具有快速、机动、受气候条件影响小等特点，为转运患者重要工具之一，常用的有救护车、客车、卡车等，其中以装有各种急救器材的救护车最为理想。但是，汽车在不平的山路、土路上行驶时颠簸较严重，难以在行驶中施行抢救。另外，部分患者易发生晕车、恶心呕吐，消耗体力，加重病情，给生活护理增加难度。

汽车转运患者的护理要求主要有如下四点。

1. 合理分配车辆资源。医护人员应统一规划和安排患者所乘坐的车辆。原则上，对于危重患者和需要在路途中进行输液、吸氧或抢救的患者，应使用救护车或配备急救设备的客车进行运输；对于轻症患者或在转运过程中不需要实施治疗的患者，可使用大客车或卡车进行运输。

2. 对于在转运途中可能出现生命危险的患者，如大量出血，骨折未固定，休克，体温、脉搏、血压等生命体征不稳定的情况，应暂时搁置汽车长途转运计划。

3. 合理安排患者的体位。通常，重患者可以采取仰卧位；对于胸部受伤导致呼吸困难的患者，应采取半卧位并提供吸氧；颅脑损伤和呕吐的患者应将头部偏向一侧，以防发生窒息；长骨折的患者应将受伤肢体放在适当的位置，用棉垫或被褥支撑背部及两侧，并牢固固定，以防止行驶过程中的颠簸导致疼痛和再次损伤血管神经。

4. 密切监测患者病情。在转运过程中，护理人员应增强责任心，勤于询问和检查，密切监护患者。关注患者的面色、表情、呼吸深浅和均匀度；观察呕吐物、分泌物和引流液的颜色，以及患者伤口敷料的浸染程度等情况。一旦发现异常情况，应立即采取相应措施进行处理。

（三）列车转送途中的护理要求

当大批患者转送时，应对每节车厢患者的病情轻重加以调配，转运人员对重患者必须重点加以护理。概括而言，列车转送时的护理要求主要有如下五点。

1. 患者的定位　将患者放置在适当的位置上，如床位或担架上，需要将其固定好，防止在转送过程中出现滑动或颠簸，避免加重其伤势。

2. 患者的姿势调整　需要定期调整患者的姿势，避免长时间处于同一姿势引起不适或加重伤势。同时需要注意避免过度活动或不适当的姿势调整引起疼痛和不适。

3. 监测生命体征　需要定期监测患者的生命体征，如呼吸、心率、血压等，及时发现异常情况并采取必要的护理措施。

4. 疼痛控制　需要给予患者适当的疼痛控制措施，如口服或静脉注射镇痛药、冰敷等，缓解其疼痛和不适感。

5. 交叉感染防护　需要对医疗设备和转送车厢进行消毒和清洁，避免交叉感染的发生。同时需要让护理人员做好个人卫生，避免将病原体带入患者的体内。

（四）飞机转运患者的护理

飞机转运患者已成为越来越普遍的选择，这种方式具有速度快、效率高、舒适性好等优势，同时不受道路和地形限制。然而，飞机转运患者也存在一些局限性，如随着飞行高度的增加，空气中氧气含量减少，氧分压降低。通常情况下，飞机距地面每升高1000m，氧分压会下降2.4～2.7kPa（18～20mmHg），对于心肺功能不全者来说，低氧环境可能加重病情。此外，飞机在上升和下降过程中，气压变化可能导致开放性气胸者纵隔摆动加重，呼吸困难。腹部手术者可能会出现（或加重）腹胀、疼痛，甚至导致伤口裂开。飞机的噪声、震动和颠簸也可能引发晕机、烦躁、恶心、呕吐等反应。

在空中转运过程中，护理要求主要包括以下七点。

1. 在飞机上为患者选择合适的位置。在大型运输机上，患者可以横放两排，中间留出过道，方便医护人员巡查和治疗。休克者由于血容量少、血压低，应将头部朝向机尾，以免飞行过程中导致脑缺血。对于直升机，应从上至下逐层安置担架，危重者最好放在下层，便于抢救。

2. 由于高空温度和湿度较低，气管切开插管者，应使用雾化器、加湿器等设备保持空气湿润，防止气管内分泌物黏稠结痂而阻塞气道。或者定时在气管内滴入 1 ～ 2mL 生理盐水和抗生素，反复滴入吸出，以保持气道清洁湿润。对于闭式气管插管的气囊，需要注意避免因气压降低引发的膨胀，以免压迫气管黏膜导致缺血性坏死。因此，在飞行过程中应适当减少气囊内空气注入量，并在飞机降落后适当补充。

3. 外伤引发的脑脊液泄漏者，由于空中气压较低，泄漏量可能增加。因此，需使用多层无菌纱布加以保护，严格防止漏出，以预防逆行感染。

4. 当患者的头面部外伤影响到中耳和鼻旁窦时，空气可能进入颅腔，导致颅内压升高。此时，可在鼻道内滴入麻黄碱、肾上腺素等血管收缩药物，以保持中耳鼓室和鼻旁窦与外界畅通。

5. 对于昏迷者，由于眼球容易外露导致角膜干燥，需要定时滴入氯霉素眼液、眼膏，并在眼球上覆盖无菌湿纱布加以保护。

6. 注意保护患者身上各种导管。

7. 确保机舱内的检疫消毒工作得到充分执行，发现有传染病患者应立即登记并标明，抵达转运终点后对其进行隔离治疗。患者搬运完成后，应彻底清理舱内污物、垃圾，并对机舱进行消毒。

（五）轮船转运患者的护理

轮船虽是水路运输患者的理想工具，但在风浪较大时颠簸严重，容易导致患者晕船。在转运过程中，需要注意以下三点。

1. 上船前应详细了解是否有晕船的情况，无论是工作人员还是患者，一旦出现晕船，应预先服用茶苯海明以预防晕船。

2. 对于昏迷、晕船呕吐者，应将其头部转向一侧，以防止呕吐物误吸入气管引发窒息。

3. 及时清除呕吐物、果皮、垃圾，保持船舱清洁，防止传染病的发生。

第三节　昏迷患者的护理

昏迷是指最严重的意识障碍，即意识完全丧失，仅存脑干和脊髓反射。昏迷的主要特征为意识障碍、随意运动丧失、对外界刺激失去正常反应，但生命体征如呼吸、脉搏、血压和体温尚存。昏迷的疾病原因很多，需要及时明确病因并积极治疗，以挽救昏迷患者的生命。精心细致的护理是成功救治的重要保证。

一、病情观察

昏迷患者的护理需要对其病情进行全面观察，包括意识状况、瞳孔变化、生命体征等方面，以便及时发现异常情况并采取必要的护理措施。下面从意识状况、瞳孔变化、生命体征三个方面阐述昏迷患者的病情观察。

（一）意识状况

意识状况是观察昏迷患者病情的关键之一。需要观察患者的清醒程度、对刺激的反应等。在观察昏迷患者的意识状况时，需要注意以下三个方面。

1. 清醒程度　观察患者是否清醒，能否与他人交流沟通。

2. 反应性　观察患者对外界刺激的反应，如声音、光线、疼痛等。

3. 意识水平　观察患者的意识水平，如定向力、记忆力、理解力等。

（二）瞳孔变化

瞳孔变化是昏迷患者病情观察的另一个重要方面。需要观察患者的瞳孔大小、形态、反应等。在观察昏迷患者的瞳孔变化时，需要注意以下三个方面。

1. 大小　观察患者的瞳孔大小是否对称，是否扩大或收缩。

2. 形态　观察患者的瞳孔形态是否正常。

3. 反应性　观察患者的瞳孔对光反应的情况，如瞳孔是否收缩。

（三）生命体征

生命体征是观察昏迷患者病情的重要指标。需要观察患者的呼吸、心率、血压等生命体征，以便及时发现异常情况并采取必要的护理措施。在观察昏迷患者的生命体征时，需要注意以下四个方面。

1. 呼吸　观察患者的呼吸是否平稳，是否有呼吸困难或异常呼吸。

2. 心率　观察患者的心率是否正常，是否有心律不齐、心动过速或心动过缓等异常情况。

3. 血压　观察患者的血压是否正常，是否出现高血压或低血压等异常情况。

4. 体温　观察患者的体温是否正常，是否出现发热或低体温等异常情况。

二、呼吸道护理

昏迷患者的呼吸道护理是护理工作中的重要环节，需要保持呼吸道通畅、维持正常呼吸、防止并发症的发生。

（一）保持呼吸道通畅

保持呼吸道通畅是昏迷患者呼吸道护理的重要环节。需要及时清除呼吸道分泌物和异物，防止误吸和窒息。具体措施包括如下三种。

1. 头部位置　将患者头部抬高 30° 左右，有助于呼吸道通畅。

2. 吸痰　定期吸痰，清除呼吸道分泌物，避免堵塞呼吸道。

3. 拍背　对于有痰液积聚的患者，可进行胸部拍击、振动等物理治疗措施，以促进痰液排出。

（二）吸氧

昏迷患者在呼吸不畅时需要进行吸氧治疗，以维持血氧饱和度，避免缺氧。

1. 鼻导管吸氧　对于呼吸道通畅的患者，可使用鼻导管进行吸氧。

2. 面罩吸氧　对于呼吸道不畅的患者，可使用面罩进行吸氧。

（三）人工辅助呼吸

应用人工辅助呼吸的指征如下。

1. PaO_2 < 6.67kPa（50mmHg），$PaCO_2$ > 6.67kPa（50mmHg）。

2. 无自动呼吸或呼吸过速（> 40 次 / 分）、过缓（< 10 次 / 分），节律不规则。

3. 弥漫性脑挫伤颅内压> 5.33kPa（544mmH_2O）呈去大脑或去皮层强直的严重脑干伤患者。

（四）呼吸机管理

对于呼吸不足、呼吸衰竭的昏迷患者，需要进行呼吸机管理。

1. 呼吸机设定　根据患者的呼吸频率、潮气量等参数，合理设定呼吸机参数。

2. 呼吸机监测　定期监测呼吸机数据，如潮气量、呼吸频率、呼吸压力等。

3. 呼吸机护理　定期清洗呼吸机，更换呼吸机相关配件，避免交叉感染。

（五）气管切开

对于呼吸道严重阻塞的昏迷患者，需要进行气管切开手术。气管切开手术后需要进行相应的护理。

1. 气管插管固定　插管后需要固定插管，避免插管脱出或错位。

2. 呼吸机管理　气管切开后需要进行呼吸机治疗，定期监测呼吸机参数，防止呼吸机故障。

3. 呼吸道护理　气管切开后需要进行定期的呼吸道护理，包括清洁呼吸道分泌物、吸痰等。

4. 防止并发症　气管切开后需要定期监测患者病情变化，及时发现并处理呼吸机相关的并发症，如感染、出血等。

三、消化道护理

由于昏迷状态下患者无法自主进食和排便，消化道护理显得尤为重要。以下从口腔护理、饮食管理、胃肠减压、排便护理四个方面阐述昏迷患者的消化道护理。

（一）口腔护理

昏迷患者的口腔护理是预防口腔并发症的重要环节，需要定期清洁口腔，避免口腔感染和龋齿的发生。

1. 口腔清洁　用盐水或生理盐水擦拭口腔黏膜和牙，保持口腔清洁。

2. 口腔保湿　使用润唇膏或口腔润滑剂，避免口干舌燥。

（二）饮食管理

昏迷患者需要进行饮食管理，保证营养供给和水分摄入。

1. 胃肠道内营养支持　对于需要长时间禁食的患者，需要通过静脉营养等方式提供营养。

2. 水分摄入 对于需要禁食的患者，需要通过静脉途径补充水分，避免脱水。

（三）胃肠减压

对于昏迷患者可能出现的胃肠道胀气或胃肠道排空障碍，需要进行胃肠减压。

1. 胃管置管 通过胃管引流胃内液体，减轻胃肠道压力。

2. 肠内营养 对于需要长时间禁食的患者，可以通过肠内营养等方式维持肠道功能。

（四）排便护理

昏迷患者的排便护理需要保证肠道通畅，避免并发症的发生。

1. 灌肠排便 对于排便困难的患者，可以进行灌肠排便，避免便秘。

2. 大小便监测 定期监测患者的大小便情况，及时发现并处理相关并发症，如尿潴留、便秘等。

3. 尿管管理 对于需要长时间禁食的患者，需要插入尿管，定期更换尿袋，避免尿路感染。

四、营养护理

昏迷患者的营养护理是护理工作中的重要环节，需要通过静脉输液和鼻饲等方式提供营养，以维持患者的营养状态和身体机能。以下从静脉输液和鼻饲两部分来分析昏迷患者的营养护理。

（一）静脉输液

昏迷患者需要长时间禁食或无法口服，应通过静脉输液提供营养和水分。

1. 营养液选择 根据患者的具体情况选择合适的营养液，如葡萄糖、氨基酸、脂肪乳剂等。

2. 输液速度 根据患者的身体状况和输液液体情况，合理控制输液速度，避免出现输液过量或输液过快的情况。

3. 输液管路管理 定期更换输液管路，避免感染和交叉感染。

（二）鼻饲

1. 鼻胃管选择 根据患者的具体情况选择合适的鼻胃管，避免出现插管不畅或插管脱出的情况。

2. 营养液选择 根据患者的具体情况选择合适的营养液，如流质或半流质食物等。

3. 鼻胃管护理 定期更换鼻胃管，清洗鼻腔和鼻胃管，避免感染和交叉感染。

五、中枢性高热护理

昏迷患者因脑部受损或并发感染等均可出现高热，而高热本身又可加重脑缺氧，对昏迷十分不利。故凡遇高热患者，除积极寻求病因加以治疗外，还应采取适当措施降温。具体方法如下。

1. 冰袋、冰帽降温。

2. 30% ~ 35% 乙醇擦浴。

3. 药物降温，可应用适量退热剂，如复方氨基比林，柴胡注射液等。

4. 对体温持续不退者酌情选用冬眠合剂（氯丙嗪 25mg＋异丙嗪 25mg）肌内注射，每 6 小时 1 次，同时辅以物理降温。

第四节　急诊分诊

急诊分诊是指在急诊医学中，对患者进行初步评估、分流和处理的过程。

一、急诊分诊的目的、功能

（一）分诊的目的

急诊分诊是急诊医学中的一个重要环节，其目的是在最短时间内对患者进行初步评估、分流和处理，以便合理分配医疗资源，优先处理重症患者，提高治疗效果和生命救治率。

（二）分诊的功能

具体来说，急诊分诊的主要功能包括以下五个方面。

1. 快速评估患者病情和危险程度，以便及时采取相应的治疗和救护措施。

2. 合理分配医疗资源，优先处理重症患者，提高治疗效果和生命救治率。

3. 加强对急危重症患者的观察和监护，及时采取相应的治疗和抢救措施。

4. 提高急诊医疗质量和效率，缩短患者等待时间，减轻患者痛苦和焦虑。

5. 为医疗机构管理和医疗质量控制提供重要参考依据。

二、分诊种类及分类系统

（一）分诊种类

根据分诊的地点不同，可以将分诊分为院前分诊、灾难分诊和院内分诊。

1. 院前分诊　是指在患者到达医疗机构之前，对患者进行初步评估和分类处理的过程。常见的场景包括急救现场、救护车、社区卫生站等。通过对患者的初步评估和分类，可以让医疗机构提前了解患者情况，并作出相应的准备工作，如准备相关的医疗设备和医护人员。同时，也可以将患者优先送往适合的医疗机构进行治疗，提高急诊治疗效果和生命救治率。

2. 院内分诊　是指在医疗机构内对急诊患者进行初步评估、分类和处理的过程。通过院内分诊，可以快速确定患者的病情和危险程度，优先处理重症患者，提高治疗效果和生命救治率。同时，也可以合理分配医疗资源，缩短患者等待时间，减轻患者痛苦和焦虑。

（二）分类系统

急诊分诊的分类系统有很多种，常见的有以下三种。

1. 五色分诊法 是一种基于颜色分类的急诊分诊方法，包括红、黄、绿、蓝、黑五个等级。其中红色等级表示危重患者，需要紧急救治；黄色等级表示重患者，需要迅速治疗；绿色等级表示轻患者，可以等待治疗；蓝色等级表示一般患者，需要医师进一步诊断；黑色等级表示已经死亡或不能治愈的病例。

2. 四色分诊法 是一种基于危险程度分类的急诊分诊方法，包括红、黄、绿、蓝四个等级。其中红色等级表示危重患者，需要立即处理；黄色等级表示重患者，需要快速治疗；绿色等级表示轻患者，可以等待治疗；蓝色等级表示不需要急诊治疗的患者，可以在医疗机构外寻求治疗。

3. 系统三级分诊法 是一种基于临床分级的急诊分诊方法，分为Ⅰ级、Ⅱ级、Ⅲ级三个等级。其中Ⅰ级为急诊重症，需要紧急处理；Ⅱ级为急诊中等危险，需要快速治疗；Ⅲ级为急诊轻症，可以等待治疗。

需要注意的是，不同的急诊分诊方法在不同的情况下有着不同的适用范围和优劣势，医护人员需要根据实际情况进行选择和应用。

三、分诊护士

分诊护士是负责急诊分诊工作的专业护理人员，其主要职责是对到达急诊科的患者进行快速评估、分类和处理，以优先处理危重患者，提高急诊治疗效果和生命救治率。在此，本书将详细阐述分诊护士的职责、技能和工作流程。

（一）分诊护士的职责

1. 接待和登记急诊患者 分诊护士的第一项工作是接待和登记来院的急诊患者。其需要向患者询问基本信息和病史，如年龄、性别、过敏史、既往病史等，同时登记患者的姓名、住院号、时间等信息。

2. 快速评估患者病情和危险程度 分诊护士的核心工作是对急诊患者进行快速评估和分类，以便优先处理危重患者。其需要掌握一定的医学知识和技能，能够根据患者的症状、体征和病史，快速判断患者的病情和危险程度，并采取相应的处理措施。评估的内容包括疼痛程度、呼吸状况、心率、血压、体温、意识状态等。

3. 指导患者进行相关检查和治疗 分诊护士需要指导患者按照要求进行相关检查和治疗，如抽血、拍摄X线片等。他们需要向患者解释检查和治疗的目的、过程和注意事项，让患者理解并配合操作。

4. 提供基本的急救和抢救措施 分诊护士需要掌握一些基本的急救和抢救措施，如心肺复苏、止血等，以便在紧急情况下快速采取相应的措施，保护患者生命安全。

5. 对急诊患者进行观察和监测 分诊护士需要对急诊患者进行观察和监测，及时采取相应的措施，如调整治疗方案、增加监测频率等，以确保治疗效果和患者安全。

6. 为患者提供心理支持和安慰 分诊护士需要为患者提供心理支持和安慰，减轻患者的痛苦和焦虑。其需要与患者进行有效的沟通和交流，了解患者的情况和需求，并给予必要的关心和照顾，以提高患者的治疗效果和满意度。

（二）分诊护士的技能

1. 快速评估和分类技能　分诊护士需要掌握快速评估和分类的技能，能够根据患者的症状、体征和病史，快速判断患者的病情和危险程度，并采取相应的处理措施。评估的内容包括疼痛程度、呼吸状况、心率、血压、体温、意识状态等。

2. 基本急救和抢救技能　分诊护士需要掌握一些基本的急救和抢救技能，如心肺复苏、止血等，以便在紧急情况下快速采取相应的措施，保护患者生命安全。

3. 沟通和交流技能　分诊护士需要具备良好的沟通和交流技能，能够与患者、家属、医师和其他护理人员进行有效的沟通和协作。其需要具备一定的语言表达能力和沟通技巧，能够倾听患者的需求和意见，并及时作出相应的反应。

4. 心理支持和安慰技能　分诊护士需要具备一定的心理支持和安慰技能，能够为患者提供必要的心理疏导和支持，减轻患者的痛苦和焦虑。其需要了解患者的情况和需求，给予必要的关心和照顾，以提高患者的治疗效果和满意度。

5. 医学知识和专业技能　分诊护士需要具备一定的医学知识和专业技能，能够了解和掌握各类急诊疾病的病因、症状、诊断和治疗方法，以便快速准确地判断患者的病情和危险程度，并采取相应的处理措施。

四、分诊流程

（一）接待和登记患者

分诊护士的第一项工作是接待和登记来院的急诊患者。其需要向患者询问基本信息和病史，如年龄、性别、过敏史、既往病史等，同时登记患者的姓名、住院号、时间等信息。

（二）快速评估患者病情和危险程度

在接待登记完成后，分诊护士需要对患者进行快速评估和分类，以便优先处理危重患者。其需要通过对患者的观察和询问，判断患者的病情和危险程度，并采取相应的处理措施。评估的内容包括疼痛程度、呼吸状况、心率、血压、体温、意识状态等。

（三）安排患者就诊

根据快速评估的结果，分诊护士需要将患者安排到相应的就诊区域或科室，以便医师和其他护理人员对其进行进一步的诊断和治疗。其需要根据患者的病情和治疗需求，安排适当的就诊顺序和时长。

（四）提供基本的急救和抢救措施

分诊护士需要掌握一些基本的急救和抢救措施，如心肺复苏、止血等，以便在紧急情况下快速采取相应的措施，保护患者生命安全。

（五）对急诊患者进行观察和监测

分诊护士需要对急诊患者进行观察和监测，及时采取相应的措施，如调整治疗方案、增加监测频率等，以确保治疗效果和患者安全。

（六）提供心理支持和安慰

分诊护士需要为患者提供心理支持和安慰，减轻患者的痛苦和焦虑。他们需要与患者进行有效的沟通和交流，了解患者的情况和需求，并给予必要的关心和照顾，以提高患者的治疗效果和生活质量。

五、分诊时的注意事项

1. 在多人等候分诊时，分诊护士应先为危重患者分诊，给予抢救后挂号。医师未到达之前应给予相应的急救措施，如心肺复苏、止血包扎、吸氧、开通静脉通道等。

2. 要定时评估候诊区的患者，及时发现、处理病情恶化的患者。

3. 对每个患者都应做好分诊记录，包括生命体征、分诊时间、所做的检查结果等。

4. 分诊时护士应保持高度的警惕性，及时发现随时出现的危重患者。

5. 对于年老体弱者、年幼者要特别关注，因其对疾病的反应能力较差，分诊护士对其病情评估不可掉以轻心，即便不能安排优先就诊，也要加强巡视，以及时发现病情变化。

参考文献

[1] 窦超 . 临床护理规范与护理管理 [M]. 北京：科学技术文献出版社，2020.

[2] 叶丹 . 临床护理常用技术与规范 [M]. 上海：上海交通大学出版社，2020.

[3] 杜永秀 . 临床护理基础与操作规范 [M]. 开封：河南大学出版社，2019.

[4] 孙淑华 . 现代临床护理规范 [M]. 北京：科学技术文献出版社，2019.

[5] 赵利英，王秀霞，赵永艳，等 . 护理学操作规范与临床实践 [M]. 青岛：中国海洋大学出版社，2018.

[6] 朱凤英 . 临床规范化护理技术 [M]. 天津：天津科学技术出版社，2018.

[7] 侯俊英 . 临床内科护理操作与规范 [M]. 北京：科学技术文献出版社，2018.

[8] 郑延玲，宋婕，王蕊，等 . 临床各科护理操作规范与实践 [M]. 武汉：湖北科学技术出版社，2018.

[9] 白彦红 . 实用临床护理规范 [M]. 长春：吉林科学技术出版社，2019.

[10] 朱兵，陈玲 . 护理专业临床实习规范化教程 [M]. 北京：科学普及出版社，2017.

[11] 彭刚艺，刘雪琴 . 临床护理技术规范基础篇 [M]. 广州：广东科技出版社，2013.

[12] 温贤秀，肖静蓉 . 实用临床护理操作规范 [M]. 成都：西南交通大学出版社， 2012.

[13] 李雁斌，李红，吴左丽，等 . 临床规范化诊疗与护理 [M]. 天津：天津科学技术出版社，2011.

[14] 张亚军，顾彩霞 . 临床护理规范与常规 [M]. 赤峰：内蒙古科学技术出版社，2005.